新编妇产科疾病

诊疗思维与实践

XINBIAN FUCHANKE JIBING

ZHENLIAO SIWEI YU SHIJIAN

◆ 赵骏达 李晓兰 主编

汕头大学出版社

图书在版编目（CIP）数据

新编妇产科疾病诊疗思维与实践 / 赵骏达, 李晓兰
主编. -- 汕头：汕头大学出版社, 2019.1
ISBN 978-7-5658-3831-6

Ⅰ. ①新… Ⅱ. ①赵… ②李… Ⅲ. ①妇产科病－诊
疗 Ⅳ. ①R71

中国版本图书馆CIP数据核字(2019)第029478号

新编妇产科疾病诊疗思维与实践
XINBIAN FUCHANKE JIBING ZHENLIAO SIWEI YU SHIJIAN

主　　编：赵骏达 李晓兰
责任编辑：宋倩倩
责任技编：黄东生
封面设计：蒲文琪
出版发行：汕头大学出版社
　　　　　广东省汕头市大学路243号汕头大学校园内　　邮政编码：515063
电　　话：0754-82904613
印　　刷：北京市天河印刷厂
开　　本：880mm×1230mm　　1/32
印　　张：13.25
字　　数：336千字
版　　次：2019年1月第1版
印　　次：2019年4月第1次印刷
定　　价：65.00元
ISBN 978-7-5658-3831-6

编委会

第一主编　　赵骏达（新疆医科大学第一附属医院）

第二主编　　李晓兰（新疆医科大学第一附属医院）

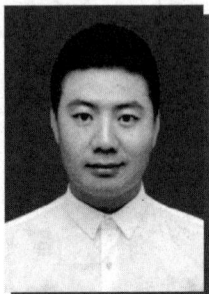

赵骏达

男，中共党员，副主任医师，中国妇幼委员，高级生殖健康咨询师。擅长妇科常见病、多发病及妇科良恶性肿瘤的诊断与治疗，擅于宫、腹腔镜技术及妇科内分泌疾病、妇科感染性疾病、宫颈疾病、计划生育等各类疑难病的处理。能熟练应用宫腔镜治疗月经量过多，子宫纵膈、子宫黏膜下肌瘤，子宫内膜息肉，宫腔粘连及剖宫产切口憩室，宫内节育器嵌顿等宫腔疾病；能应用腹腔镜治疗子宫内膜异位症、子宫肌瘤、卵巢良恶性囊肿，宫颈癌前病变及原位癌，以及行输卵管整形再通术等；开展的宫颈二次LEEP术(上推膀胱直肠)使众多患者得以保全子宫及生育功能。参与国家级基金项目1项、自治区自然科学基金5项、校级课题1项；先后发表论文30余篇，其中SCI 3篇，参编妇产科专著7本、教材5本、英文译著2本；获得实用专利1项。

李晓兰

女，1999年本科毕业于新疆医科大学，2009年硕士研究生毕业于新疆医科大学。一直致力于妇科生殖工作，擅长妇科常见病、多发病的诊治；在妇产科手术、不孕症诊疗（试管婴儿）方面经验丰富，尤其擅长高危流产手术；在造影检查、输卵管介入治疗方面取得了可喜的成绩；并取得PAC讲师及高级咨询师资格。

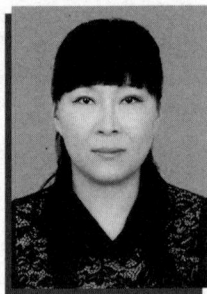

前　言

　　随着新世纪生物信息技术和生命科学的飞速进展，妇产科学的发展速度也十分惊人。妇产科学是临床医学的主要学科之一，服务对象面向半数人群。这个人群的年龄分布自女童直至垂暮老妇，她们所需求的医疗保健质量随着社会的发展而日益提高。妇产科学又是一门与多学科密切结合的学科，尤其在面临 21 世纪以生物信息学和生命科学为标志的时代，研究手段已由细胞水平进入分子水平，妇产科学涉及的范围则更加广泛。

　　本书共分为九章，包括女性生殖器官发育与解剖、妇产科常用检查、妇科内镜诊断与手术、女性生殖系统肿瘤、女性生殖内分泌疾病、女性生殖系统炎症、女性性传播疾病、不孕症及辅助生殖技术、计划生育等内容。对妇产科临床各种疾病的病因、病理、临床表现、诊断及治疗方法，结合近年文献资料以及实际临床经验作了较全面的论述。编写过程中特别注重科学性、先进性和实用性，希望能成为广大妇产科医师以及研究生的良师益友。

　　由于时间及水平所限，书中难免有遗漏、不足及错误之处，诚恳同道们予以批评指正。

《新编妇产科疾病诊疗思维与实践》编委会

2018 年 11 月

目 录

第一章　女性生殖器官发育与解剖

第一节　女性生殖器官发育

女性生殖器官的发育分两个阶段：性未分化阶段与分化阶段。

一、性未分化阶段（胚胎 6～7 周前）

此期男女胚胎具有相同原始的性腺、内生殖器与外生殖器。

（一）原始性腺形成

胚胎卵黄囊处的原始生殖细胞沿后肠肠系膜迁移到相当于第 10 胸椎水平处的体腔背部的间质中。到达此区域的原始生殖细胞开始诱导中肾和体腔上皮邻近的间胚叶细胞增殖，形成一对生殖嵴。生殖嵴表面覆盖一层柱状体腔上皮，称为生发上皮。胚胎第 6 周时，生发上皮内陷并增生成条索状垂直伸入生殖嵴的间胚叶组织中，形成性索。部分性索细胞包围着每个原始生殖细胞。

（二）内生殖器始基形成

略晚于原始性腺。约在胚胎第 6 周时，起源于原肾的中肾。中肾管逐渐下行，并开口于原始泄殖腔。此时，在中肾管外侧，体腔上皮向外壁中胚叶凹陷成沟，形成副中肾管。副中肾管头部开口于体腔，尾端下行并向内跨过中肾管，双侧副中肾管在中线融合。此时胚胎同时含有中肾管和副中肾管两种内生殖器官始基。

（三）雏形外生殖器形成

约在胚胎第 5 周，原始泄殖腔两侧组织成褶，并在中线上部融合，形成生殖结节。尿直肠隔将原始泄殖腔褶分隔成前后两部分：前方为尿生殖褶，后方为肛门褶。尿生殖褶两侧再生一对隆起，称阴唇－阴囊隆突。

二、性分化阶段

直到胚胎第 12 周，临床上才可以明显区分性别。性分化取决于睾丸决定因子和雄激素。

（一）性腺分化

胚胎 6 周后，原始性腺开始分化。Y 染色体短臂 IAIA 区有一个 Y 基因性决定区（SRY）。SRY 编码的一种蛋白质（可能是睾丸决定因子，TDF）通过其相应的受体，一方面导致性腺皮质退化，另一方面促使性索细胞转化为曲细精管的支持细胞；同时使间胚叶细胞衍变为间质细胞。此时，睾丸形成。

若胚胎细胞不含 Y 染色体，约在胚胎第 12 周，原始性腺发育。原始生殖细胞分化成初级卵母细胞，源自体腔上皮的性索皮质的扁平细胞发展为颗粒细胞，与源自间质的卵泡膜细胞围绕卵母细胞，构成原始卵泡，卵巢形成。此后，卵巢沿生殖嵴逐渐下降，到达盆腔内的特定位置。

（二）内生殖器衍变

约在胚胎第 8 周，衍化为睾丸的支持细胞分泌一种糖蛋白，称为副中肾管抑制因子（MIF），可使副中肾管退化。同时作为一种信号，MIF 启动睾丸间质细胞分泌睾酮。睾酮作用于中肾管，使其分化成输精管、附睾、射精管以及精囊。

若无 MIF，副中肾管不退化。约在胚胎第 9 周，双侧副中肾管上段形成输卵管；下段融合，其间的纵行间隔消失，形成子宫阴道管，并衬以柱状上皮。与泌尿生殖窦相连部位的子宫阴道管腔内充满上皮细胞，其部分来自泌尿生殖窦。混合的上皮细胞团凸入泌尿生殖窦，称为副中肾管结节。泌尿生殖窦上端细胞增生，形成实质性的窦－阴道球，并进一步增殖形成阴道板。阴道板逐渐扩展，增大了子宫和泌尿生殖窦之间的距离。同时，阴道板将泌尿生殖窦分为两部分：上部形成膀胱与尿道；下部分化成真正的尿生殖窦和阴道前庭。自胚胎 11 周起，阴道板中心部分细胞退化，发生腔化，形成阴道。缺少 MIF，中肾管退化。约 1/4 的妇女留有中肾管的残痕，如发生在卵巢系膜的卵巢冠，卵巢旁冠以及子宫旁和阴道侧壁的中肾管囊肿（图 1-1）。

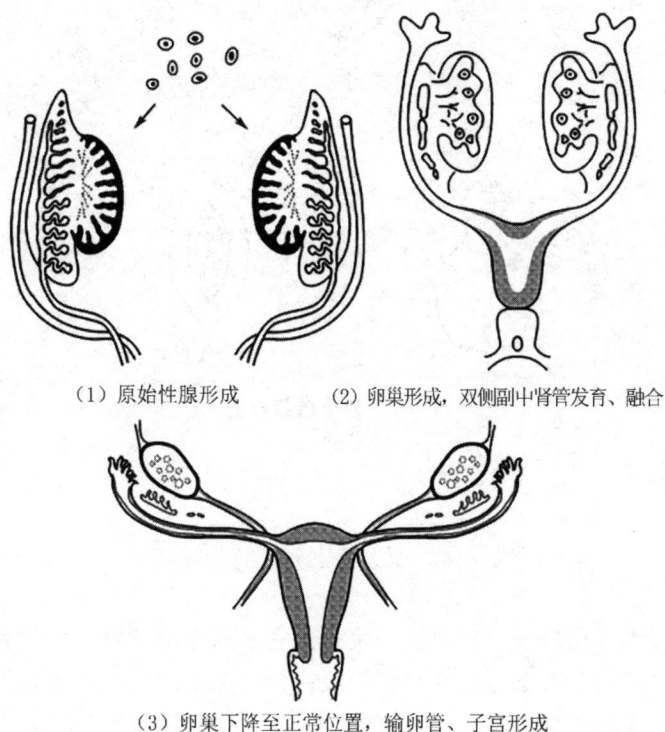

（1）原始性腺形成　　　（2）卵巢形成，双侧副中肾管发育、融合

（3）卵巢下降至正常位置，输卵管、子宫形成

图 1-1　卵巢及内生殖器发育

（三）外生殖器发育

在内生殖器官分化同时，睾丸间质细胞分泌的雄激素在雏形外阴细胞内 5α-还原酶作用下，转变为二氢睾酮，并与其相应受体结合，使生殖结节分化为阴茎，泌尿生殖褶融合、闭合；同时使阴唇－阴囊隆突发育成阴囊。

若无睾酮的作用，生殖结节逐步缓慢地增大，形成阴蒂，同时泌尿生殖褶形成小阴唇；阴唇－阴囊隆突发育成大阴唇（图 1-2）。

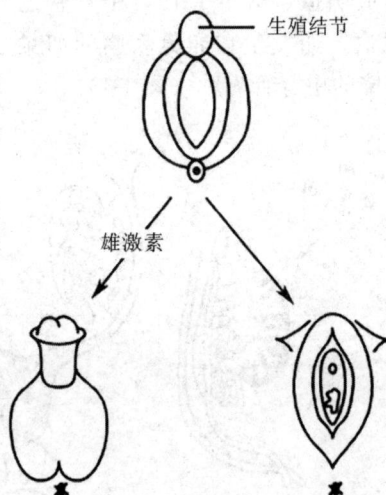

图 1-2　外生殖器形成

第二节　女性生殖器官解剖

女性生殖器官包括内、外生殖器官。内生殖器官位于骨盆内，骨盆的结构及形态与分娩密切相关；骨盆底组织承托内生殖器官，协助保持其正常位置。内生殖器官与盆腔内其他器官相邻，而且血管、淋巴及神经也有密切联系。盆腔内某一器官病变可累及邻近器官。三者关系密切，相互影响。

一、内生殖器官

女性内生殖器包括阴道、子宫、输卵管及卵巢，后二者合称为子宫附件（图 1-3）。

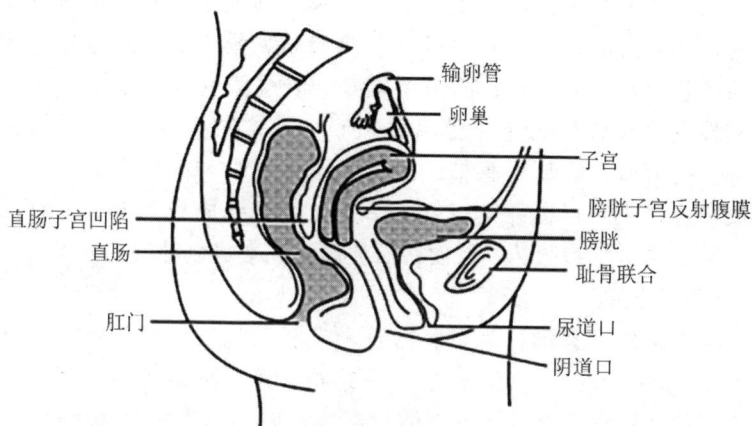

输卵管

卵巢

子宫

膀胱子宫反射腹膜

膀胱

耻骨联合

尿道口

阴道口

直肠子宫凹陷

直肠

肛门

（1）矢状断面观

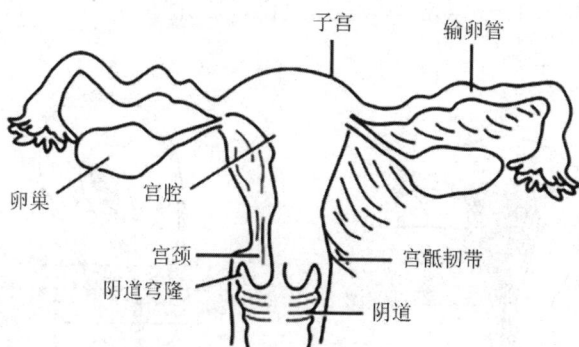

子宫

输卵管

卵巢

宫腔

宫颈

阴道穹隆

宫骶韧带

阴道

（2）后面观

图 1-3　女性内生殖器

（一）阴道

　　阴道为性交器官、月经血排出及胎儿娩出的通道。阴道位于真骨盆下部中央，呈上宽下窄的管道，前壁长 7～9 cm，与膀胱和尿道相邻，后壁长 10～12 cm，与直肠贴近。上端包绕宫颈，下端开口于阴道前庭后部。环绕宫颈周围的部分称阴道穹隆。按其位置分为前、后、左、右 4 部分，其中后穹隆最深，与直肠子宫陷凹紧密相邻，为盆腹腔最低部位，临床上可经此处穿刺或引流。

阴道表面有纵行的皱褶柱及与之垂直的横嵴，使阴道壁有较大的伸缩性。阴道壁由弹力纤维、肌层和黏膜组成。阴道黏膜为复层鳞状上皮，无腺体；阴道上端 1/3 处黏膜受性激素影响而有周期性变化。幼女或绝经后阴道黏膜变薄，皱褶少，伸缩性弱，局部抵抗力差，容易受感染。阴道肌层由外纵与内环形的两层平滑肌构成，肌层外覆纤维组织膜，其弹力纤维成分多于平滑肌纤维。阴道壁富于静脉丛，受创伤后易出血或形成血肿。

（二）子宫

子宫形似倒梨形，为空腔器官，是胚胎生长发育的场所。子宫长 7～8 cm，宽 4～5 cm，厚 2～3 cm；宫腔容量约 5 mL。子宫分为宫体及宫颈两部分。子宫体顶部称宫底部，宫底两侧为宫角，与输卵管相通（图 1-4）。宫体与宫颈相连部较狭小，称子宫峡部，在非孕期长约 1 cm。宫体与宫颈之比，婴儿期为 1∶2，成年期为 2∶1。

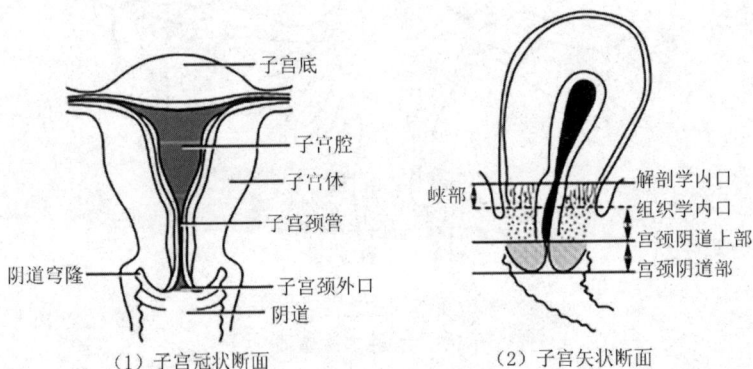

（1）子宫冠状断面　　　　　　　（2）子宫矢状断面

图 1-4　子宫各部

1. 子宫解剖组织学

子宫可分为宫体和宫颈，两者组织结构不同。

（1）宫体：由浆膜层，肌层与子宫内膜层构成。①浆膜层：为覆盖宫体的盆腔腹膜，与肌层紧连不能分离。在子宫峡部处，两者结合较松弛，腹膜向前反折覆盖膀胱底部，形成膀胱子宫陷凹，反折处腹膜称膀胱子宫反折腹膜。在子宫后面，宫体浆膜层向下延伸，覆盖宫颈后方及阴道后穹隆再折向直肠，形成直肠子宫陷凹（亦称道格拉斯陷凹）。②肌层：由大量平滑肌组织、少量弹力纤维与胶原纤维组成，非孕时厚约 0.8 cm。子宫体肌层可分 3 层：a. 外层。肌纤维纵行排列，较薄，是子宫收缩的起始点。b. 中层。占肌层大部分，呈交叉排列，在血管周围形成"8"字形围绕血管。c. 内层。肌纤维环行排列，其痉挛性收缩可导致子宫收缩环形成。宫体肌层内有血管穿行，肌纤维收缩可压迫血管，能有效地制止血管出血。③子宫内膜层：子宫内膜与肌层直接相贴，其间没有内膜下层组织。内膜可分 3 层：致密层，海绵层及基底层。致密层与海绵层对性激素敏感，在卵巢激素影响下发生周期性变化，又称功能层。基底层紧贴肌层，对卵巢激素不敏感，无周期性变化。

（2）宫颈：宫颈上端与子宫峡部相连，因解剖上狭窄，又称解剖学内口。在其稍下方处，宫腔内膜开始转变为宫颈黏膜，称组织学内口。宫颈腔呈梭形，称子宫颈管，未生育女性宫颈管长为 2.5~3 cm。宫颈管内的黏膜呈纵行皱襞。颈管下端为宫颈外口，未产妇的宫颈外口呈圆形；已产妇因分娩影响，宫颈外口可见大小不等的横裂，分为前唇及后唇。宫颈下端伸入阴道内的部分称宫颈阴道部，阴道以上的部分称宫颈阴道上部。

宫颈主要由结缔组织构成，含少量弹力纤维及平滑肌。宫颈管黏膜为单层高柱状上皮，黏膜层腺体可分泌碱性黏液，形成宫颈管内黏液栓，堵于宫颈外口。宫颈黏膜受卵巢激素影响发生周期性变化。宫颈阴道部被覆复层鳞状上皮。宫颈外口柱状上皮与鳞状上皮交界处是宫颈癌及其癌前病变的好发部位。

2. 子宫韧带

主要由结缔组织增厚而成，有的含平滑肌，具有维持子宫位置的功能。子宫韧带共有 4 对（图 1-5）。

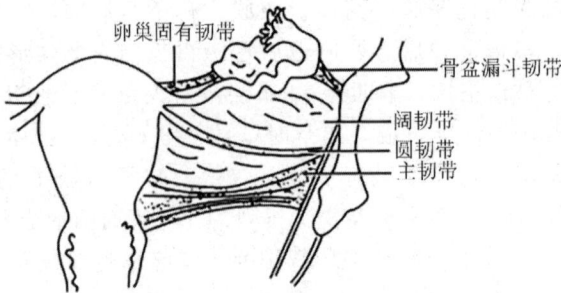

图 1-5　子宫各韧带

（1）阔韧带：子宫两侧翼形腹膜皱褶。起自子宫侧浆膜层，止于两侧盆壁；上缘游离，下端与盆底腹膜相连。阔韧带由前后两叶腹膜及其间的结缔组织构成，疏松，易分离。阔韧带上缘腹膜向上延伸，内 2/3 包绕部分输卵管，形成输卵管系膜；外 1/3 包绕卵巢血管，形成骨盆漏斗韧带，又称卵巢悬韧带。阔韧带内有丰富的血管、神经及淋巴管，统称为子宫旁组织，阔韧带下部还含有子宫动静脉、其他韧带及输尿管。

（2）圆韧带：圆形条状韧带，长 12～14 cm。起自双侧子宫角的前面，穿行于阔韧带与腹股沟内，止于大阴唇前端。圆韧带由结缔组织与平滑肌组成，其肌纤维与子宫肌纤维连接，可使子宫底维持在前倾位置。

（3）主韧带：位于阔韧带下部，横行于宫颈阴道上部与子宫体下部侧缘达盆壁之间，又称宫颈横韧带。由结缔组织及少量肌纤维组成，与宫颈紧密相连，起固定宫颈的作用。子宫血管与输尿管下段穿越此韧带。

（4）宫骶韧带：从宫颈后面上部两侧起（相当于子宫峡部水平），绕过直肠而终于第 2～3 骶椎前面的筋膜内，由结缔组织及平滑肌纤维组织组成，外有腹膜遮盖。短厚坚韧，牵引宫颈向后、向上、维持子宫于前倾位置。

由于上述 4 对子宫韧带的牵拉与盆底组织的支托作用，使子宫维持在轻度前倾前屈位。

（三）输卵管

输卵管为卵子与精子结合场所及运送受精卵的管道（图 1-6）。

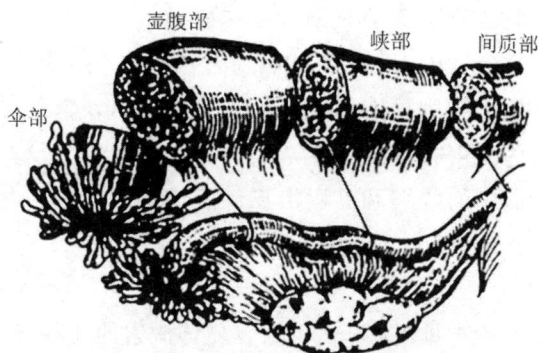

图 1-6　输卵管各部及其横断面

1. 形态

自两侧子宫角向外伸展的管道，长 8～14 cm。输卵管内侧与宫角相连，走行于输卵管系膜上端，外侧 1～1.5 cm（伞部）游离。根据形态不同，输卵管分为 4 部分。①间质部：潜行于子宫壁内的部分，短而腔窄，长约 1 cm。②峡部：紧接间质部外侧，长 2～3 cm，管腔直径约 2 mm。③壶腹部：峡部外侧，长 5～8 cm，管腔直径 6～8 mm。④伞部：输卵管的最外侧端，游离，开口于腹腔，管口为许多须状组织，呈伞状，故名伞部。伞部长短不一，常为 1～1.5 cm，有"拾卵"作用。

2. 解剖组织学

由浆膜层、肌层及黏膜层组成。

（1）浆膜层：即阔韧带上缘腹膜延伸包绕输卵管而成。

（2）肌层：为平滑肌，分外、中及内 3 层。外层纵行排列；中层环行排列，与环绕输卵管的血管平行；内层又称固有层，从间质部向外伸展 1 cm 后，内层便呈螺旋状。肌层有节奏地收缩可引起输卵管由远端向近端的蠕动。

（3）黏膜层：由单层高柱状上皮组成。黏膜上皮可分纤毛细胞、无纤毛细胞、楔状细胞及未分化细胞。4 种细胞具有不同的功能：纤毛细胞的纤毛摆动有助于输送卵子；无纤毛细胞可分泌对碘酸－雪夫反应（PAS）阳性的物质（糖原或中性粘多糖），又称分泌细胞；楔形细胞可能为无纤毛细胞的前身；未分化细胞又称游走细胞，为上皮的储备细胞。

输卵管肌肉的收缩和黏膜上皮细胞的形态、分泌及纤毛摆动均受卵巢激素影响，有周期性变化。

（四）卵巢

卵巢是产生与排出卵子，并分泌甾体激素的性器官。

1. 形态

呈扁椭圆形，位于输卵管的后下方。以卵巢系膜连接于阔韧带后叶的部位称卵巢门，卵巢血管与神经由此出入卵巢。卵巢的内侧（子宫端）以卵巢固有韧带与子宫相连，外侧（盆壁端）以卵巢悬韧带（骨盆漏斗韧带）与盆壁相连。青春期以前，卵巢表面光滑；青春期开始排卵后，表面逐渐凹凸不平，表面呈灰白色。体积随年龄不同而变异较大，生殖年龄妇女卵巢约 4 cm×3 cm×1 cm大小，重 5～6 g，绝经后卵巢逐渐萎缩变小变硬。

2. 解剖组织学

卵巢的表面无腹膜覆盖。卵巢表层为单层立方上皮即生发上皮，其下为一层纤维组织，称卵巢白膜。白膜下的卵巢组织，分皮质与髓质 2 部分（图 1-7）：外层为皮质，其中含有数以万计的始基卵泡和发育程度不同的囊状卵泡，年龄越大，卵泡数越少，皮质层也变薄；髓质是卵巢的中心部，无卵泡，与卵巢门相连，含有疏松的结缔组织与丰富的血管与神经，并有少量平滑肌纤维与卵巢韧带相连接。

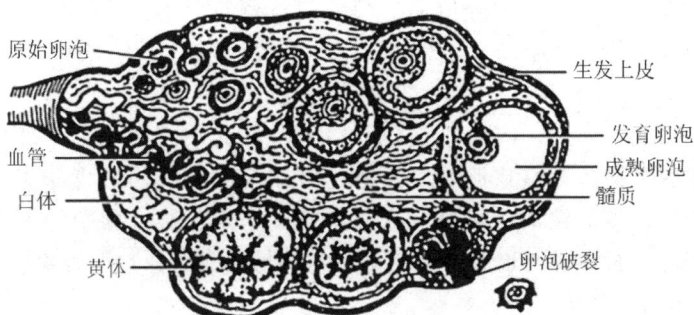

图 1-7　卵巢的结构（切面）

二、外生殖器官

女性外生殖器是指生殖器官外露的部分，又称外阴，位于两股内侧间，前为耻骨联合，后为会阴（图 1-8）。

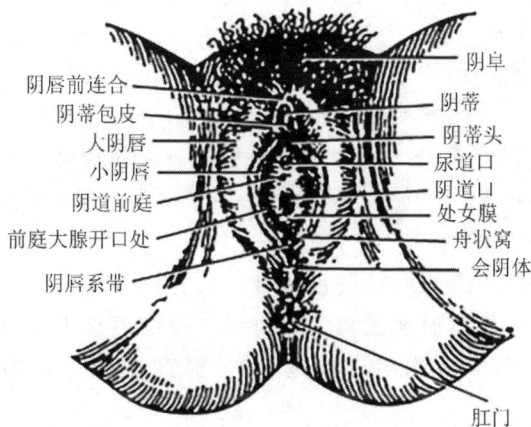

图 1-8　女性外生殖器

（一）阴阜

阴阜指耻骨联合前面隆起的脂肪垫。青春期发育时，其上的皮肤开始生长卷曲的阴毛，呈尖端向下三角形分布，底部两侧阴毛向下延伸至大阴唇外侧面。阴毛的疏密与色泽因个体和种族不同而异。阴毛为第二性征之一。

（二）大阴唇

自阴阜向下、向后止于会阴的一对隆起的皮肤皱襞。外侧面为皮肤，皮层内有皮脂腺和汗腺，多数妇女的大阴唇皮肤有色素沉着；内侧面湿润似黏膜。大阴唇皮下组织松弛，脂肪中有丰富的静脉、神经及淋巴管，若受外伤，容易形成血肿，疼痛较甚。

（三）小阴唇

位于大阴唇内侧的一对薄皱襞。小阴唇大小、形状因人而异。有的小阴唇被大阴唇遮盖，有的则可伸展至大阴唇外。两侧小阴唇前端互相融合，再分为两叶包绕阴蒂，前叶形成阴蒂包皮，后叶与对侧结合形成阴蒂系带。两侧小阴唇后方则与大阴唇后端相结合，在正中线形成阴唇系带。小阴唇表面湿润、微红，表面为复层鳞状上皮，无阴毛，富含皮脂腺，极少汗腺。神经末梢丰富，故非常敏感。

（四）阴蒂

位于两侧小阴唇顶端下，为与男性阴茎相似的海绵样组织，具有勃起性。分阴蒂头、阴蒂体及两个阴蒂脚三部分。阴蒂头显露于外阴，直径 $6 \sim 8$ mm，神经末梢丰富，极敏感。两阴蒂脚各附于两侧耻骨支。

（五）阴道前庭

为两侧小阴唇之间的菱形区域，前为阴蒂，后方以阴唇系带为界。前庭区域内有尿道口、阴道口。阴道口与阴唇系带之间一浅窝称舟状窝（又称阴道前庭窝），经产妇受分娩影响，此窝消失。

1. 尿道口

位于阴蒂下方。尿道口为圆形，但其边缘折叠而合拢。两侧后方有尿道旁腺，开口极小，为细菌潜伏处。

2. 前庭大腺

又称巴多林腺。位于大阴唇后部，被球海绵体肌覆盖，如黄豆大小，左右各一，腺管细长（1～2 cm），开口于前庭后方小阴唇与处女膜之间的沟内。在性刺激下，腺体分泌黏液样分泌物，起润滑作用。正常情况下不能触及此腺。若腺管口闭塞，可形成囊肿或脓肿。

3. 前庭球

又称球海绵体，位于前唇两侧由具有勃起性的静脉丛组成，表面覆有球海绵体肌。

4. 阴道口和处女膜

位于前庭的后半部。覆盖阴道口的一层有孔薄膜，称处女膜，其孔呈圆形或新月形，较小，可通指尖，少数膜孔极小或呈筛状，或有中隔、伞状，后者易被误认为处女膜已破。极少数处女膜组织坚韧，需手术切开。初次性交可使处女膜破裂，受分娩影响产后仅留有处女膜痕。

三、血管、淋巴及神经

女性生殖器官的血管与淋巴管相伴而行，各器官间静脉及淋巴管以丛、网状相吻，故癌肿或感染易在器官间扩散。

（一）血管

女性内外生殖器官的血液供应主要来自于卵巢动脉、子宫动脉、阴道动脉及阴部内动脉。静脉与同名动脉伴行，但数目比其动脉多，并在相应器官及其周围形成静脉丛，且互相吻合，所以盆腔感染易于蔓延扩散。以下介绍女性内外生殖器官的主要动脉血管（图 1-9）。

1. 卵巢动脉

自腹主动脉分出（左侧可来自左肾动脉），沿腰大肌前下行至盆腔，跨越输尿管与髂总动脉下段，随骨盆漏斗韧带向内横行，再经卵巢系膜进入卵巢内。进入卵巢门前分出若干分支供应输卵管，其末梢在宫角旁侧与子宫动脉上行的卵巢支相吻合。

2. 子宫动脉

为髂内动脉前干分支，沿骨盆侧壁向下向前行，穿越阔韧带基底部、宫旁组织到达子宫外侧（距子宫峡部水平）约 2 cm 处横跨输尿管至子宫侧缘。此后分为上、下两支：上支称宫体支，较粗，沿子宫侧迂曲上行，至宫角处又分为宫底支（分布于宫底部）、卵巢支（与卵巢动脉末梢吻合）及输卵管支（分布于输卵管）；下支称宫颈－阴道支，较细，分布于宫颈及阴道上段。

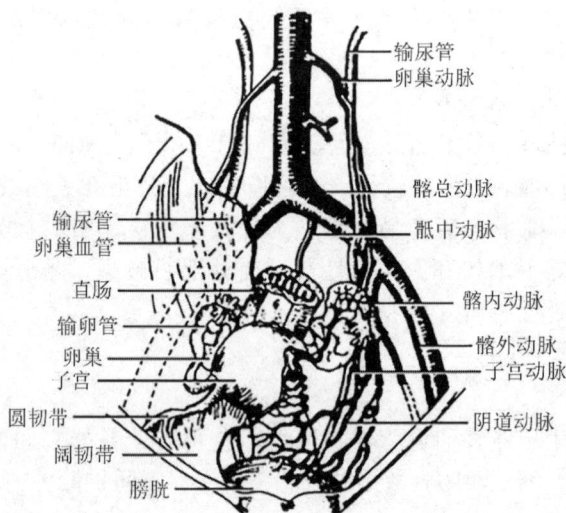

图 1-9　盆腔动脉血管

3. 阴道动脉

为髂内动脉前干分支，有许多小分支分布于阴道中、下段前后壁及膀胱顶、膀胱颈。阴道动脉与宫颈－阴道支和阴部内动脉分支相吻合，因此，阴道上段由子宫动脉的宫颈－阴道支供血，而中段由阴道动脉供血，下段主要由阴部内动脉和痔中动脉供血。

4. 阴部内动脉

为髂内动脉前干终支，经坐骨大孔的梨状肌下孔穿出骨盆腔，绕过坐骨棘背面，再经坐骨小孔到达会阴及肛门，后分 4 支。①痔下动脉：供应直肠下段及肛门部。②会阴动脉：分布于会阴浅部。③阴唇动脉：分布于大、小阴唇。④阴蒂动脉：分布于阴蒂及前庭球。

（二）淋巴

女性内外生殖器官和盆腔组织具有丰富的淋巴系统（图 1-10）。淋巴结一般沿相应的血管排列，其数目、大小和位置均不恒定。

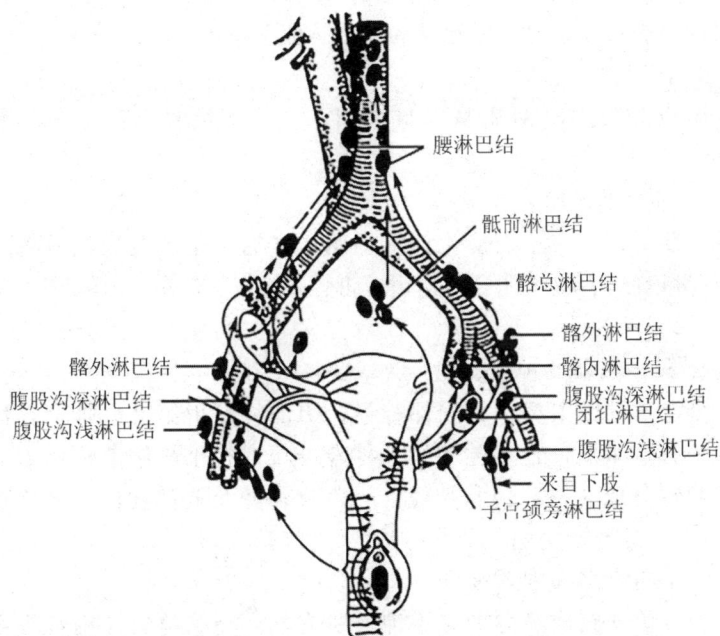

图 1-10　女性生殖器淋巴流向

1. 卵巢淋巴回流

有 3 条通路：①经卵巢骨盆漏斗韧带入卵巢淋巴管，向上回流至腹主动脉旁淋巴结。②沿卵巢门淋巴管达髂内、髂外淋巴结，再经髂总淋巴结至腹主动脉旁淋巴结。③偶沿圆韧带入髂外及腹股沟淋巴结。

2. 子宫淋巴回流

有 5 条通路：①宫底部淋巴常沿阔韧带上部淋巴网、经骨盆漏斗韧带至卵巢、向上至腹主动脉旁淋巴结。②子宫前壁上部或沿圆韧带回流到腹股沟淋巴结。③子宫下段淋巴回流至宫旁、闭孔、髂内外及髂总淋巴结。④子宫后壁淋巴可沿宫骶韧带回流至直肠淋巴结。⑤子宫前壁淋巴也可回流至膀胱淋巴结。

3. 宫颈淋巴回流

宫颈淋巴主要沿宫旁、闭孔、髂内、髂外及髂总淋巴结，然后可回流至腹主动脉旁淋巴结和（或）骶前淋巴结。

4. 阴道淋巴回流

阴道上段淋巴回流基本与宫颈相同，下段淋巴回流与外阴相同。

5. 外阴淋巴回流

外阴淋巴回流至腹股沟浅淋巴结，然后可至腹股沟深淋巴结（股深淋巴结）、汇入闭孔、髂内等淋巴结。

（三）神经

1. 外生殖器的神经支配

外阴部神经主要来自阴部神经。阴部神经由第Ⅱ、Ⅲ及Ⅳ骶神经的分支组成，含感觉和运动神经纤维。在坐骨结节内侧下方阴部神经分成 3 支：会阴神经、阴蒂背神经及肛门神经（又称痔下神经），分布于会阴、阴唇、阴蒂、肛门周围。

2. 内生殖器的神经支配

主要由交感神经与副交感神经所支配。交感神经纤维自腹主动脉前神经丛分出，下行入盆腔分为两部分：①骶前神经丛。大部分在宫颈旁形成骨盆神经丛，分布于宫体、宫颈、膀胱上部等。②卵巢神经丛。分布于卵巢和输卵管。骨盆神经丛中来自第Ⅱ、Ⅲ、Ⅳ骶神经的副交感神经纤维，并含有向心传导的感觉神经纤维（图 1-11）。子宫平滑肌有自主节律活动，完全切除其神经后仍有节律收缩，还能完成分娩活动，临床上可见低位截瘫的产妇仍能顺利自然分娩。

四、邻近器官

女性生殖器官与输尿管（盆腔段）、膀胱以及乙状结肠、阑尾、直肠在解剖上相邻。当女性生殖器官病变时，可影响相邻器

官，增加诊断与治疗上的困难，反之亦然。女性生殖器官的起始
与泌尿系统相同，故女性生殖器官发育异常时，也可能伴有泌尿
系统的异常。

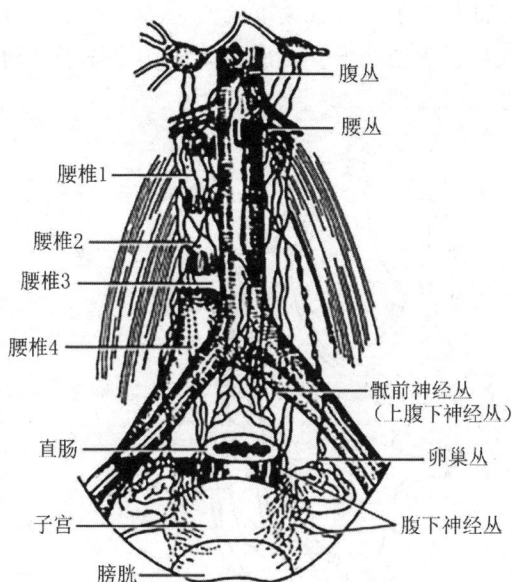

图 1-11 女性内生殖器神经

腹丛

腰丛

腰椎1

腰椎2

腰椎3

腰椎4

骶前神经丛
（上腹下神经丛）

卵巢丛

直肠

子宫

腹下神经丛

膀胱

图 1-11 女性内生殖器神经

（一）尿道

位于阴道上方，与阴道前壁相贴，长约 4 cm，直径约0.6 cm。
尿道开口于阴蒂下约 2.5 cm 处。尿道壁由肌层、勃起组织层及黏
膜层组成，其内括约肌为不随意肌，外括约肌为随意肌，与会阴
深横肌紧密相连。由于女性尿道较直而短，又接近阴道，易引起
泌尿系统感染。

（二）膀胱

位于子宫及阴道上部的前面。膀胱后壁与宫颈、阴道前壁相
邻，其间仅含少量疏松结缔组织，正常情况下易分离。膀胱子宫
陷凹腹膜前覆膀胱顶，后连子宫体浆膜层，故膀胱充盈与否，会
影响子宫体的位置。

（三）输尿管

肾盂与膀胱之间的一对索状管道。输尿管下行进入骨盆入口时与骨盆漏斗韧带相邻；在阔韧带基底部潜行至宫颈外侧约 2 cm 处，潜于子宫动静脉下方（临床上喻之"桥下有水"）；又经阴道侧穹隆上方绕前进入膀胱壁。在施行附件切除或子宫动脉结扎时，要避免损伤输尿管（图 1-12）。

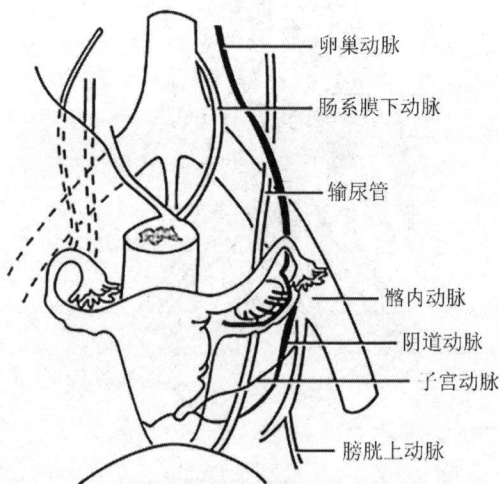

图 1-12　输卵管与子宫动脉的关系

（四）直肠

自乙状结肠下部至肛门，全长 15～18 cm，其前为子宫及阴道，后为骶骨。直肠上部有腹膜覆盖，至中部腹膜转向前方，覆盖子宫后面，形成子宫直肠陷凹，故直肠下部无腹膜。直肠下端为肛管，长 2～3 cm，周围有肛门内、外括约肌，会阴体组织等。行妇科手术及分娩处理时均应注意避免损伤肛管、直肠。

（五）阑尾

阑尾通常位于右髂窝内，其根部连于盲肠的内侧壁，远端游离，长 7～9 cm。阑尾的长短、粗细、位置变化颇大，有的阑尾下端可到达输卵管及卵巢处。妊娠期阑尾的位置亦可随子宫增大而逐渐向外上方移位。女性患阑尾炎时有可能累及输卵管及卵巢，应仔细鉴别诊断。

五、骨盆

骨盆为胎儿娩出的骨产道，骨盆的结构、形态及其组成骨间径与阴道分娩密切相关。骨盆形态或组成骨间径线异常可引起分娩异常。

（一）骨盆组成

1. 骨盆的骨骼

骨盆系由骶骨、尾骨及左右两块髋骨组成，每块髋骨又由髂骨、坐骨及耻骨融合而成（图 1-13）。骶骨形似三角，前面凹陷成骶窝，底的中部前缘凸出，形成骶岬（相当于髂总动脉分叉水平）。骶岬是妇科腹腔镜手术的重要标志之一及产科骨盆内测量对角径的重要据点。

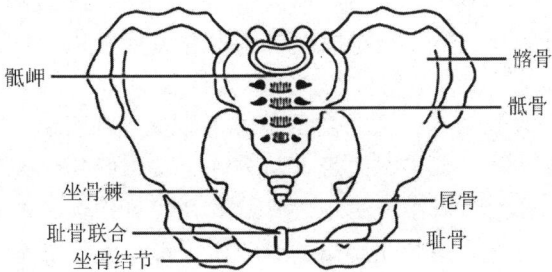

图 1-13　正常女性骨盆（前上观）

2. 骨盆的关节

骶骨与髂骨之间以骶髂关节相连；骶骨与尾骨之间以骶尾关节相连；两耻骨之间有纤维软骨，形成耻骨联合。骶尾关节为略可活动的关节。分娩时，下降的胎头可使尾骨向后。若骨折或病变可使骶尾关节硬化，尾骨翘向前方，致使骨盆出口狭窄，影响分娩。

3. 骨盆的韧带

有两对重要的韧带：骶结节韧带与骶棘韧带。骶结节韧带为骶、尾骨与坐骨结节之间的韧带；骶棘韧带则为骶、尾骨与坐骨棘之间的韧带（图1-14）。骶棘韧带宽度即坐骨切迹宽度，是判断中骨盆是否狭窄的重要指标。妊娠期受性激素的影响，韧带较松弛，各关节的活动性亦稍有增加，有利于胎儿娩出。

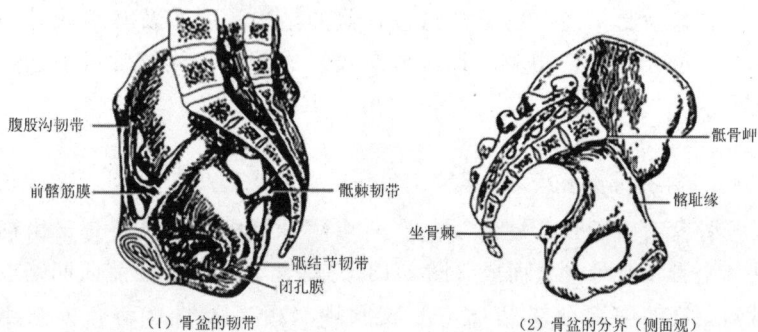

（1）骨盆的韧带   （2）骨盆的分界（侧面观）

图 1-14　骨盆的韧带及其分界

（二）骨盆分界

以耻骨联合上缘、髂耻线及骶岬上缘的连线为界，将骨盆分为上下两部分：上方为假骨盆（又称大骨盆），下方为真骨盆（又称小骨盆）（图1-14）。假骨盆的前方为腹壁下部组织，两侧为髂骨翼，后方为第5腰椎。假骨盆与分娩无关，但其某些径线的长短关系到真骨盆的大小，测量假骨盆的径线可作为了解真骨盆情况的参考。真骨盆是胎儿娩出的骨产道，可分为3部分：骨盆入口、骨盆腔及骨盆出口。骨盆腔为一前壁短、后壁长的弯曲管道：前壁是耻骨联合，长约4.2 cm；后壁是骶骨与尾骨，骶骨弯曲的长度约11.8 cm；两侧为坐骨、坐骨棘及骶棘韧带。坐骨棘位于真骨盆腔中部，在产程中是判断胎先露下降程度的重要骨性标志。

（三）骨盆类型

根据骨盆形状（按 Callwell 与 Moloy 分类）分为4种类型（图1-15）。

1. 女型

骨盆入口呈横椭圆形，髂骨翼宽而浅，入口横径较前后径稍长，耻骨弓较宽，坐骨棘间径≥10 cm。为女性正常骨盆，最适宜分娩。在我国妇女骨盆类型中占52%～58.9%。

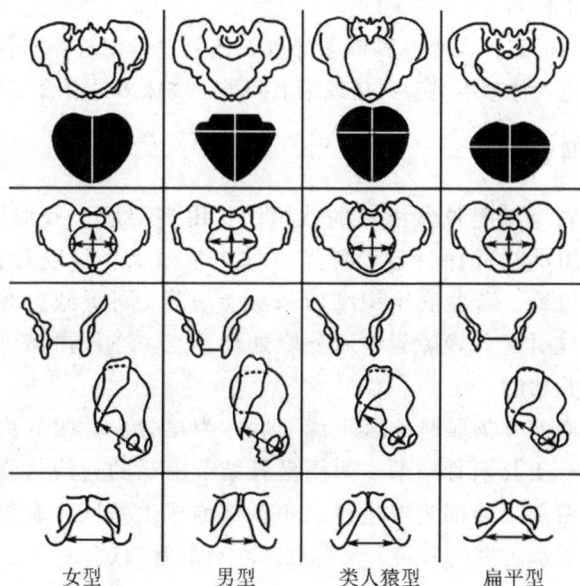

图 1-15　骨盆的基本类型及其各部比较

2. 扁平型

骨盆入口呈扁椭圆形前后径短而横径长。耻骨弓宽，骶骨失去正常弯度，变直后翘或深弧型，故骶骨短而骨盆浅。在我国妇女中较为常见，占23.2%～29%。

3. 类人猿型

骨盆入口呈长椭圆形，骨盆入口、中骨盆和骨盆出口的横径均缩短，前后径稍长。坐骨切迹较宽，两侧壁稍内聚，坐骨棘较突出，耻骨弓较窄，但骶骨向后倾斜，故骨盆前部较窄而后部较宽。骶骨往往有6节且较直，故骨盆较其他类型深。在我国妇女中占14.2%～18%。

4. 男型

骨盆入口略呈三角形，两侧壁内聚，坐骨棘突出，耻骨弓较窄，坐骨切迹窄呈高弓形，骶骨较直而前倾，致出口后矢状径较短。因男性骨盆呈漏斗型，往往造成难产。此型骨盆较少见，在我国妇女中仅占 1‰～3.7%。

骨盆的形态、大小除种族差异外，还受遗传、营养与性激素的影响。上述 4 种基本类型只是理论上归类，临床多见混合型骨盆。

六、骨盆底

骨盆底是封闭骨盆出口的软组织，由多层肌肉和筋膜组成。骨盆底组织承托并保持盆腔脏器（如内生殖器、膀胱及直肠等）位于正常位置。若盆底组织结构和功能缺陷，可导致盆腔脏器膨出、脱垂或引起分娩障碍；而分娩处理不当，亦可损伤骨盆底组织或影响其功能。

骨盆底前方为耻骨联合下缘，后方为尾骨尖，两侧为耻骨降支、坐骨升支及坐骨结节。两侧坐骨结节前缘的连线将骨盆底分为前、后两部：前部为尿生殖三角，又称尿生殖区，有尿道和阴道通过；后部为肛门三角，又称肛区，有肛管通过。

（一）骨盆底组织

由外层、中层及内层组织构成（图 1-16）。

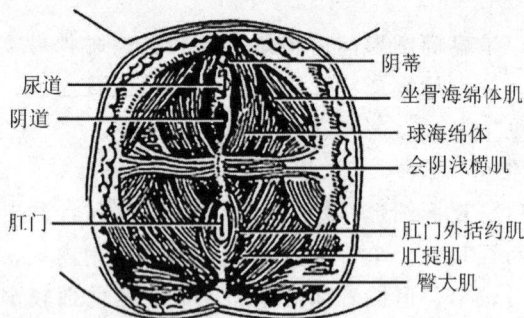

图 1-16　骨盆底浅筋膜及其肌肉

1. 外层

由会阴浅筋膜及其深面的 3 对肌肉与一括约肌组成。

（1）球海绵体肌：位于阴道两侧，覆盖前庭球及前庭大腺，向后与肛门外括约肌互相交叉而混合。此肌收缩时能紧缩阴道又称阴道缩肌。

（2）坐骨海绵体肌：从坐骨结节内侧沿坐骨升支内侧与耻骨降支向上，最终集合于阴蒂海绵体（阴蒂脚处）。

（3）会阴浅横肌：自两侧坐骨结节内侧面中线会合于中心腱。

（4）肛门外括约肌：为围绕肛门的环形肌束，前端会合于中心腱。

2. 中层

即泌尿生殖膈。由上、下两层坚韧筋膜及一薄层肌肉组成，覆盖于由耻骨弓与两坐骨结节所形成的骨盆出口前部三角形平面上，又称三角韧带。其上有尿道与阴道穿过。在两层筋膜间有一对由两侧坐骨结节至中心腱的会阴深横肌和位于尿道周围的尿道括约肌（图 1-17）。

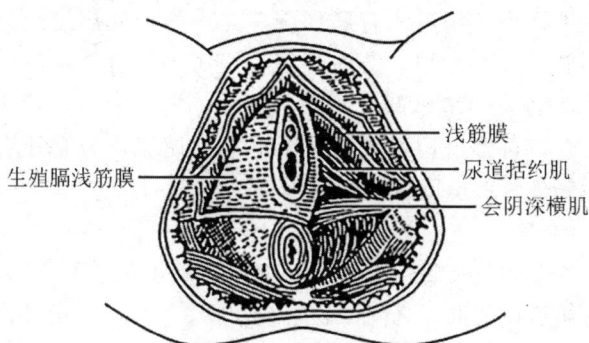

浅筋膜
尿道括约肌
会阴深横肌
生殖膈浅筋膜

图 1-17　盆底中层解剖

3. 内层

即盆膈。为骨盆底最里层且最坚韧的组织，由肛提肌及其上、下筋膜组成，有尿道、阴道及直肠贯通其中（图 1-18）。

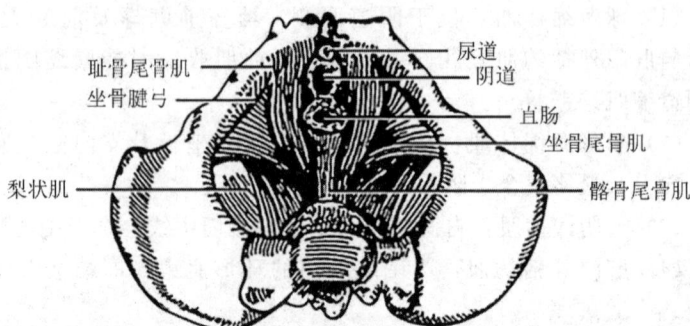

图 1-18　盆底内层解剖（内面观）

　　肛提肌起源于骨盆侧壁，纤维呈漏斗状，斜向内下方。在中线处左右肌纤维交汇以封闭盆底，加强盆底的承托力。肛提肌收缩时可括约直肠与阴道，并可上提肛门。每侧肛提肌由前向后外由 3 部分组成。①耻尾肌：为肛提肌主要部分，位于最内侧，肌纤维从耻骨降支内面沿阴道、直肠向后，终止于尾骨，其中有小部分肌纤维终止于阴道和直肠周围，经产妇的此层组织易受损伤而导致膀胱、直肠膨出。②髂尾肌：为居中部分，从腱弓（即闭孔内肌表面筋膜的增厚部分）后部开始，向中间及向后走行，与耻尾肌会合，再经肛门两侧至尾骨。③坐尾肌：为靠外后方的肌束，自两侧坐骨棘至尾骨与骶骨。

　　（二）会阴

　　广义的会阴是指封闭骨盆出口的所有软组织。妇产科临床上，会阴是指阴道口与肛门之间的软组织，厚 3～4 cm，由外向内逐渐变窄呈楔状，表面为皮肤及皮下脂肪，内层为会阴中心腱，又称会阴体。妊娠期会阴组织变软，有很大的伸展性；分娩时，其厚度可由非孕期的 3～4 cm 变成薄膜状，有利于分娩的进行。分娩时要保护此区，以免造成会阴裂伤。

（李晓兰）

第二章 妇产科常用检查

第一节 影像检查

现代科技的飞速发展给传统的影像学注入巨大活力，超声检查以其对人体损伤小，可重复性，实时，诊断、准确而广泛应用于妇产科领域。其他如 X 线，计算机体层成像（CT），磁共振成像（MRI），正电子发射体层显像（PET）及放射免疫定位也是妇产科领域的重要影像学检查方法。

一、超声检查

妇产科常用的超声检查有 B 超、彩色多普勒超声检查和三维超声检查，途径有经腹及经阴道两种。

（一）B 超

B 超是应用二维超声诊断仪，在荧光屏上以强弱不等的光点、光团、光带或光环，显示探头所在部位脏器或病灶的断面形态及其与周围器官的关系，并可作实时动态观察和照相。

1. 经腹部 B 超

选用弧阵探头和线阵探头，常用频率为 3.5 MHz。检查前适度充盈膀胱，形成良好的"透声窗"，便于观察盆腔内脏器和病变。探测时患者取仰卧位，暴露下腹部，检查区皮肤涂耦合剂；检查者手持探头以均匀适度的压力滑行探测观察。根据需要做纵断、横断和斜断等多断层面扫查。

2. 经阴道B超

选用高频探头（5～7.5 MHz），可获得高分辨率图像。检查前，探头需常规消毒，套上一次性使用的橡胶套（常用避孕套），套内外涂耦合剂。患者需排空膀胱，取膀胱截石位，将探头轻柔地放入患者阴道内，根据探头与监视器的方向标记，把握探头的扫描方向。经阴道B超，患者不必充盈膀胱，操作简单易行，无创无痛，尤其对急诊、肥胖患者或盆腔深部器官的观察，阴道超声效果更佳。而对超出盆腔的肿物，无法获得完整图像。无性生活史者不宜选用。

（二）彩色多普勒超声检查

彩色多普勒和频谱多普勒同属于脉冲波多普勒，它是一种面积显像技术。在同一面积内有很多的声束发射和被接受回来，利用靶识别技术经过计算机的编码，朝向探头编码为红色，背离探头编码为蓝色，构成一幅血流显像图；而频谱多普勒的曲线纵向表示血流的方向，朝向探头的血流显示在基线之上，背离探头的血流曲线显示在基线之下。在妇产科领域中，用于评估血管收缩期和舒张期血流状态的常用3个指数为阻力指数（RI）、搏动指数（PI）和收缩期、舒张期比值（S/D）。彩色超声探头也包括腹部和阴道探头。患者受检前的准备以及体位与B超相同。

（三）三维超声诊断法

三维超声诊断法（3-DUI）可显示出超声的立体图像。构成立体图像的方法有数种，目前应用的仪器多为在二维图像的基础上利用计算机进行三维重建。即用探头对脏器进行各种轴向的扫查，将二维图像加以存储然后由计算机合成立体图像，有静态三维超声和动态三维超声两种。静态三维影像以空间分辨力为主，动态三维影像以时间分辨力为主，目前尚未达到实时三维图像。三维超声诊断法对心脏、大血管等许多脏器在方位观察上有突出的优越性。

（四）超声检查在产科领域的应用

1. B超法

可通过B超测定胎儿发育是否正常，有无胎儿畸形，可测定胎盘位置、胎盘成熟度及羊水量。

(1) 早期妊娠：妊娠时子宫随停经周数相应增大，妊娠 5 周时可见妊娠囊图像见圆形光环，中间为羊水呈无回声区；妊娠6周时妊娠囊检出率达 100％，妊娠 5～6 周可见心管搏动；妊娠 6～7 周，妊娠囊内出现强光团，是胚芽的早期图像；妊娠 8 周初具人形，可测量从头至臀的数值，即头臀径，以估计胎儿的孕周，即孕周＝头臀径＋6.5，或查表知相应孕周。

(2) 中晚期妊娠。①胎儿主要生长径线测量：胎头表现为边界完整、清晰的圆形强回声光环，并可见大脑半球中线回声以及脑组织暗区。测量垂直于中线的最大径线即为双顶径（BPD），该值于妊娠 31 周前平均每周增长 3 mm，妊娠 31～36 周平均每周增长1.5 mm，妊娠 36 周后平均每周增长 1 mm。若双顶径≥8.5 cm，提示胎儿成熟。在妊娠中、晚期，胎儿脊柱、四肢、胸廓、心脏、腹部及脐带均明显显示，可发现有无异常。根据胎儿生长的各种参数，如双顶径、头围、腹围、股骨长以及各参数间的比例关系，连续动态观察，其值低于正常，或推算出的体重小于孕周的第 10 百分位数，即可诊断胎儿生长受限（FGR）。根据胎头、脊柱及双下肢的位置可确定胎产式、胎先露及胎位。②估计胎儿体重：是判断胎儿成熟度的一项重要指标。超声估测胎儿体重的方法有多种，如 AC 预测法，BPD 与 AC 联合预测法，FL与 AC 联合预测法，上述方法均可根据所获数据，直接查专用图表即可查到胎儿体重。现以 BPD 与 AC 联合预测法为例，通过查表可知胎儿体重。很多超声仪器中带有根据多参数（AC，BPD，FL）来推算胎儿体重的公式，操作者仅需将有关参数的测量值输入，即可得到胎儿体重值，十分方便亦较准确。多数操作者利用BPD 与孕周之间的极显著相关性来测算，可通过下列方式：胎儿体重（g）＝900×BPD（cm）－5200。但要注意无论采用何项参数均可能有±15％的差异。③胎盘定位：妊娠 12 周后，胎盘轮廓清楚，显示为一轮廓清晰的半月形弥漫光点区，通常位于子宫的前壁、后壁和侧壁。胎盘位置的判定对临床有指导意义，如判断前置胎盘和胎盘早剥，行羊膜穿刺术时可避免损伤胎盘和脐带等。随着孕周增长，胎盘逐渐发育成熟。根据胎盘的绒毛板、胎盘实质和胎盘基底层 3 部分结构变化进一步将胎盘成熟过程进行分级：0 级为未成熟，多见于中孕期；Ⅰ级为开始趋向成熟，多见于孕 29～36 周；Ⅱ级为成熟期，多见于 36 周以后；Ⅲ级为胎盘已成熟并趋向老化，多见于 38 周以后，也有少数Ⅲ级胎盘出现在 36 周前；反之，也有Ⅰ级胎盘出现在 36 周者。因此，从胎盘分级判断胎儿成熟度时，还需结合其他参数及临床资料，做出综合分析。目前国内常用的胎盘钙化分度是：Ⅰ度。胎盘切面见强光点；Ⅱ度。胎盘切面见强光带；Ⅲ度。胎盘切面见强光圈（或光环）。④探测羊水量：羊水呈无回声的暗区、清亮。妊娠晚期，羊水中有胎脂，表现为稀疏的点状回声漂浮。妊娠早、中期羊水量相对较多，为清亮的无回声区，至妊娠晚期羊水量逐渐减少。单一最大羊水暗区垂直深度＞7 cm 时为羊水过多；＜3 cm 为羊水过少。若用羊水指数法，则为测量四个象限的最大羊水深度相加之和，如＞20 cm 为羊水过多；＜8 cm 为羊水过少。⑤确定胎儿性别：妊娠 28 周后能准确辨认胎儿性别。男性胎儿阴囊呈两对称椭圆形中等回声，阴茎呈小三角形回声；女性胎儿在会阴部见大阴唇呈三条平行的短小回声带。

　（3）异常妊娠。①葡萄胎：典型的完全性葡萄胎的声像特点是子宫增大，多数大于孕周；宫腔内无胎儿及其附属物；宫腔内充满弥漫分布的蜂窝状大小不等的无回声区，其间可见边缘不整、境界不清的无回声区，是合并宫内出血图像。当伴有卵巢黄素囊肿时，可在子宫一侧或两侧探到大小不等的单房或多房的无回声区。②鉴别胎儿是否存活：若胚胎停止发育则妊娠囊变形，不随孕周增大反而缩小；胎芽枯萎，超声探查原有胎心者，复诊时胎心搏动消失。胎死宫内的声像图表现为胎体萎缩，胎儿轮廓不清，可见颅骨重叠，无胎心及胎动，脊柱变形，肋骨排列紊乱，胎儿颅内、腹内结构不清，羊水暗区减少等。③判断异位妊娠：宫腔内无妊娠囊，附件区探及边界不十分清楚、形状不规则的包块。

若在包块内探及圆形妊娠囊，其内有胚芽或心管搏动，则能在流产或破裂前得到确诊。若已流产或破裂时，直肠子宫陷凹或腹腔内可见液性暗区。④判断前置胎盘：检查前孕妇需充盈膀胱，胎盘组织声影部分或全部覆盖宫颈内口。⑤判断胎盘早剥：胎盘与子宫肌壁间出现形状不规则的强回声或无回声区。⑥探测多胎妊娠：显示两个或多个胎头光环，两条或多条脊椎像或心脏搏动像。

（4）探测胎儿畸形。①脑积水：双顶径与头围明显大于孕周，头体比例失调，头围大于腹围；侧脑室与颅中线的距离大于颅骨与颅中线距离的1/2；颅中线偏移，颅内大部为液性暗区。②无脑儿：在胎儿颈部上方探不到胎头光环；胎头轮廓可呈半月形弧形光带；眼眶部位可探及软组织回声，似青蛙眼；常伴羊水过多或脊柱裂。③脊柱裂：超声扫查脊柱时，应注意脊柱的连续性与生理性弯曲。开放性脊柱裂可见两排串珠状回声，但不对称，或一排不整齐，或串珠样回声形状不规则，不清晰或中断。纵切时，脊柱裂部位呈不规则"八"字型，横切呈"V"字型。④多囊肾：多为双侧，肾体积明显增大，外形不规则呈多囊状，肾实质内见多个大小不等的蜂窝状无回声区，常看不清正常结构，可合并羊水过少，膀胱不显示。另一种多囊肾为弥漫性小囊，肉眼看不清，B超不能显示，显微镜下方能作出诊断。

2. 彩色多普勒超声检查法

（1）母体血流：子宫动脉血流是评价子宫胎盘血循环的一项良好指标。在妊娠早期，子宫动脉的血流与非孕期相同，呈高阻力低舒张期，孕14～18周开始逐渐演变成低阻力并伴有丰富舒张期血流。子宫动脉的 RI、PI 和 S/D 仍均随孕周的增加而减低，具有明显相关性。无论是单胎或双胎妊娠胎盘侧的子宫动脉的血流在整个孕期均较对侧丰富。此外还可测定卵巢和滋养层血流。

（2）胎儿血流：目前医生可以对胎儿脐带、大脑中动脉、主动脉及肾动脉等进行监测，尤其是测定脐带血流变化已成为常规检查手段。在正常妊娠期间，脐动脉血流的 RI、PI 和 S/D 与妊娠周数密切相关。在判断胎儿宫内是否缺氧时，脐动脉血流波形具有重要意义，若脐动脉血流舒张末期消失进而出现舒张期血流逆流，提示胎儿处于濒危状态。

（3）胎儿心脏超声：彩色多普勒可以从胚胎时期原始心管一直监测到分娩前的胎儿心脏，一般认为妊娠 24 周后对胎儿进行超声心动监测图像较清晰。

3. 三维超声波扫描技术

利用最新标准的三维超声设备可观察胎儿发育，诊断胎儿异常。操作者使用三维超声波扫描技术，通过更便于人眼分辨的多平面图，得到更自然和完整的影像。成像系统利用根据原始影像数据（而不是数学模式）产生的容量图扫查待查的胎儿结构。容量图既可平面显示，也可透彻显示，产生的影像与原形逼真，微细结构高度清晰。3-DUI 有助于检出胎儿唇裂、腭裂、脑畸形、耳朵和颅骨异常，还可检出心脏异常。专家建议 3-DUI 限用于高危畸形诊断。

（五）超声检查在妇科领域的应用

1. B 超法

（1）子宫肌瘤：是妇科最常见的良性肿瘤，其声像图为子宫体积增大，形态不规则，肌瘤常为低回声、等回声或中强回声。目前腹部超声能分辨直径 0.5 cm 子宫前壁肌瘤，并可对肌瘤进行较精确定位。肌壁间肌瘤可挤向宫腔，使子宫内膜移位或变形；黏膜下子宫肌瘤可见增大，轮廓光滑，但肌瘤突向宫腔内，子宫内膜被肌瘤压迫及推移。浆膜下肌瘤则突出于浆膜下。

（2）子宫腺肌病和腺肌瘤：子宫腺肌病的声像特点是子宫均匀性增大，子宫断面回声不均，有低回声和强回声区；子宫腺肌瘤时子宫呈不均匀增大，其内散在小蜂窝状无回声区。

（3）盆腔炎：盆腔炎性包块与周围组织粘连，境界不清；积液或积脓时为无回声或回声不均。

（4）卵巢肿瘤：卵巢肿瘤表现为卵巢增大，内为单房或多房的液性无回声区或混合性回声团。若肿块边缘不整齐、欠清楚，囊壁上有乳头，内部回声强弱不均或无回声区中有不规则强回声团，常累及双侧卵巢并伴腹水者，应考虑为有卵巢癌。经阴道超声在发现盆腔深部小肿块、显示其内部细微结构方面有明显优势，已成为早期筛选卵巢癌的重要辅助项目。

（5）监测卵泡发育：通常从月经周期第 10 日开始监测卵泡大小，正常卵泡每日增长 1.6 mm，排卵前卵泡约达 20 mm。

（6）探测宫内节育器：通过对宫体的扫查，能准确地诊断宫内节育器在宫腔的位置及显示节育器的形状，可发现节育器位置下移。当节育器嵌顿、穿孔或外游走时，可在子宫肌壁间或子宫外发现节育器的强回声。嵌顿的节育器最好在超声引导下取出。

（7）介入超声的应用：在阴式超声引导下可对成熟卵泡进行采卵；对盆腔囊性肿块穿刺，判断囊肿性质，并可注入药物进行治疗；随着助孕技术的发展，介入超声还可用于减胎术。

2. 彩色多普勒超声检查

利用彩色多普勒超声能很好地判断盆、腹腔肿瘤的边界以及肿瘤内部血流的分布，尤其对滋养细胞肿瘤及卵巢恶性肿瘤，其内部血流信息明显增强，有助于诊断。

3. 三维超声波扫描技术

利用三维超声分析手段，对盆腔脏器结构及可能的病变组织进行三维重建，可以较清晰显示组织结构或病变的立体结构，呈现二维超声难以达到的立体逼真的图像。有助于盆腔脏器疾患的诊断，特别是良、恶性肿瘤的诊断和鉴别诊断。

二、X 线检查

X 线检查借助造影剂可了解子宫和输卵管的腔内形态，因此在诊断先天性子宫畸形和输卵管通畅程度上仍是首选检查。此外，X 线平片对骨性产道的各径线测定，骨盆入口的形态，骶骨的屈度，骶坐切迹的大小等方面的诊断可为临床判断有无自然分娩可能性提供重要参考。

（一）诊断先天性子宫畸形

1. 单角子宫

造影仅见一个宫腔呈梭形，只有一个子宫角和输卵管，偏于盆腔一侧。

2. 双子宫

造影见两个子宫，每个子宫有一个子宫角和输卵管相通。两个宫颈可共有一个阴道，或由纵隔将阴道分隔为二。

3. 双角子宫

造影见一个宫颈和一个阴道，两个宫腔。

4. 鞍形子宫

造影见子宫底凹陷，犹如鞍状。

5. 纵隔子宫

可分为全隔和半隔子宫。全隔子宫造影见宫腔形态呈两个梭形单角子宫，但位置很靠近；半隔子宫造影显示宫腔大部分被分隔成二，宫底部凹陷较深呈分叉状，宫体部仍为一个腔。

（二）骨盆测量

1. 仰卧侧位片

可了解骨盆的前后径、中骨盆及盆腔的深度、骨盆的倾斜度、骶骨的高度和曲度、及耻骨联合高度。

2. 前后位片

可观察中骨盆横径、耻骨弓横径、骨盆侧壁集合度。

3. 轴位片

可观察骨盆入口的形态、左右斜径及耻骨联合后角。

4. 耻骨弓片

可测量耻骨弓角度。

第二节　羊水检查

羊水检查是经羊膜腔穿刺取羊水进行羊水分析的一种诊断方法。早在 50 年代初已被用于母儿血型不合的检查，其后开始应用羊水细胞的性染色体检查判断胎儿性别，进而开展羊水细胞培养行染色体核型分析，此后还开展了羊水细胞培养进行酶的分析以及羊水各项生化测定等。总之，羊水是一个可以较直接反映胎儿各项功能的介质，随着各项检查技术的提高，羊水检查将为临床提供更多有关胎儿的信息。

一、适应证

（1）宫内胎儿成熟度的判定，若高危妊娠需引产，在引产前需了解胎儿成熟度，以选择分娩的有利时机。

（2）超声波检查疑有神经管缺陷等胎儿畸形或母体血中甲胎蛋白异常高值者。

（3）母亲孕期有某些病原体感染，如风疹病毒、巨细胞病毒或弓形体感染。

（4）细胞遗传学检查（染色体分析）及先天性代谢异常的产前诊断。适用于：夫妇任何一方有染色体异常分娩史者；易发生胎儿染色体异常的 35 岁以上的高龄孕妇；夫妇一方是某种基因病患者或曾生育过某一基因病患儿的孕妇；胎儿诊断怀疑先天性代谢异常者。

（5）疑为母儿血型不合的诊断。

二、临床应用

（一）胎儿成熟度的检查

1. 胎儿肺成熟度的检查

（1）卵磷脂与鞘磷脂比值（L/S）测定：胎儿肺泡的 II 型上皮细胞分泌的可使肺泡表面张力减低的表面活性物质，有助于预防新生儿呼吸窘迫综合征（RDS）的发生。肺泡表面活性物质的主要成分是磷脂，妊娠 34 周前卵磷脂与鞘磷脂含量相似，但于妊娠 35 周开始卵磷脂迅速合成，至 37 周达高峰，羊水中卵磷脂的含量随之急剧增多，但鞘磷脂含量在全孕期无明显变化，导致羊水中 L/S 比值不断增高。测定 L/S 比值可了解胎儿肺成熟情况，可用以判断胎儿能否在体外生活的成熟度。若羊水中 L/S 比值 ≥2 时，提示胎儿肺已成熟；L/S 比值 <1.5，提示胎儿肺尚未成熟，新生

儿呼吸窘迫综合征的发生率约为 73%；当 L/S 比值在 1.5～1.9 临界值，新生儿约 50%可能发生 RDS。糖尿病孕妇的羊水中 L/S 比值达 2 时仍有较多新生儿发生 RDS，L/S 比值≥3 时始表示胎儿肺成熟。高危妊娠需提前终止妊娠者，应测定羊水中 L/S 比值。

（2）羊水振荡试验（泡沫试验）：此法简单快速，无需复杂设备仪器，基层医疗机构即可开展，是间接估量羊水中磷脂的一种方法。其原理是取羊水上清液经强力振荡后，试管液面上出现的泡沫物为不饱和磷脂酰胆碱族物质，可被乙醇消除。本法用不同稀释度的羊水加入等量乙醇，消耗乙醇越多，表示羊水中的磷脂类物质含量越多。操作方法是取两支试管，每管中加入 95%乙醇 1 mL。第一试管内放入羊水上清液 1 mL，第二试管内放入羊水上清液 0.75 mL 和生理盐水 0.25 mL，经垂直强力振荡 15～20 s 后，静置 15 min 观察结果。若两试管液面均有完整泡沫环为阳性，表示 L/S≥2，提示胎儿肺成熟；若仅第一试管液面有完整泡沫环为临界值，表示 1.5<L/S<2；若两试管均无泡沫环为阴性，表示 L/S<1.49，提示胎儿肺未成熟。

（3）磷脂酰甘油（PG）的测定：PG 占肺泡表面活性物质中总磷脂的 10%，但它的出现极具特异性，阳性时不会发生 RDS，但测定时可有假阳性结果。妊娠 35 周后出现，代表胎儿肺已成熟，以后 PG 水平继续增高至分娩。PG 测定判断胎儿肺成熟度优于 L/S 比值法。糖尿病合并妊娠时，即使 L/S 值＞2 而未出现 PG，胎儿肺部仍未成熟。

2. 胎儿肾成熟度的检查

羊水中所含肌酐来自胎儿尿液，故测定羊水肌酐含量可了解胎儿肾成熟情况。取羊水上清液，利用肌酐能与苦味酸反应出现红色，用分光光度计比色，测得肌酐值，其准确率约为 90%。羊水中肌酐含量与孕龄关系密切，自妊娠中期羊水中肌酐值开始逐渐升高，于妊娠 34 周起迅速上升，妊娠 37 周以后肌酐值≥176.8 μmol/L，故将羊水肌酐值≥176.8 μmol/L 定为胎儿肾成熟值；132.6～175.9 μmol/L 为临界值；<132.5 μmol/L 为未成熟值。

3. 胎儿肝成熟度的检查

通过测定羊水胆红素含量了解胎儿肝成熟度。随着胎肝逐渐成熟，羊水中结合型胆红素逐渐增多，未结合型胆红素逐渐减少，至妊娠晚期羊水胆红素值近于 0，需用分光光度计在 450 nm 处的吸光度差测定（以 ΔOD450 表示）。羊水胆红素值与孕龄关系密切，妊娠 36 周前 ΔOD450＞0.02 者居多；妊娠 37 周及以后多为＜0.02。故将羊水中胆红素 ΔOD450＜0.02 定为胎儿肝成熟值；0.02～0.04 为临界值；＞0.04 为胎儿肝未成熟值。

4. 胎儿皮肤成熟度的检查

随妊娠周数增加，胎儿皮脂腺逐渐成熟，通过测算羊水中含脂肪细胞的出现率可了解胎儿皮肤成熟程度。测定方法是取羊水沉渣混悬液滴在玻片上，加 0.1％硫酸尼罗蓝液 1 滴混匀，加盖玻片置 2～3 min 后，在火焰上徐徐加热（50～60 ℃），然后置光镜下观察，含脂肪细胞呈橘黄色，其他细胞呈蓝色。在镜下数200 个细胞，计算其中橘黄色细胞（脂肪细胞）的百分数；亦可用苏丹Ⅲ染色，使脂肪细胞染成橘黄色，再用 0.5‰美蓝溶液复染，使其他细胞染成蓝色。若仅用 0.5‰美蓝溶液染色，含脂肪细胞不着色，而其他细胞蓝染。妊娠 37 周前含脂肪细胞率常＜20％，妊娠 38 周后常＞20％，故以＞20％为胎儿皮肤成熟值；10％～20％为临界值；＜10％提示胎儿皮肤未成熟值。

（二）细胞遗传学及先天性代谢异常的检查

多在妊娠中期进行。

1. 染色体异常

通过羊水细胞培养作染色体核型分析，以诊断染色体（常染色体及性染色体）数目或结构异常。较常见的常染色体异常有先天愚型（21-三体）；性染色体异常有特纳综合征等。为测定胎儿有无伴性遗传性疾病，可通过羊水细胞培养得到染色体核型，如无条件培养也可直接浓集羊水细胞做核型分析。

2. 先天性代谢异常

经羊水细胞培养作某些酶的测定，以诊断因遗传基因突变引起的某种蛋白质或酶的异常或缺陷。如测定氨基己糖酶 A 活力以诊断由类脂物质蓄积引起的黑蒙性家族痴呆病；测定半乳糖-1-磷酸盐尿苷酰转移酶可诊断半乳糖血症等。

3. 基因病

从羊水细胞提取胎儿 DNA，针对某一基因作直接或间接分析或检测。近年已能应用合成 DNA 化学、重组 DNA 技术及分子克隆化等研究的相互结合作遗传病的基因诊断。1979 年已成功地用于诊断血红蛋白结构基因缺失的疾病，如地中海贫血、血红蛋白-H等病。用限制性内切酶及 DNA 杂交的方法，成功地诊断核苷酸突变造成的遗传病，如镰形红细胞贫血、苯丙酮尿症。目前国内能进行产前诊断的遗传病有地中海贫血、苯丙酮尿症、甲型－乙型血友病、假性肥大型肌营养不良等。

（三）羊水上清液的生化测定

1. 羊水中甲胎蛋白的测定

目前主要采用对羊水中甲胎蛋白（AFP）含量的测定，诊断胎儿开放性神经管缺陷，如无脑儿或脊柱裂。AFP 主要在胎儿卵黄囊、肝脏合成，部分来自胃肠道、肾脏及羊膜绒毛细胞，羊水中浓度为胎内的 $1/150\sim200$。开放性神经管畸形因脑组织或脊髓外露，羊水中 AFP 值常比正常值高 10 倍；此外，死胎、先天性食管闭锁、十二指肠闭锁、脐膨出、先天性肾病综合征、严重 Rh 血型不合妊娠等也可升高。羊水中 AFP 值在孕 12~14 周达高峰，为 $40~\mu g/mL$，以后逐渐下降，至足月时几乎测不出，通常正常妊娠 8~24 周时羊水 AFP 值为 $20\sim48~\mu g/mL$。

2. 羊水雌三醇（E_3）的测定

羊水中的雌三醇值与孕妇尿雌三醇值呈相关性，能准确地反映胎儿胎盘单位的功能状态及估计异常胎儿的预后。羊水 E_3 值于妊娠 24 周前很低，25 周起随孕周增加而逐渐增多，33 周前约为 $122~\mu g/mL$，33 周时约为 $384~\mu g/mL$，37 周后增加迅速，至妊娠 40 周时约为 $847~\mu g/mL$。羊水中雌三醇值低于 $100~\mu g/mL$ 时，胎儿预后不良。如胎儿为无脑儿、21-三体、甲状腺功能低下、母儿血型不合等，则羊水 E_3 值很低。

（四）胎儿血型预测

适用于可疑 ABO 血型不合的孕妇。于晚期妊娠抽取羊水检查其中血型物质，以预测胎儿血型。但约 20％孕妇为非分泌型，羊水中无血型物质。当明确胎儿与母体血型相同或胎儿为 O 型时，不会发生新生儿溶血；若诊断为 ABO 血型不合，则应做好围生期监测与出生后新生儿的抢救准备。

（五）检测宫内感染

孕妇有风疹病毒等感染时，可测羊水中特异免疫球蛋白，如羊水中白细胞介素-6 升高，可能存在亚临床的宫内感染，可导致流产或早产。

（六）协助诊断胎膜早破

对可疑胎膜早破者，可用石蕊试纸测试阴道内排液的 pH 值。胎膜早破时因羊水偏碱性，pH 值应＞7；也可取阴道后穹隆处液体一滴置于玻片上，烘干后在光镜下检查，胎膜早破时可见羊齿植物叶状结晶及少许毳毛。

第三节　输卵管通畅检查

输卵管通畅检查的主要目的是检查输卵管是否畅通，了解子宫和输卵管腔的形态及输卵管的阻塞部位。常用的方法有输卵管通气术、输卵管通液术、子宫输卵管造影术。其中输卵管通气术因有发生气栓的潜在危险，且准确率仅为 45％～50％，故临床上已逐渐被其他方法所取代。近年来随着内窥镜的临床应用，已普遍采用腹腔镜直视下输卵管通液检查、宫腔镜下经输卵管口插管通液试验和腹腔镜联合检查等方法。

一、输卵管通液术

输卵管通液术是检查输卵管是否通畅的一种方法，并具有一定的治疗功效。即通过导管向宫腔内注入液体，根据注液阻力大小、有无回流及注入液体量和患者感觉等判断输卵管是否通畅。由于操作简便，无需特殊设备，广泛用于临床。

（一）适应证

（1）不孕症，男方精液正常，疑有输卵管阻塞者。

（2）检验和评价输卵管绝育术、输卵管再通术或输卵管成形术的效果。

（3）对输卵管黏膜轻度粘连有疏通作用。

（二）禁忌证

（1）内外生殖器急性炎症或慢性炎症急性或亚急性发作者。

（2）月经期或有不规则阴道流血者。

（3）可疑妊娠期者。

（4）严重的全身性疾病，如心、肺功能异常等，不能耐受手术者。

（5）体温高于 37.5 ℃者。

（三）术前准备

（1）月经干净 3～7 d，禁性生活。

（2）术前半小时肌内注射阿托品 0.5 mg 解痉。

（3）患者排空膀胱。

（四）方法

1. 器械

阴道窥器、宫颈钳、长弯钳、宫颈导管、20 mL 注射器、压力表、Y 形管等。

2. 常用液体

生理盐水或抗生素溶液（庆大霉素 8 万 U、地塞米松 5 mg、透明质酸酶 1500 U，注射用水 20～50 mL），可加用 0.5%的利多卡因 2 mL 以减少输卵管痉挛。

3. 操作步骤

（1）患者取膀胱截石位，外阴、阴道、宫颈常规消毒，铺无菌巾，双合诊了解子宫的位置及大小。

（2）放置阴道窥器充分暴露子宫颈，再次消毒阴道穹隆部及宫颈，以宫颈钳钳夹宫颈前唇。沿宫腔方向置入宫颈导管，并使其与宫颈外口紧密相贴。

（3）用 Y 形管将宫颈导管与压力表、注射器相连，压力表应高于 Y 形管水平，以免液体进入压力表。

（4）将注射器与宫颈导管相连，并使宫颈导管内充满生理盐水，缓慢推注，压力不可超过 160 mmHg。观察推注时阻力大小、经宫颈注入的液体是否回流，患者下腹部是否疼痛。

（5）术毕取出宫颈导管，再次消毒宫颈、阴道，取出阴道窥器。

（五）结果评定

1. 输卵管通畅

顺利推注 20 mL 生理盐水无阻力，压力维持在 60～80 mmHg 以下；或开始稍有阻力，随后阻力消失，无液体回流，患者也无不适感，提示输卵管通畅。

2. 输卵管阻塞

勉强注入 5 mL 即感有阻力，压力表见压力持续上升而不见下降，患者感下腹胀痛，停止推注后液体又回流至注射器内，表明输卵管阻塞。

3. 输卵管通而不畅

注射液体有阻力，再经加压注入又能推进，说明有轻度粘连已被分离，患者感轻微腹痛。

（六）注意事项

（1）所用无菌生理盐水温度以接近体温为宜，以免液体过冷造成输卵管痉挛。

（2）注入液体时必须使宫颈导管紧贴宫颈外口，防止液体外漏。

（3）术后 2 周禁盆浴及性生活，酌情给予抗生素预防感染。

二、子宫输卵管造影

子宫输卵管造影（HSG）是通过导管向子宫腔及输卵管注入造影剂，X线下透视及摄片，根据造影剂在输卵管及盆腔内的显影情况了解输卵管是否通畅、阻塞的部位及子宫腔的形态。该检查损伤小，能对输卵管阻塞作出较正确诊断，准确率可达 80%，且具有一定的治疗作用。

（一）适应证

（1）了解输卵管是否通畅及其形态、阻塞部位。

（2）了解宫腔形态，确定有无子宫畸形及类型，有无宫腔粘连、子宫黏膜下肌瘤、子宫内膜息肉及异物等。

（3）内生殖器结核非活动期。

（4）不明原因的习惯性流产，于排卵后做造影了解宫颈内口是否松弛，宫颈及子宫是否畸形。

（二）禁忌证

（1）内、外生殖器急性或亚急性炎症。

（2）严重的全身性疾病，不能耐受手术者。

（3）妊娠期、月经期。

（5）产后、流产、刮宫术后 6 周内。

（5）碘过敏者。

（三）术前准备

（1）造影时间以月经干净 3～7 d 为宜，术前 3 d 禁性生活。

（2）作碘过敏试验，阴性者方可造影。

（3）术前半小时肌内注射阿托品 0.5 mg 解痉。

（4）术前排空膀胱，便秘者术前行清洁灌肠，以使子宫保持正常位置，避免出现外压假像。

（三）方法

1. 设备及器械

X线放射诊断仪、子宫导管、阴道窥器、宫颈钳、长弯钳、20 mL 注射器。

2. 造影剂

目前国内外均使用碘造影剂，分油溶性与水溶性两种。油剂（40%碘化油）密度大，显影效果好，刺激小，过敏少，但检查时间长，吸收慢，易引起异物反应，形成肉芽肿或形成油栓；水剂（76%泛影葡胺液）吸收快，检查时间短，但子宫输卵管边缘部分显影欠佳，细微病变不易观察，有的患者在注药时有刺激性疼痛。

3. 操作步骤

（1）患者取膀胱截石位，常规消毒外阴、阴道，铺无菌巾，检查子宫位置及大小。

（2）以窥器扩张阴道，充分暴露宫颈，再次消毒宫颈及阴道穹隆部，用宫颈钳钳夹宫颈前唇，探查宫腔。

（3）将40%碘化油充满宫颈导管，排出空气，沿宫腔方向将其置入宫颈管内，徐徐注入碘化油，在 X 线透视下观察碘化油流经输卵管及宫腔情况并摄片，24 h 后再摄盆腔平片，以观察腹腔内有无游离碘化油。若用泛影葡胺液造影，应在注射完后立即摄片，10～20 min 后第二次摄片，观察泛影葡胺液流入盆腔情况。

（4）注入碘油后子宫角圆钝而输卵管不显影，则考虑输卵管痉挛，可保持原位，肌内注射阿托品 0.5 mg 或针刺合谷、内关穴，20 min 后再透视、摄片；或停止操作，下次摄片前先使用解痉药物。

（四）结果评定

1. 正常子宫、输卵管

宫腔呈倒三角形，双侧输卵管显影形态柔软，24 h 后摄片盆腔内见散在造影剂。

2. 宫腔异常

患宫腔结核时子宫失去原有的倒三角形态，内膜呈锯齿状不平；患子宫黏膜下肌瘤时可见宫腔充盈缺损；子宫畸形时有相应显示。

3. 输卵管异常

患输卵管结核时显示输卵管形态不规则、僵直或呈串珠状，有时可见钙化点；有输卵管积水时输卵管远端呈气囊状扩张；24 h后盆腔 X 线摄片未见盆腔内散在造影剂，说明输卵管不通；输卵管发育异常，可见过长或过短的输卵管、异常扩张的输卵管、输卵管憩室等。

（五）注意事项

（1）碘化油充盈宫颈导管时，必须排尽空气，以免空气进入宫腔造成充盈缺损，引起误诊。

（2）宫颈导管与子宫内口必须紧贴，以防碘油流入阴道内。

（3）导管不要插入太深，以免损伤子宫或引起子宫穿孔。

（4）注入碘化油时用力不可过大，推注不可过快，防止损伤输卵管。

（5）透视下发现造影剂进入异常通道，同时患者出现咳嗽，应警惕发生油栓，立即停止操作，取头低脚高位，严密观察。

（6）造影后 2 周禁盆浴及性生活，可酌情给予抗生素预防感染。

（7）有时可因输卵管痉挛而造成输卵管不通的假象，必要时重复进行造影。

三、妇产科内镜输卵管通畅检查

近年来，随着妇产科内镜的大量采用，为输卵管通畅检查提供了新的方法，包括腹腔镜直视下输卵管通液检查、宫腔镜下经输卵管口插管通液试验和腹腔镜联合检查等方法，其中腹腔镜直视下输卵管通液检查准确率可达 90%～95%。但由于内镜手术对器械要求较高，且腹腔镜仍是创伤性手术，故并不推荐作为常规检查方法。通常在对不孕、不育患者行内镜检查时例行输卵管通液（加用美蓝染液）检查。内镜检查注意事项同上。

第四节　生殖道细胞学检查

女性生殖道细胞包括来自阴道、宫颈、子宫和输卵管的上皮细胞。生殖道脱落细胞包括阴道上段、宫颈阴道部、子宫、输卵管及腹腔的上皮细胞，其中以阴道上段、宫颈阴道部的上皮细胞为主。临床上常通过生殖道脱落细胞检查来反映其生理及病理变化。生殖道上皮细胞受性激素的影响出现周期性变化。因此，检查生殖道脱落细胞可反映体内性激素水平。此外，此项检查还可协助诊断生殖器不同部位的恶性肿瘤及观察其治疗效果，既简便又经济实用。但是，生殖道脱落细胞检查找到恶性细胞只能作为初步筛选，不能定位，还需要进一步检查才能确诊。

一、生殖道细胞学检查取材、制片及相关技术

（一）涂片种类及标本采集

采取标本前 24 h 内禁止性生活、阴道检查、灌洗及阴道用药，取材用具必须清洁干燥。

1. 阴道涂片

主要目的是了解卵巢或胎盘功能。对已婚妇女，一般在阴道侧壁上 1/3 处用小刮板轻轻刮取浅层细胞（避免将深层细胞混入影响诊断），薄而均匀地涂于玻片上；对未婚阴道分泌物极少的女性，可将卷紧的已消毒棉签先经生理盐水浸湿，然后伸入阴道，在其侧壁上 1/3 处轻轻卷取细胞，取出棉签，在玻片上向一个方向涂片。涂片置固定液内固定后显微镜下观察。值得注意的是，因棉签接触阴道口可能影响涂片的正确性。

2. 宫颈刮片

宫颈刮片是筛查早期宫颈癌的重要方法。取材应在宫颈外口鳞－柱状上皮交接处，以宫颈外口为圆心，用木质铲形小刮板轻轻刮取一周，取出刮板，在玻片上向一个方向涂片，涂片经固定液固定后显微镜下观察。注意应避免损伤组织引起出血而影响检

查结果。若白带过多，应先用无菌干棉球轻轻擦净黏液，再刮取标本。该取材方法获取细胞数目较少，制片也较粗劣，故目前应用已逐渐减少。

3. 宫颈管涂片

疑为宫颈管癌，或绝经后的妇女由于宫颈鳞－柱交接处退缩到宫颈管内，为了解宫颈管情况，可行此项检查。先将宫颈表面分泌物拭净，用小型刮板进入宫颈管内，轻刮一周作涂片。此外，使用特制"细胞刷"获取宫颈管上皮细胞的效果更好，将"细胞刷"置于宫颈管内，达宫颈外口上方 10 mm 左右，在宫颈管内旋转 360°取出，旋转"细胞刷"将附着于其上的细胞均匀地涂于玻片上，立即固定。小刷子取材效果优于棉拭子，而且其刮取的细胞被宫颈管内的黏液所保护，不会因空气干燥造成细胞变性。

4. 宫腔吸片

怀疑宫腔内有恶性病变时，可采用宫腔吸片检查，较阴道涂片及诊刮阳性率高。选择直径 1～5 mm 不同型号塑料管，一端连于干燥消毒的注射器，另一端用大镊子送入宫腔内达宫底部，上下左右转动方向，轻轻抽吸注射器，将吸出物涂片、固定、染色。应注意的是，取出吸管时停止抽吸，以免将宫颈管内容物吸入。宫腔吸片标本中可能含有输卵管、卵巢或盆腹腔上皮细胞成分。另外，还可通过宫腔灌洗获取细胞，用注射器将 10 mL 无菌生理盐水注入宫腔，轻轻抽吸洗涤内膜面，然后收集洗涤液，离心后取沉渣涂片。此项检查既简单、取材效果好，且与诊刮相比，患者痛苦小，易于接受，特别适合于绝经后出血妇女。

5. 局部印片

用清洁玻片直接贴按病灶处作印片，经固定、染色、镜检。常用于外阴及阴道的可疑病灶。

（二）染色方法

细胞学染色方法有多种，如巴氏染色法，邵氏染色法及其他改良染色法。常用的为巴氏染色法，该法既可用于检查雌激素水平，也可用于查找癌细胞。

（三）辅助诊断技术

包括免疫细胞化学、原位杂交技术、影像分析、流式细胞测量及自动筛选或人工智能系统等。

二、正常生殖道脱落细胞的形态特征

（一）鳞状上皮细胞

阴道及宫颈阴道部被覆的鳞状上皮相仿，均为非角化性的分层鳞状上皮。上皮细胞分为表层、中层及底层，其生长与成熟受雌激素影响。因而女性一生中不同时期及月经周期中不同时间，各层细胞比例均不相同，细胞由底层向表层逐渐成熟。鳞状细胞的成熟过程是：细胞由小逐渐变大；细胞形态由圆形变为舟形、多边形；胞浆染色由蓝染变为粉染；胞核由大变小，由疏松变为致密（图 2-1）。

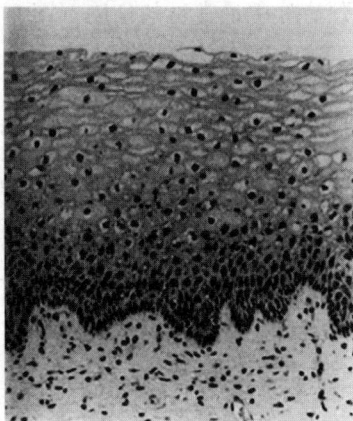

图 2-1　鳞状上皮组织学图片

1. 底层细胞

相当于组织学的深棘层，又分为内底层细胞和外底层细胞。

（1）内底层细胞：又称生发层，只含一层基底细胞，是鳞状上皮再生的基础。其细胞学表现为：细胞小，为中性多核白细胞的 4～5 倍，呈圆形或椭圆形，巴氏染色胞浆蓝染，核大而圆。育龄妇女的阴道细胞学涂片中无内底层细胞。

（2）外底层细胞：细胞 3～7 层，圆形，比内底层细胞大，为中性多核白细胞的 8～10 倍，巴氏染色胞浆淡蓝，核为圆形或椭圆形核浆比例 1：2～1：4。卵巢功能正常时，涂片中很少出现。

2. 中层细胞

相当于组织学的浅棘层，是鳞状上皮中最厚的一层。根据其脱落的层次不同，形态各异。接近底层者细胞呈舟状，接近表层者细胞大小与形状接近表层细胞；胞浆巴氏染色淡蓝，根据储存的糖原多寡，可有多量的嗜碱性染色或半透明胞浆，核小，呈圆形或卵圆形，淡染，核浆比例低，约 1：10。

3. 表层细胞

相当于组织学的表层。细胞大，为多边形，胞浆薄，胞浆粉染或淡蓝，核小固缩。核固缩是鳞状细胞成熟的最后阶段。表层细胞是育龄妇女宫颈涂片中最常见的细胞（图 2-2）。

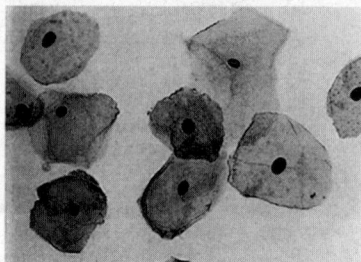

图 2-2　正常生殖道脱落细胞图片

（二）柱状上皮细胞

柱状上皮细胞又分为宫颈黏膜细胞及子宫内膜细胞。

1. 宫颈黏膜细胞

有黏液细胞和带纤毛细胞两种。在宫颈刮片及宫颈管吸取物涂片中均可找到。黏液细胞呈高柱状或立方状，核在底部，呈圆形或卵圆形，染色质分布均匀，胞浆内有空泡，易分解而留下裸核。带纤毛细胞呈立方形或矮柱状，带有纤毛，核为圆形或卵圆形，位于细胞底部，胞浆易退化融合成多核，多见于绝经后。

2. 子宫内膜细胞

较宫颈黏膜细胞小，细胞为低柱状，为中性多核白细胞的 1～3 倍；核呈圆形，核大小、形状一致，多成堆出现；胞浆少，呈淡灰色或淡红色，边界不清。

（三）非上皮成分

如吞噬细胞、白细胞、淋巴细胞、红细胞等。

三、生殖道脱落细胞在内分泌检查方面的应用

阴道鳞状上皮细胞的成熟程度与体内雌激素水平成正比，雌激素水平越高，阴道上皮细胞分化越成熟。因此，阴道鳞状上皮细胞各层细胞的比例可反映体内雌激素水平。临床上常用 4 种指数代表体内雌激素水平，即成熟指数、致密核细胞指数、嗜伊红细胞指数和角化指数。

（一）成熟指数（MI）

成熟指数是阴道细胞学卵巢功能检查最常用的一种。计算方法是在低倍显微镜下观察计算 300 个鳞状上皮细胞，求得各层细胞的百分率，并按底层/中层/表层顺序写出。如底层 5、中层 60、表层 35，MI 应写成 5/60/35。若底层细胞百分率高称左移，提示不成熟细胞增多，即雌激素水平下降；若表层细胞百分率高称右移，表示雌激素水平升高。一般有雌激素影响的涂片，基本上无底层细胞；轻度影响者表层细胞＜20％；高度影响者表层细胞＞60％。在卵巢功能低落时则出现底层细胞：轻度低落底层细胞＜20％；中度低落底层细胞占 20％～40％；高度低落底层细胞＞40％。

（二）致密核细胞指数（KI）

致密核细胞指数即鳞状上皮细胞中表层致密核细胞的百分率。计算方法为从视野中数 100 个表层细胞及其中致密核细胞数目，从而计算百分率。例如其中有 40 个致密核细胞，则 KI 为 40％。KI 越高，表示上皮越成熟。

（三）嗜伊红细胞指数（EI）

嗜伊红细胞指数即鳞状上皮细胞中表层红染细胞的百分率。通常红染表层细胞在雌激素影响下出现，所以此指数可以反映雌激素水平，指数越高，提示上皮细胞越成熟。

（四）角化指数（CI）

角化指数是指鳞状上皮细胞中的表层（最成熟的细胞层）嗜伊红性致密核细胞的百分率，用以表示雌激素的水平。

四、阴道涂片在妇科疾病诊断中的应用

（一）闭经

阴道涂片可协助了解卵巢功能状况和雌激素水平。若涂片检查有正常周期性变化，提示闭经原因在子宫及其以下部位，如子宫内膜结核、宫颈或宫腔粘连等；若涂片中中层和底层细胞多，表层细胞极少或无，无周期性变化，提示病变在卵巢，如卵巢早衰；若涂片表现不同程度雌激素低落，或持续雌激素轻度影响，提示垂体或以上或其他全身性疾病引起的闭经。

（二）功血

1. 无排卵型功血

涂片表现中至高度雌激素影响，但也有较长期处于低至中度雌激素影响。雌激素水平高时右移显著，雌激素水平下降时，出现阴道流血。

2. 排卵性功血

涂片表现周期性变化，MI 明显右移，中期出现高度雌激素影响，EI 可达 90% 左右。但排卵后，细胞堆积和皱褶较差或持续时间短，EI 虽有下降但仍偏高。

（三）流产

1. 先兆流产

由于黄体功能不足引起的先兆流产表现为 EI 于早孕期增高，经治疗后 EI 下降提示好转，若再度 EI 增高，细胞开始分散，流产可能性大。若先兆流产而涂片正常，表明流产非黄体功能不足引

起，用孕激素治疗无效。

2. 过期流产

EI 升高，出现圆形致密核细胞，细胞分散，舟形细胞少，较大的多边形细胞增多。

（四）生殖道感染性疾病

1. 细菌性阴道病

常见的病原体有阴道嗜酸杆菌、球菌、加德纳尔菌和放线菌等。涂片中炎性阴道细胞表现为：细胞核呈豆状核，核破碎和核溶解，上皮细胞核周有空晕，胞浆内有空泡。

2. 衣原体性宫颈炎

涂片上可见化生的细胞胞浆内有球菌样物及嗜碱性包涵体，感染细胞肥大多核。

3. 病毒性感染

常见的有单纯疱疹病毒Ⅱ型（HSV-Ⅱ）和人乳头状瘤病毒（HPV）。

（1）HSV 感染：早期表现为感染细胞的核增大，染色质结构呈"水肿样"退变，染色质变得很细，散布在整个胞核中，呈淡的嗜碱性染色，均匀，有如毛玻璃状，细胞多呈集结状，有许多胞核。晚期可见嗜伊红染色的核内包涵体，周围可见一清亮晕环。

（2）HPV 感染：鳞状上皮细胞被 HPV 感染后具有典型的细胞学改变：在涂片标本中见挖空细胞、不典型角化不全细胞及反应性外底层细胞。典型的挖空细胞表现为上皮细胞内有 1～2 个增大的核，核周有透亮空晕环或壁致密的透亮区，提示有 HPV 感染。

五、生殖道脱落细胞在妇科肿瘤诊断上的应用

（一）癌细胞特征

癌细胞特征主要表现在细胞核、细胞及细胞间关系的改变（图 2-3、图 2-4）。

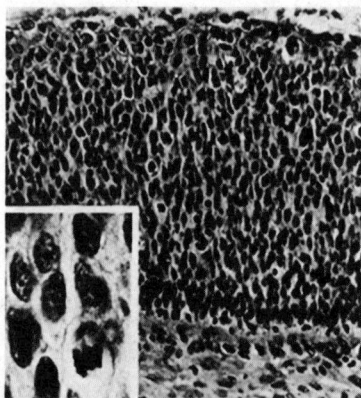

图 2-3　宫颈鳞状上皮癌组织学图片

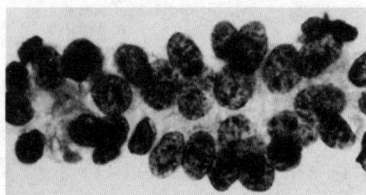

图 2-4　鳞状上皮细胞癌细胞学图片

1. 细胞核的改变

表现为核增大，核浆比例失常；核大小不等，形态不规则；核深染且深浅不一；核膜明显增厚、不规则，染色质分布不均，颗粒变粗或凝聚成团；因核分裂异常，可见双核及多核；核畸形，如分叶、出芽、核边内凹等不规则形态；核仁增大变多以及出现畸形裸核。

2. 细胞改变

细胞大小不等，形态各异。胞浆减少，染色较浓，若变性则内有空泡或出现畸形。

3. 细胞间关系改变

癌细胞可单独或成群出现，排列紊乱。早期癌涂片背景干净清晰，晚期癌涂片背景较脏，见成片坏死细胞、红细胞及白细胞等。

（二）宫颈/阴道细胞学诊断的报告形式

主要为分级诊断和描述性诊断两种。目前我国多数医院已采用 TBS 分类法诊断，但仍有一些医院沿用巴氏 5 级分类法。

1. 巴氏分类法

其阴道细胞学诊断标准如下所述。

巴氏Ⅰ级：正常。为正常阴道细胞涂片。

巴氏Ⅱ级：炎症。细胞核普遍增大，淡染或有双核，也可见核周晕或胞浆内空泡。一般属良性改变或炎症。临床分为ⅡA 及ⅡB。ⅡB 是指个别细胞核异质明显，但又不支持恶性；其余为ⅡA。

巴氏Ⅲ级：可疑癌。主要是核异质，表现为核大深染，核形不规则或双核。对不典型细胞，性质尚难肯定。

巴氏Ⅳ级：高度可疑癌。细胞有恶性特征，但在涂片中恶性细胞较少。

巴氏Ⅴ级：癌。具有典型的多量癌细胞。

巴氏分级法的缺点是：①各分级之间的区别并无严格的客观标准，且没有对异常细胞形态学的描述，主观因素较多，从而导致了较高比例的假阴性和假阳性。②对癌前病变也无明确规定。可疑癌是指可疑浸润癌还是 CIN 不明确，不典型细胞全部作为良性细胞学改变也欠妥，因为偶然也见到 CINI 伴微小浸润癌的病例。③细胞学诊断和组织病理学诊断不能相互对应，也未包括非癌的诊断等。因此，巴氏分级法已逐步被新的 TBS 分类法所取代。

2. TBS 分类法及其描述性诊断内容

为克服巴氏分级法的缺陷，使妇科生殖道细胞学的诊断报告与组织病理学术语一致，使细胞学报告与临床处理密切结合，1988 年美国国际癌症协会（NCI）在马利兰的 Bethesda 举行会议，提出了 TBS 分类法。该法在以下 3 方面进行了改良：①将标本质量作为细胞学检查结果报告的一部分。②引进了鳞状上皮内病变的概念。③提出治疗建议。1991 年和 2001 年 NCI 又召开了第 2 次和第 3 次会议，讨论并修订了 TBS 在使用中出现的问题，并对诊断标准做了相应的修改。现行的 TBS 报告系统即 2001 年修订后的 TBS 报告系统，包括以下 3 个部分：①评价涂片质量，包括细胞量与鳞柱两种上皮细胞的分布。②描述有关发现，做出诊断。③描述对诊断能提供依据的细胞成分和形态特征，具体概括为：与念珠菌、滴虫、疱疹病毒和人乳头瘤病毒感染相关的形态学特征；与损伤、修复、激素变化相关的反应性细胞变化特征；与鳞状上皮异常相关的描述性诊断，包括：不典型鳞状上皮细胞（ASC）、低度鳞状上皮内病变（LSIL）、高度鳞状上皮内病变（HSIL）、鳞状细胞癌（SCC）；不典型腺上皮细胞（AGC）、不典型腺上皮细胞倾向瘤变、原位腺癌（AIS）、腺癌（ACA）。

TBS 报告方式中提出了一个重要概念——不明确意义的不典型鳞状上皮细胞（ASCUS），既不能诊断为感染、炎症、反应性改变，也不能诊断为癌前病变和恶变的鳞状上皮细胞。ASCUS 包括不典型化生细胞、不典型修复细胞、与萎缩有关的不典型鳞状上皮细胞、角化不良细胞以及诊断 HPV 证据不足但暂无法排除者。就其规范而言，ASCUS 的实验室诊断比例不应超过 LSIL 的 2～3 倍。NCI 2001 年第 3 次会议再次修订 TBS 标准，要求更加重视来自细胞学诊断中的 ASCUS，它可作为阴道镜检查的最低指征，也可以在液基细胞学的基础上检测高危型 HPV-DNA。诊断 ASCUS 时，应指出可能为炎症等反应或可能为癌前病变，并同时提出建议。若与炎症、刺激、IUD 等反应性有关者，应于 3～6 个月后复查；若可能有癌前病变或癌存在，但细胞的异常程度不够诊断标准者，应行阴道镜活检。

（三）PAPNET 电脑抹片系统

上世纪 90 年代以来，PAPNET 电脑阅片系统，即计算机辅助细胞检测系统（CCT），在宫颈癌早期诊断系统中得到广泛应用。PAPNET 电脑筛选系统装置包括 3 部分，即自动阅片系统、存储识别系统和打印系统。它是利用电脑及神经网络软件对涂片进行自动扫描、读片、筛查，最后由细胞学专职人员作出最后诊断的一种新技术。其原理是基于神经网络系统在自动细胞学检测这一领域的运用。

　　PAPNET可通过程序来鉴别正常与异常的宫颈涂片。具体步骤为：在检测中心，经过上机处理的细胞涂片每百张装入片盒送入计算机房；计算机先将涂片分为3000～5000个区域不等，再对涂片上30万～50万个细胞按区域进行扫描，最后筛选出128个最可疑细胞通过数字照相机进行自动对焦录制到光盘上，整个过程需8～10 min；然后将光盘送往中间细胞室，经过一套与检测中心配套的专业高分辨率解像设备，由细胞学家复验。如有异议或不明确图像，可在显示器帮助下，显微镜自动找到所需观察位置，细胞学家再用肉眼观察。最后，采用2001年TBS分类法做出诊断报告及治疗意见，并附有阳性图片供临床医生参考。PAPNET方法具有高度敏感性和准确性，并能克服直接显微镜下读片因视觉疲劳造成的漏诊，省时省力，适用于大量人工涂片检测的筛选工作。

第五节　女性内分泌激素测定

　　女性内分泌系统激素包括下丘脑、垂体、卵巢分泌的激素。这些激素在中枢神经系统的影响及各器官的相互协调作用下，发挥正常的生理功能并相互调节，相互制约。卵巢功能受垂体控制，垂体活动受下丘脑调节，而下丘脑接受大脑皮层支配；反过来，卵巢激素又反馈调节下丘脑和垂体功能。因此，测定下丘脑－垂体－卵巢轴各激素水平，对于某些疾病的诊断，疗效的观察，预后的评价以及生殖生理和避孕药物作用机制的研究具有重要意义。

　　激素水平的测定一般抽取外周血进行，常用方法包括气相色谱层析法、分光光度法、荧光显示法、酶标记免疫法和放射免疫测定法（RIA）。近年来，无放射性同位素标记的免疫化学发光法正逐步得到广泛应用。

一、下丘脑促性腺激素释放激素

体内下丘脑促性腺激素释放激素（GnRH）由下丘脑释放，由于人工合成的 10 肽 GnRH 能使垂体分泌 LH 的作用高于 FSH，故也有人称之为黄体生成素释放激素（LHRH）。正常妇女月经周期中最显著的激素变化是在中期出现排卵前黄体生成素（LH）高峰。由于 GnRH 在外周血中的量很少，且半衰期短，故测定有困难。目前主要采用 GnRH 兴奋试验与氯米酚试验来了解下丘脑和垂体的功能以及其生理病理状态。

（一）GnRH 兴奋试验

1. 原理

LHRH 对垂体促性腺激素有兴奋作用，给受试者注射外源性 LHRH 后在不同时相抽取血测定促性腺激素含量，可以了解垂体功能。若垂体功能良好，则促性腺激素水平升高；反之，则反应性差。

2. 方法

上午 8 时静脉注射 LHRH 100 μg（溶于 5 mL 生理盐水中），于注射前、注射后的 15、30、60 和 90 min 分别取静脉血 2 mL，测定促性腺激素的含量。

3. 结果分析

（1）正常反应：注入 GnRH 后，LH 值的上升比基值升高 2～3 倍，高峰出现在注射后 15～30 min。

（2）活跃反应：高峰值比基值升高 5 倍。

（3）延迟反应：高峰出现时间迟于正常反应出现的时间。

（4）无反应或低弱反应：即注入 GnRH 后 LH 值没有变动，一直处于低水平或稍有上升但不足 2 倍。

4. 临床意义

（1）青春期延迟：GnRH 兴奋试验呈正常反应。

（2）垂体功能减退：席汉氏综合征、垂体手术或放射治疗垂体组织遭到破坏时，GnRH 兴奋试验呈无反应或低弱反应。

（3）下丘脑功能减退：可能出现延迟反应或正常反应。

（4）卵巢功能不全：卵泡刺激素（FSH）、LH 基值均＞30 IU/L，GnRH 兴奋试验呈活跃反应。

（5）多囊卵巢综合征：LH/FSH 比值＞3，GnRH 兴奋试验呈现活跃反应。

（二）氯米酚试验

1. 原理

氯米酚又称克罗米酚，其化学结构与人工合成的己烯雌酚很相似，是一种具有弱雌激素作用的非甾体类的雌激素拮抗剂，在下丘脑可与雌、雄激素受体结合，阻断性激素对下丘脑和（或）腺垂体促性腺激素细胞的负反馈作用，引起 GnRH 的释放。氯米酚试验可以用来评估闭经患者下丘脑－垂体－卵巢轴的功能，鉴别下丘脑和垂体病变。

2. 方法

月经来潮第 5 日开始每日口服氯米酚 50～100 mg，连服 5 d，服药后 LH 可上调 85%，FSH 上调 50%。停药后 LH、FSH 即下降。如再出现 LH 上升达排卵期水平，诱发排卵则为排卵型反应，排卵一般出现在停药后的第 5～9 日。如停药后 20 d 不再出现 LH 上升为无反应。在服药第 1、3、5 日测 LH、FSH，第 3 周或经前抽血测孕酮。

3. 临床意义

（1）下丘脑病变：下丘脑病变时对 GnRH 兴奋试验有反应而对氯米酚试验无反应。

（2）青春期延迟：可通过 GnRH 兴奋试验判断青春期延迟是否为下丘脑、垂体病变所致。

二、垂体促性腺激素测定

（一）来源及生理作用

FSH 和 LH 是腺垂体分泌的促性腺激素，均为糖蛋白，在血中与 $\alpha 2$ 和 β 球蛋白结合，受下丘脑 GnRH 和性腺性激素的调节。

生育年龄妇女这些激素随月经周期出现周期性变化。

FSH 作用于卵泡颗粒细胞上的受体，刺激卵泡生长、发育、成熟，并促进雌激素分泌。FSH 在卵泡早期维持较低水平，随卵泡发育至晚期，雌激素水平升高，FSH 略下降，至排卵前 24 h 出现低值，随即迅速升高，24 h 后又下降，LH 和 FSH 共同作用，引起排卵，黄体期维持低水平，并促进雌、孕激素合成。FSH 的生理作用主要是促进卵泡成熟及分泌雌激素。

LH 在卵泡早期处于低水平，以后逐渐上升，至排卵前 24 h 左右与 FSH 同时出现高峰，而且是较 FSH 更高的陡峰，24 h 后最高值骤降，黄体后期逐渐下降。排卵期出现的 LH 陡峰是预测排卵的重要指标。LH 的生理作用是促进女性排卵和黄体生成，以促使黄体分泌雌激素和孕激素。

（二）正常值

见表 2-1 和表 2-2。

表 2-1　血 FSH 正常范围（U/L）

测定时期	正常范围
青春期	≤5
正常女性	5～20
绝经后	＞40

表 2-2　血 LH 正常范围（U/L）

测定时期	正常范围
卵泡期	5～30
排卵期	75～100
黄体期	3～30
绝经期	30～130

（三）临床应用

1. 协助判断闭经原因

FSH 及 LH 水平低于正常值，提示闭经原因在腺垂体或下丘脑；LH 水平明显升高，表明病变在下丘脑；LH 水平不增高，病变在腺垂体；FSH 及 LH 水平均高于正常，病变在卵巢。

2. 了解排卵情况

测定 LH 峰值，可以估计排卵时间及了解排卵情况，有助于不孕症的治疗及研究避孕药物的作用机制。

3. 协助诊断多囊卵巢综合征

测定 LH/FSH 比值，如 LH/FSH>3 表明 LH 呈高值，FSH 处于低水平，有助于诊断多囊卵巢综合征。

4. 诊断性早熟

有助于区分真性和假性性早熟。真性性早熟由促性腺激素分泌增多引起，FSH 及 LH 呈周期性变化；假性性早熟，FSH 及 LH 水平较低，且无周期性变化。

三、垂体催乳激素测定

（一）来源及生理作用

垂体催乳激素（PRL）是腺垂体催乳激素细胞分泌的一种多肽蛋白激素，受下丘脑催乳激素抑制激素（主要是多巴胺）和催乳激素释放激素的双重调节。此外，可能还存在其他一些因子如促甲状腺释放激素（TRH）、雌激素、5-羟色胺等对其有促进作用。PRL 水平于睡眠、进食、哺乳、性交、服用某些药物、应激等情况下升高。一般以上午 10 时取血测定的结果较可靠。血中 PRL 分子结构有 4 种形态：小分子 PRL、大分子 PRL、大大分子 PRL 及异型 PRL。仅小分子 PRL 具有激素活性，占 PRL 分泌总量的 80%，临床测定的 PRL 是各种形态 PRL 的总和。因此 PRL 的测定水平与生物学作用不一定平行，如 PRL 正常者有溢乳，而高 PRL 者可无溢乳。PRL 的主要功能是促进乳房发育及泌乳，以及与卵巢类固醇激素共同作用促进分娩前乳房导管及腺体发育。PRL 还参与机体的多种功能，特别是对生殖功能的调节。

（二）正常值

见表 2-3。

表 2-3　不同时期血 PRL 正常范围

测定时期	正常范围（$\mu g/L$）
非妊娠期	＜25
妊娠早期	＜80
妊娠中期	＜160
妊娠晚期	＜400

（三）临床应用

（1）闭经、不孕及月经失调者，无论有无泌乳，均应测 PRL，以除外高催乳激素血症。

（2）垂体肿瘤患者伴 PRL 异常增高时，应考虑有垂体催乳激素瘤。

（3）PRL 水平升高还见于性早熟、原发性甲状腺功能低下、卵巢早衰、黄体功能欠佳、长期哺乳、神经精神刺激、某些药物作用如氯丙嗪、避孕药、大量雌激素、利血平等因素；PRL 降低多见于垂体功能减退、单纯性催乳激素分泌缺乏症。

四、雌激素测定

（一）来源及生理变化

雌激素主要由卵巢、胎盘产生，少量由肾上腺产生。雌激素（E）可分为雌酮（E_1）、雌二醇（E_2）及雌三醇（E_3）。各种雌激素均可从血、尿及羊水中测得。雌激素中以雌二醇活性最强，是卵巢产生的主要激素之一，对维持女性生殖功能及第二性征有重要作用。绝经后妇女以雌酮为主，主要来自肾上腺皮质分泌的雄烯二酮，在外周转化为雌酮。雌三醇是雌酮和雌二醇的代谢产物。妊娠期间，胎盘产生大量雌三醇，测血或尿中雌三醇水平，可反映胎儿胎盘功能状态。雌激素在肝脏灭活和代谢，经肾脏由尿液排出。

幼女及少女体内雌激素处于较低水平，随年龄增长自青春期至成年，女性雌二醇水平不断增长。在正常月经周期中，雌二醇随卵巢周期性变化而波动。卵泡期早期雌激素水平最低，以后逐渐上升，至排卵前达高峰，以后又逐渐下降，排卵后达低点，以后又开始上升，排卵后 8 d 出现第二个高峰，但低于第一个峰，以后迅速降至最低水平。绝经后妇女卵巢功能衰退，雌二醇水平低于卵泡期早期，雌激素主要来自雄烯二酮的外周转化。

（二）正常值

见表 2-4。

表 2-4　血 E_2、E_1 参考值（pmol/L）

测定时间	E_2 正常值	E_1 正常值
青春前期	$18.35 \sim 110.10$	$62.9 \sim 162.8$
卵泡期	$91.75 \sim 275.25$	$125 \sim 377.4$
排卵期	$734.0 \sim 2202.0$	$125 \sim 377.4$
黄体期	$367 \sim 1101$	$125 \sim 377.4$
绝经期	$18.35 \sim 91.75$	—

（三）临床应用

1. 监测卵巢功能

测定血雌二醇或 24 h 尿总雌激素水平。

（1）判断闭经原因：①激素水平符合正常的周期变化，表明卵泡发育正常，应考虑为子宫性闭经。②雌激素水平偏低，闭经原因可能因原发或继发性卵巢功能低下或受药物影响而抑制卵巢功能；也可见于下丘脑－垂体功能失调；高催乳激素血症等。

（2）诊断无排卵：雌激素无周期性变化，常见于无排卵性功能失调性子宫出血、多囊卵巢综合征、某些绝经后子宫出血。

（3）监测卵泡发育：应用药物诱导排卵时，测定血中雌二醇作为监测卵泡发育、成熟的指标之一，用以指导 HCG 用药及确定取卵时间。

（4）诊断女性性早熟：临床多以 8 岁以前出现第二性征发育诊断性早熟，血 E_2 水平升高＞275 pmol/L 为诊断性早熟的激素指标之一。

2. 监测胎儿－胎盘单位功能

妊娠期雌三醇主要由胎儿胎盘单位产生，测定孕妇尿雌三醇含量可反映胎儿胎盘功能状态。正常妊娠 29 周尿雌激素迅速增加，正常足月妊娠雌三醇排出量平均为 88.7 nmol/24 h 尿；妊娠 36 周后尿中雌三醇排出量连续多次均＜37 nmol/24 h 尿或骤减＞30%～40%，提示胎盘功能减退；雌三醇＜22.2 nmol/24 h 尿，或骤减＞50%，提示胎盘功能显著减退。

五、孕激素测定

(一) 来源及生理作用

人体孕激素由卵巢、胎盘和肾上腺皮质产生。正常月经周期中血孕酮含量在卵泡期极低，排卵后由于卵巢黄体产生大量孕酮，水平迅速上升，在中期 LH 峰后的 6～8 d 达高峰，月经前 4 d 逐渐下降到卵泡期水平。妊娠时血浆孕酮水平随时间增加而稳定上升，妊娠早期 6 周，主要来自卵巢黄体，妊娠中晚期，则主要由胎盘分泌。血浆中的孕酮通过肝代谢，最后形成孕二醇，其 80% 由尿液及粪便排出。孕酮的作用主要是进一步使子宫内膜增厚、血管和腺体增生，利于胚胎着床；降低母体免疫排斥反应；防止子宫收缩，使子宫在分娩前处于静止状态；同时孕酮还有促进乳腺腺泡导管发育，为泌乳作准备的作用。孕酮缺乏时可引起早期流产。

(二) 正常值

见表 2-5。

表 2-5　血孕酮正常范围

时期	正常范围 (nmol/L)
卵泡期	＜3.18
黄体期	15.9～63.6
妊娠早期	63.6～95.4
妊娠中期	159～318
妊娠晚期	318～1272
绝经后	＜3.18

（三）临床应用

1. 监测排卵

血孕酮水平＞15.6 nmol/L，提示有排卵。若孕酮水平符合有排卵，而无其他原因的不孕患者，需配合 B 超观察卵泡发育及排卵过程，以除外未破裂卵泡黄素化综合征（LUFS）。使用促排卵药物时，可用血孕酮水平观察促排卵效果。若出现多卵排卵产生多个黄体时，可使血孕酮水平升高。

原发性或继发性闭经、无排卵性月经或无排卵性功能失调性子宫出血、多囊卵巢综合征、口服避孕药或长期使用 GnRH 激动剂，均可使孕酮水平下降。

2. 了解黄体功能

黄体期血孕酮水平低于生理值，提示黄体功能不足；月经来潮 4～5 d 血孕酮仍高于生理水平，提示黄体萎缩不全。

3. 了解妊娠状态

排卵后，若卵子受精，黄体继续分泌孕酮。自妊娠第 7 周开始，胎盘分泌孕酮在数量上超过卵巢黄体。妊娠期胎盘功能减退时，血中孕酮水平下降。异位妊娠，孕酮水平较低，如孕酮水平＞78 nmol/L（25 ng/mL），基本可除外异位妊娠。若单次血清孕酮水平≤15.6 nmol/L（5 ng/mL），提示为死胎。先兆流产时，孕酮值若有下降趋势，有发生流产的可能。妊娠期尿孕二醇排出量个体差异较大，难以估计胎盘功能，故临床已很少应用。

4. 孕酮替代疗法的监测

早孕期切除黄体侧卵巢后应用天然孕酮替代疗法时应监测血浆孕酮水平。

六、雄激素测定

（一）来源及生理变化

女性体内雄激素主要有睾酮及雄烯二酮，来自卵巢及肾上腺皮质。睾酮主要由卵巢和肾上腺分泌的雄烯二酮转化而来；雄烯二酮 50% 来自卵巢，50% 来自肾上腺，其生物活性介于活性很强的睾酮和活性很弱的脱氢表雄酮之间。血清中的脱氢表雄酮主要由肾上腺皮质产生。绝经后肾上腺是产生雄激素的主要部位。

（二）正常值

见表 2-6。

表 2-6　血总睾酮正常范围（nmol/L）

测定时间	正常范围
卵泡期	<1.4
排卵期	<2.1
黄体期	<1.7
绝经期	<1.2

（三）临床应用

1. 协助诊断卵巢男性化肿瘤

短期内进行性加重的雄激素过多症状往往提示卵巢男性化肿瘤。

2. 多囊卵巢综合征

患者血清雄激素可能正常，也可能升高。若治疗前雄激素水平升高，治疗后应下降，可作为评价疗效的指标之一。

3. 肾上腺皮质增生或肿瘤

血清雄激素异常升高。

4. 两性畸形的鉴别

男性假两性畸形及真两性畸形，睾酮水平在男性正常范围内；女性假两性畸形则在女性正常范围内。

5. 女性多毛症

测血清睾酮水平正常时，多考虑毛囊对雄激素敏感所致。

6. 应用睾酮或具有雄激素作用的内分泌药物

如达那唑等，用药期间有时需做雄激素测定。

7. 高催乳激素血症

有雄激素过高的症状和体征，常规雄激素测定在正常范围者，应测定血催乳激素。

七、人绒毛膜促性腺激素相关分子测定

（一）来源及生理变化

人绒毛膜促性腺激素（HCG）是一种糖蛋白激素，由 α 和 β 亚单位组成，主要由妊娠时的胎盘滋养细胞产生，妊娠滋养细胞疾病、生殖细胞肿瘤和其他恶性肿瘤如肺、肾上腺及肝脏肿瘤也可产生 HCG。此外，尚存在无妊娠、癌症和疾病证据的垂体来源 HCG。垂体的促性腺细胞正常情况下可产生微量的 HCG 和 HCG-β 核心片段（<0.5 mIU/mL）。偶尔有正常月经妇女及绝经后垂体肿瘤妇女有垂体来源的 HCG 升高（>20 mIU/mL），在垂体组织中可分离到 HCG-β 核心片段。但是一般垂体来源的高 HCG 可被雌、孕激素抑制。

HCG 分子有很大的异质性。在血清和尿液中存在完整 HCG、游离 HCG 亚单位、HCG 降解分子和有不规则 N-和 O-寡聚糖基侧链的 HCG 分子或片段等多种 HCG 分子。通常术语 HCG 是指具有生物活性的激素，但也用于描述不同的"HCG 衍生分子"，为避免混乱，现多使用术语"HCG 相关分子"。

正常妊娠的受精卵着床时，即排卵后的第 6 日受精卵滋养层形成时开始产生 HCG，约 1 d 后能测到血浆 HCG，以后每 1.7～2 d 上升 1 倍，在排卵后 14 d 约达 100 U/L，妊娠 8～10 周达峰值（50 000～10 000 U/L），以后迅速下降，在妊娠中期和晚期，HCG 仅为峰值的 10%（10 000～20 000 U/L）。由于 HCG 分子中的 α 链与 LH 中的 α 链有相同结构，为避免与 LH 发生交叉反应，在测定其浓度时，常测定特异的 β-HCG 浓度。

（二）正常值

见表 2-7。

（三）临床应用

目前测定 HCG 的商用试剂盒已超过 100 种，但由于对 HCG 的抗原特性了解尚不充分、抗原决定簇位点不明、且不同试剂盒测定的 HCG 相关分子和测定的方法不同、以及使用的国际标准分

子异源性，致使不同测定方法的结果间可比性较差。近期国际肿瘤发展生物和医学协会的多中心研究建议，在常规诊断中，推荐使用广谱能识别 HCG 及相关分子、而与其他糖蛋白激素及衍生物低交叉的 HCG 试验。

表 2-7　不同时期血清 β-HCG 浓度

期别	范围（U/L）
非妊娠妇女	<3.1（μg/L）
孕 7～10 d	>5.0
孕 30 d	>100
孕 40 d	>2000
滋养细胞疾病	>100 000

1. 诊断早期妊娠

血 HCG 定量免疫测定<3.1 μg/L 时为妊娠阴性，血浓度>25 U/L为妊娠阳性。可用于早早孕诊断，迅速、简便、价廉。

目前应用广泛的早早孕诊断试纸即是通过半定量测定尿 HCG 从而诊断早期妊娠，应用很方便、快捷。具体操作步骤为：留被检妇女尿（晨尿更佳），用带有试剂的早早孕诊断试纸条（试纸条上端为对照测试线下端为诊断反应钱），将标有 MAX 的一端插入尿杯内尿液中，尿的液面不得越过 MAX 线。1～5 min 即可观察结果，10 min 后结果无效。结果判断：仅在白色显示区上端呈现一条红色线为阴性；在白色显示区上下呈现两条红色线则为阳性，提示妊娠。试纸反应线因标本中所含 HCG 浓度多少可呈现出颜色深浅的变化。若试纸条上端无红线出现，表示试纸失效或测试方法失败。此法可检出尿中 HCG 的最低量为 25 U/L。另外，也有利用斑点免疫层析法的原理制成的反应卡。反应卡的设计因厂家不同而异。通常，反应卡为一扁形塑料小盒，其内固定有一张硝酸纤维素膜，该膜预先用抗 HCG 抗体包被。操作时。将待检尿液滴于加样窗，3～5 min 后看结果。如待检样中 HCG 超过标准，通过膜的层析作用向前移动，在结果窗口出现蓝色线条；若待检样中 HCG 低于标准，仅在对照窗口出现蓝色线条。在另一种反应卡上，如待检样中 HCG 超过标准，在观察处出现红色斑点；若待检样中 HCG 低于标准，在观察处不出现红色斑点。

2. 异位妊娠

血及尿 HCG 维持在低水平，间隔 2～3 d 测定无成倍上升，应怀疑异位妊娠。

3. 妊娠滋养细胞肿瘤（GTD）的诊断和监测

HCG 试验可作为 GTD 的诊断、病情监测和随访的独立指标，但成熟的正常滋养细胞和具有侵袭性的细胞滋养细胞分泌的 HCG 相关分子不同。在正常妊娠时血液中的主要 HCG 分子为完整 HCG，尿中为 β 核心片段；而 GTD 和其他肿瘤产生更多的 HCG 相关分子。因此测定血液和尿样中各种 HCG 相关分子，观察其成分和比例的变化，有助于 GTD 的诊断。

（1）葡萄胎和侵蚀性葡萄胎：血 HCG 水平异常增高，甚至＞100 KU/L；子宫明显超过孕周大小；HCG 维持高水平不下降，提示葡萄胎。在葡萄胎块清除后，HCG 应呈大幅度下降，且在清除后的 16 周应转为阴性；若下降缓慢或下降后又上升，16 周未转阴者，排除宫腔内残留组织则可能为侵蚀性葡萄胎。HCG 是侵蚀性葡萄胎疗效监测的最主要的指标，HCG 下降与治疗疗效呈一致性。

（2）绒毛膜癌：HCG 是绒毛膜癌诊断和活性滋养细胞监测唯一的实验室指标。HCG 下降与治疗有效性一致，尿 HCG＜50 U/L 及血 HCG＜3.1 μg/L 为阴性标准，治疗后临床症状消失，HCG 每周检查 1 次，连续 3 次阴性者可视为近期治愈。

（3）性早熟和肿瘤：最常见的是下丘脑或松果体胚细胞的绒毛膜上皮瘤或肝胚细胞瘤以及卵巢无性细胞瘤、未成熟畸胎瘤分泌 HCG 导致性早熟。分泌 HCG 的肿瘤尚见于肠癌、肝癌、肺癌、卵巢腺癌、胰腺癌、胃癌，在成年妇女引起月经紊乱。因此成年妇女突然发生月经紊乱伴 HCG 升高时应考虑到上述肿瘤的异位分泌。

总之，HCG 试验是为诊断正常妊娠而发展起来的一项检测，对 GTD 而言，其可能不是诊断必需的理想血清标志物。理想的 HCG 试验应能测定多种 HCG 相关分子和同时应用多种试验方法。若 HCG 的测定结果与临床表现不相符合时，临床医生应仔细分析、解释结果。

八、人胎盘生乳素测定

（一）来源及生理变化

人胎盘生乳素测定（HPL）由胎盘合体滋养细胞产生、贮存及释放，是与胎儿生长发育有关的重要激素。HPL 与人生长激素（HGH）有共同的抗原决定簇，呈部分交叉免疫反应，与 PRL 无交叉反应。HPL 自妊娠 5 周时即能从孕妇血中测出，随妊娠进展，HPL 水平逐渐升高，于孕 39～40 周时达高峰，产后迅速下降。

（二）正常值

见表 2-8。

表 2-8 不同时期血 HPL 正常范围

期别	正常范围（mg/L）
非孕期	<0.5
孕 22 周	1.0～3.8
孕 30 周	2.8～5.8
孕 40 周	4.8～12.0

（三）临床应用

1. 监测胎盘功能

妊娠晚期连续动态检测 HPL 可以监测胎盘功能。于妊娠 35 周后，多次测定血清 HPL 值均<4 mg/L 或突然下降 50% 以上，提示胎盘功能减退。

2. 协助诊断糖尿病合并妊娠

HPL 水平与胎盘大小成正比，如糖尿病合并妊娠时胎儿较大，胎盘也大，HPL 值可能偏高。但临床应用时还应配合其他监测指标综合分析，以提高判断的准确性。

第六节　妇科肿瘤标志物检查

肿瘤标记物是肿瘤细胞异常表达所产生的蛋白抗原或生物活性物质，可在肿瘤患者的组织、血液或体液及排泄物中检测出，可协助肿瘤诊断、鉴别诊断及监测。

一、相关抗原及胚胎抗原

（一）癌抗原 125（CA125）

1. 检测方法及正常值

CA125 检测方法多选用放射免疫测定方法（RIA）和酶联免疫法（ELISA）。常用血清检测阈值为 35 IU/mL。

2. 临床意义

CA125 在胚胎时期的体腔上皮及羊膜有阳性表达，一般表达水平低并且有一定的时限。它是目前世界上应用最广泛的卵巢上皮样肿瘤标记物，在多数卵巢浆液性囊腺癌中表达阳性，阳性率可达 80％以上。CA125 在临床上广泛应用于鉴别诊断盆腔肿块、监测卵巢癌治疗后病情进展以及判断预后等，特别在监测疗效时相当敏感。卵巢癌经有效的手术切除及成功地化疗后，血浆 CA125 水平应明显下降，若持续性血浆 CA125 高水平常预示术后肿瘤残留、肿瘤复发或恶化。CA125 水平高低还可反映肿瘤大小，但血浆 CA125 降至正常水平却不能排除直径＜1 cm 的肿瘤存在。血浆 CA125 的水平在治疗后明显下降者，如在治疗开始后 CA125 下降 30％，或在 3 个月内 CA125 下降至正常值，则可视为治疗有效；若经治疗后 CA125 水平持续升高或一度降至正常水平随后再次升高，复发转移几率明显上升。一般认为，持续 CA125＞35 IU/mL，在 2～4 个月内肿瘤复发危险性最大，复发率可达92.3％，即使在二次探查时未能发现肿瘤，而很可能在腹膜后淋巴结群和腹股沟淋巴结已有转移。

CA125 对子宫颈腺癌及子宫内膜癌的诊断也有一定敏感性。对原发性腺癌，其敏感度约为 40%～60%，而对腺癌的复发诊断，敏感性可达 60%～80%；对子宫内膜癌来说，CA125 的测定值还与疾病的分期有关。当 CA125 水平＞40 KU/L 时，有 90% 的可能肿瘤已侵及子宫浆肌层。

子宫内膜异位症患者血浆 CA125 浓度亦可增高，但一般很少超过 200 KU/L。

（二）NB70/K

1. 检测方法及正常值

NB70/K 测定多选用单克隆抗体 RIA 法，正常血清检测阈值为 50 AU/mL。

2. 临床意义

NB70/K 是用人卵巢癌相关抗原制备出的单克隆抗体，对卵巢上皮性肿瘤敏感性可达 70%。早期卵巢癌患者 50% 血中可检出 NB70/K 阳性。实验证明，NB70/K 与 CA125 的抗原决定簇不同，在黏液性囊腺瘤也可表达阳性，因此在临床应用中可互补检测，提高肿瘤检出率，特别利用对卵巢癌患者进行早期诊断。

（三）糖链抗原 19-9（CA19-9）

1. 检测方法及正常值

CA19-9 测定方法有单抗或双抗 RIA 法，血清正常值为 37 Uarb/mL。

2. 临床意义

CA19-9 是直肠癌细胞系相关抗原，除表达于消化道肿瘤如胰腺癌、结直肠癌、胃癌及肝癌外，在卵巢上皮性肿瘤也有约 50% 的阳性表达。卵巢黏液性囊腺癌 CA19-9 阳性表达率可达 76%，而浆液性肿瘤则为 27%。子宫内膜癌及宫颈管腺癌也有一定阳性表达。

（四）甲胎蛋白（AFP）

1. 检测方法及正常值

AFP 通常应用 RIA 或 ELISA 方法检测，检测阈值为

10～20 ng/mL。

2. 临床意义

AFP 是由胚胎肝细胞及卵黄囊产生的一种糖蛋白，属于胚胎期的蛋白产物，但出生后部分器官恶性病变时可以恢复合成 AFP 的能力，如肝癌细胞和卵巢的生殖细胞肿瘤都有分泌 AFP 的能力。在卵巢生殖细胞肿瘤中，相当的一部分类型肿瘤 AFP 水平明显升高。例如卵黄囊瘤（内胚窦瘤）是原始生殖细胞向卵黄囊分化形成的一种肿瘤，其血浆 AFP 水平常＞1000 ng/mL，卵巢胚胎性癌和未成熟畸胎瘤血浆 AFP 水平也可升高，部分也可＞1000 ng/mL。上述肿瘤患者经手术及化疗后，血浆 AFP 可转阴。AFP 持续一年保持阴性的患者在长期临床观察中多无复发；若AFP 升高，即使临床上无症状，也可能有隐性复发或转移，应严密随访，及时治疗。因此，AFP 对卵巢恶性生殖细胞肿瘤尤其是内胚窦瘤的诊断及监视有较高价值。

（五）癌胚抗原（CEA）

1. 检测方法及正常值

CEA 检测方法多采用 RIA 和 ELISA 测定法。血浆正常阈值因测定方法不同而有出入，一般在 2.5～20 ng/mL，当 CEA＞5 ng/mL可视为异常。

2. 临床意义

CEA 属于一种肿瘤胚胎抗原，是一种糖蛋白。胎儿胃肠道及某些组织细胞有合成 CEA 的能力，出生后血浆中 CEA 含量甚微。在多种恶性肿瘤如结直肠癌、胃癌、乳腺癌、宫颈癌、子宫内膜癌、卵巢上皮性癌、阴道及外阴癌等，CEA 均表达阳性，因此CEA 对肿瘤无特异性标记功能。在妇科恶性肿瘤中，卵巢黏液性囊腺癌 CEA 阳性率最高；其次为 Brenner 瘤；子宫内膜样癌及透明细胞癌也有较高的 CEA 表达水平；浆液性肿瘤阳性率相对较低。肿瘤的恶性程度不同，其 CEA 阳性率也不同。实验室检测结果，卵巢黏液性良性肿瘤 CEA 阳性率为 15%，交界性肿瘤为80%，而恶性肿瘤为 100%。50%的卵巢癌患者血浆 CEA 水平持续升高，尤其低分化黏液性癌最为明显。血浆 CEA 水平持续升高的患者常发展为复发性卵巢肿瘤，且生存时间短。借助 CEA 测定手段，可动态监测各种妇科肿瘤的病情变化并观察临床治疗效果。

（六）鳞状细胞癌抗原（SCCA）

1. 检测方法和正常值

SCCA 通用的测定方法为 RIA 和 ELISA，也可采用化学发光方法，其敏感度可大大提高。血浆中 SCCA 正常阈值为 2 ng/L。

2. 临床意义

SCCA 是从子宫颈鳞状上皮细胞癌分离制备得到的一种肿瘤糖蛋白相关抗原，其分子量为 48 000 KD。SCCA 对绝大多数鳞状上皮细胞癌有较高特异性。70% 以上的宫颈鳞癌患者血浆 SCCA 升高，而宫颈腺癌仅有 15% 左右升高，外阴及阴道鳞状上皮细胞癌 SCCA 阳性率为 40%～50%。SCCA 的水平还与宫颈鳞癌患者的病情进展及临床分期有关。若肿瘤明显侵及淋巴结，SCCA 明显升高，当患者接受彻底治疗痊愈后 SCCA 水平持续下降。SCCA 还可作为宫颈癌患者疗效评定的指标之一。当化疗后 SCCA 持续上升，提示对此化疗方案不敏感，应更换化疗方案或改用其他治疗方法。SCCA 对复发癌的预示敏感性可达 65%～85%。而且在影像学方法确定前 3 个月，SCCA 水平就开始持续升高。因此，SCCA 对宫颈癌患者有判断预后，监测病情发展的作用。

二、雌激素受体、孕激素受体

（一）检测方法及正常值

雌激素受体（ER）和孕激素受体（PR）多采用单克隆抗体组织化学染色定性测定，如果从细胞或组织匀浆进行测定，则定量参考阈值 ER 为 20 pmol/mL，PR 为 50 pmol/mL。

（二）临床意义

ER 和 PR 主要分布于子宫、宫颈、阴道及乳腺等靶器官的雌孕激素靶细胞表面，能与相应激素特异性结合，进而产生生理或病理效应。激素与受体的结合特点有：专一性强、亲和力高、结合容量低等。研究表明，雌激素有刺激 ER、PR 合成的作用，而孕激素则有抑制雌激素受体合成并间接抑制孕激素受体合成的作用。ER、PR 在大量激素的作用下，可影响妇科肿瘤的发生和发展。ER 阳性率在卵巢恶性肿瘤中明显高于正常卵巢组织及良性肿瘤，而 PR 则相反，说明卵巢癌的发生与雌激素的过度刺激有关，导致相应的 ER 过度表达。不同分化程度的恶性肿瘤，其 ER、PR 的阳性率也不同。卵巢恶性肿瘤中随着分化程度的降低，PR 阳性率也随之降低；同样，子宫内膜癌和宫颈癌 ER、PR 阳性率在高分化肿瘤中阳性率明显较高。此外有证据表明，受体阳性患者生存时间明显较受体阴性者长。ER 受体在子宫内膜癌的研究较多，有资料表明约 48％的子宫内膜癌患者组织标本中可同时检出 ER 和 PR，31％患者 ER 和 PR 均为阴性，7％的患者只可检出 ER，14％的患者只检出 PR。这些差异提示不同患者 ER 和 PR 受体水平有很大差异，这种差异对子宫内膜癌的发展及转归有较大影响，特别是在指导应用激素治疗有确定价值。

三、妇科肿瘤相关的癌基因和肿瘤抑制基因

（一）Myc 基因

Myc 基因属于原癌基因，其核苷酸编码含有 DNA 结合蛋白的基因组分，参与细胞增殖、分化及凋亡的调控，特别是细胞周期 G_0 期过渡到 G_1 期的调控过程，所以认为 Myc 基因是细胞周期的正性调节基因。Myc 基因的改变往往是扩增或重排所致。在卵巢恶性肿瘤、宫颈癌和子宫内膜癌等妇科恶性肿瘤可发现有 Myc 基因的异常表达。约 20％的卵巢肿瘤患者有 Myc 基因的过度表达，且多发生在浆液性肿瘤；而 30％的宫颈癌患者有 Myc 基因过度表达，表达量可高于正常 2～40 倍。Myc 基因的异常表达意味着患者预后极差。

（二）Ras 基因

作为原癌基因类的 ras 基因家族（N-ras，K-ras 和 H-ras）对人类和某些动物恶性肿瘤的发生、发展起重要作用。宫颈癌患者

中可发现有 3 种 ras 基因的异常突变，子宫内膜癌中仅发现 K-ras 基因突变，而卵巢癌患者可有 K-ras 和 N-ras 的突变，但至今未发现有 H-ras 基因突变。研究表明约 20%～35.5% 的卵巢恶性肿瘤有 K-ras 基因的突变，其中多见于浆液性肿瘤，K-ras 的过度表达往往提示病情已进入晚期或有淋巴淋巴结转移，因此认为 K-ras 可以作为判断卵巢恶性肿瘤患者预后的指标之一。宫颈癌 ras 基因异常发生率为 40%～100% 不等。在 ras 基因异常的宫颈癌患者中，70% 患者同时伴有 Myc 基因的扩增或过度表达，提示这两种基因共同影响宫颈癌的预后。

（三）C-erb B_2 基因

C-erb B_2 基因也称 neu 或 HER_2 基因，编码含有 185kDa 膜转运糖蛋白，与卵巢癌和子宫内膜癌的发生密切相关。一些研究表明，erb B_2 的过度表达与不良预后相关。据报道，约 20%～30% 的卵巢肿瘤患者有 erb B_2 基因的异常表达，10%～20% 的子宫内膜癌患者过度表达 erb B_2。通过组织化学方法可较容易地检测到细胞及其间质中 erb B_2 阳性蛋白抗原。

（四）P53 基因

P53 基因是当今研究最为广泛的人类肿瘤抑制基因。P53 基因全长 20 kb，位于 17 号染色体短臂。P53 蛋白与 DNA 多聚酶结合，可使复制起始复合物失活。此外，P53 蛋白含有一段转录活性氨基酸残基，可激活其他肿瘤抑制基因而产生肿瘤抑制效应。P53 基因的异常包括点突变、等位片段丢失、重排及缺乏等，使其丧失与 DNA 多聚酶结合的能力。P53 与细胞 DNA 损伤修复有关，当 DNA 受损后，由于 P53 缺陷，使细胞不能从过度复制状态解脱出来，更不能得以修复改变，进而导致细胞过度增殖，形成恶性肿瘤。50% 卵巢恶性肿瘤有 P53 基因的缺陷，在各期卵巢恶性肿瘤中均发现有 P53 异常突变，这种突变在晚期患者中远远高于早期患者，提示预后不良。在子宫内膜癌患者中，20% 有 P53 的过度表达。这种异常过度表达往往与子宫内膜癌临床分期、组织分级、肌层侵蚀度密切相关。此外，P53 还与细胞导向凋亡有关。当

HPVs 基因产物如 HPV16 和 HPV18 与 P53 蛋白结合后能使后者迅速失活，这在病毒类癌基因表达的宫颈癌尤为明显。

（五）其他肿瘤抑制基因

肿瘤抑制基因 nm23，也称肿瘤转移抑制基因，其基因产物为核苷酸二磷酸激酶（NDPK），主要针对肿瘤转移。NDPK 通过信号转导，影响微管的组合和去组合，并且通过影响 G 蛋白的信号传递，最终控制细胞增殖和蛋白结合 GDP 的磷酸化过程。nm23 的表达水平与卵巢恶性肿瘤的转移侵蚀性呈负相关。erb B_2 基因过度表达可使 nm23 基因失活，nm23 表达受抑制的结果常伴随卵巢癌淋巴结转移和远处转移。

四、人乳头瘤病毒

人乳头瘤病毒（HPV）属嗜上皮性病毒，现已确定的 HPV 型别约有 110 余种。目前，国内外已公认 HPV 感染是导致宫颈癌的主要病因。依据 HPV 型别与癌发生的危险性高低将 HPV 分为高危型和低危型两类。低危型 HPV 如 HPV6、11、42、43、44 等，常引起外生殖器疣等良性病变；高危型 HPV 如 HPV16、18、31、33、35、39、45、51、52、56、58、59、68 型等则与宫颈癌及宫颈上皮内瘤变（CIN）有关，其中以 HPV16、18 型与宫颈癌的关系最为密切。宫颈鳞癌中以 HPV16 型感染最为常见，而宫颈腺癌中 HPV18 型阳性率较高，并多见于年轻妇女。此外，HPV 感染与宫颈上皮内瘤变（CIN）和宫颈浸润癌（CIS）有很强的相关性，随 CIN 程度加重，HPV 阳性率显著增加，至 CIS 可达 90％以上；且 HPV 亚型感染与宫颈癌的转移和预后密切相关，CIS 中 HPV18 型阳性者较 HPV16 型阳性者组织学分化差、淋巴转移率高、术后复发率亦显著增高。因此，国内外已经将检测 HPV 感染作为宫颈癌的一种筛查手段。HPV 检测在临床的应用意义有以下几个方面。

（1）HPV 检测作为初筛手段可浓缩高危人群，比通常采用的细胞学检测更有效。目前认为，HPV 筛查的对象为 3 年以上性行为或 21 岁以上有性行为的妇女，起始年龄在经济发达地区为 25～30 岁、经济欠发达地区为 35～40 岁，高危人群起始年龄应相应提前。高危妇女人群定义为有多个性伴侣、性生活过早、HIV/HPV 感染、免疫功能低下、卫生条件差/性保健知识缺乏的妇女。65 岁以上妇女患宫颈癌的危险性极低，故一般不主张进行常规筛查。细胞学和 HPV 检测都为阴性者，表明其发病风险很低，可将筛查间隔延长到 8～10 年；细胞学阴性而高危型 HPV 阳性者，发病风险较高，应定期随访。

（2）HPV 还可用于宫颈上皮内高度病变和宫颈癌治疗后的监测，有效的指导术后追踪。HPV 可预测病变恶化或术后复发的危险，若手术后 6 个月、12 个月检测 HPV 阴性，提示病灶切除干净；若术后 HPV 检测阳性，提示有残留病灶及有复发可能。

目前 HPV 的检测方法有细胞学法、斑点印迹法、荧光原位杂交法、原位杂交法、Southern 杂交法、多聚合酶链反应（PCR）法和杂交捕获法（HC）。其中杂交捕获法是美国 FDA 唯一批准的可在临床使用的 HPVDNA 检测技术，目前应用的第二代技术（HC-Ⅱ）可同时检测 13 种高危型 HPV（16、18、31、33、35、39、45、51、52、56、58、59 和 68），已得到世界范围的认可。

HPV 检测的注意事项有：①月经正常的妇女，在月经来潮后 10～18 d 为最佳检查时间。②检查前 48 h 内不要做阴道冲洗及阴道上药。③检查前 48 h 内不要行性生活。

第七节　女性生殖器官活组织检查

生殖器官活组织检查是自生殖器官病变处或可疑部位取小部分组织作病理学检查，简称"活检"。在绝大多数情况下，活检是诊断最可靠的依据。常用的取材方法有局部活组织检查、诊断性宫颈锥形切除、诊断性刮宫、组织穿刺检查。

一、局部活组织检查

（一）外阴活组织检查

1. 适应证

（1）确定外阴色素减退疾病的类型及排除恶变。

（2）外阴部赘生物或久治不愈的溃疡需明确诊断及排除恶变者。

（3）外阴特异性感染，如结核、尖锐湿疣、阿米巴等。

2. 禁忌证

（1）外阴急性化脓性感染。

（3）月经期。

（3）疑为恶性黑色素瘤者。

3. 方法

患者取膀胱截石位，常规外阴消毒，铺盖无菌孔巾，取材部位以 0.5％利多卡因作局部浸润麻醉。小赘生物可自蒂部剪下或用活检钳钳取，局部压迫止血，病灶面积大者行部分切除。标本置于 10％甲醛溶液固定后送病检。

（二）阴道活组织检查

1. 适应证

阴道赘生物、阴道溃疡灶。

2. 禁忌证

急性外阴炎、阴道炎、宫颈炎、盆腔炎及月经期。

3. 方法

患者取膀胱截石位。阴道窥器暴露活检部位并消毒。活检钳咬取可疑部位组织，对表面有坏死的肿物，要取至深层新鲜组织，无菌纱布压迫止血，必要时阴道内置无菌带尾棉球压迫止血，嘱患者 24～48 h 后自行取出。活检组织固定后常规送病理检查。

（三）子宫颈活组织检查

1. 适应证

（1）宫颈细胞学涂片检查巴氏Ⅲ级或Ⅲ级以上者；宫颈细胞

学涂片检查巴氏Ⅱ级经抗炎治疗后仍为Ⅱ级者；宫颈细胞学涂片TBS分类法诊断鳞状细胞异常者。

（2）肿瘤固有荧光诊断仪或阴道镜检查时，反复可疑阳性或阳性者。

（3）疑有宫颈癌或慢性特异性炎症，需进一步明确诊断者。

2. 方法

（1）患者取膀胱截石位，阴道窥器暴露宫颈，用干棉球揩净宫颈黏液及分泌物，局部消毒。

（3）用活检钳在宫颈外口鳞－柱交界处或肉眼糜烂较深或特殊病变处取材。可疑宫颈癌者可选宫颈 3、6、9、12 点位置四点取材。若临床已明确为宫颈癌，只为明确病理类型或浸润程度时可做单点取材。为提高取材准确性，还可在阴道镜指导下或应用肿瘤固有荧光诊断仪行定位活检，或在宫颈阴道部涂以复方碘溶液，选择不着色区取材。

（3）宫颈局部填带尾棉球压迫止血，嘱患者 12 h 后自行取出。

3. 注意事项

（1）患有阴道炎症（阴道滴虫及真菌感染等）应治愈后再取活检。

（2）妊娠期原则上不做活检，以避免流产、早产，但临床高度怀疑宫颈恶性病变者仍应检查。月经前期不宜做活检，以免与切口出血相混淆，且月经来潮时切口仍未愈合，可增加内膜组织在切口种植机会。

二、诊断性子宫颈锥切术

（一）适应证

（1）宫颈刮片细胞学检查多次找到恶性细胞，而宫颈多处活检及分段诊断性刮宫病理检查均未发现癌灶者。

（2）宫颈活检为原位癌或镜下早期浸润癌，而临床可疑为浸润癌，为明确病变累及程度及决定手术范围者。

（3）宫颈活检证实有重度不典型增生者。

（二）禁忌证

（1）阴道、宫颈、子宫及盆腔急性或亚急性炎症。

（2）月经期。

（3）有血液病等出血倾向者。

（三）方法

（1）蛛网膜下腔或硬膜外阻滞麻醉下，患者取膀胱截石位，外阴、阴道消毒，铺无菌巾。

（2）导尿后，用阴道窥器暴露宫颈并消毒阴道、宫颈。

（3）以宫颈钳钳夹宫颈前唇向外牵引，扩张宫颈管并做宫颈管搔刮术。宫颈涂碘液在病灶外或碘不着色区外 0.5 cm 处，以尖刀在宫颈表面做环形切口，深约 0.2 cm，包括宫颈上皮及少许皮下组织，按 30°～50°角向内作宫颈锥形切除。根据不同的手术指征，可深入宫颈管 1～2.5 cm。

（4）于切除标本的 12 点位置处做一标志，以 10% 甲醛溶液固定，送病理检查。

（5）创面止血用无菌纱布压迫多可奏效。若有动脉出血，可用肠线缝扎止血，也可加用止血粉、明胶海绵、凝血酶等止血。

（6）将要行子宫切除者，子宫切除的手术最好在锥切术后48 h内进行，可行宫颈前后唇相对缝合封闭创面止血。若不能在短期内行子宫切除或无需做进一步手术者，则应行宫颈成形缝合术或荷包缝合术，术毕探查宫颈管。

（四）注意事项

（1）用于治疗者，应在月经净后 3～7 d 内施行，术后用抗生素预防感染，术后 6 周探查宫颈管有无狭窄，2 月内禁性生活及盆浴。

（2）用于诊断者，不宜用电刀、激光刀，以免破坏边缘组织，影响诊断。

三、诊断性刮宫

诊断性刮宫简称"诊刮"，是诊断宫腔疾病采用的重要方法之一。其目的是获取宫腔内容物（子宫内膜和其他组织）作病理检查协助诊断。若同时疑有宫颈管病变时，需对宫颈管及宫腔分步进行诊断性刮宫，简称"分段诊刮"。

（一）一般诊断性刮宫

1. 适应证

（1）异常子宫出血或阴道排液，需证实或排除子宫内膜癌、宫颈管癌，或其他病变如流产、子宫内膜炎等。

（2）月经失调，如功能失调性子宫出血或闭经，需了解子宫内膜变化及其对性激素的反应。

（3）不孕症，需了解有无排卵或疑有子宫内膜结核者。

（4）因宫腔内有组织残留或功能失调性子宫出血长期多量出血时，刮宫不仅有助于诊断，还有止血效果。

2. 禁忌证

（1）急性阴道炎，宫颈炎。

（2）急性或亚急性盆腔炎。

（3）急性严重全身性疾病。

（4）手术前体温＞37.5 ℃。

3. 方法

一般不需麻醉。对宫颈内口较紧者，酌情给予镇痛剂、局麻或静脉麻醉。

（1）排尿后取膀胱截石位，外阴、阴道常规消毒，铺无菌孔巾。

（2）做双合诊，了解子宫大小、位置及旁组织情况，用阴道窥器暴露宫颈，再次消毒宫颈与宫颈管，钳夹宫颈前唇或后唇，子宫探针缓缓进入，探子宫方向及宫腔深度。若宫颈内口过紧，可用宫颈扩张器扩张至小刮匙能进入为止。

（3）阴道后穹隆处置盐水纱布一块，以收集刮出的内膜碎块，用特制的诊断性刮匙由内向外沿宫腔四壁及两侧宫角有次序地将内膜刮除，并注意宫腔有无变形及高低不平，取下纱布上的全部组织固定于 10％甲醛溶液或 95％乙醇中，送病理检查。

（二）分段诊断性刮宫

为鉴别子宫内膜癌及宫颈癌，应做分段刮宫。先不探查宫腔深度，以免将宫颈管组织带入宫腔混淆诊断。用小刮匙自宫颈管内口至外口顺序刮宫颈管一周，将所刮取宫颈管组织置纱布上；然后刮匙进入宫腔刮取子宫内膜。刮出宫颈管黏膜及子宫腔内膜组织分别装瓶、固定，送病理检查。

若刮出物肉眼观察高度怀疑为癌组织时，不应继续刮宫，以防出血及癌扩散。若肉眼观察未见明显癌组织时，应全面刮宫，以防漏诊。

1. 适应证

分段诊断性刮宫多在出血时进行，适用于绝经后子宫出血；或老年患者疑有子宫内膜癌，需要了解宫颈管是否被累及时。

2. 方法

常规消毒后首先刮宫颈内口以下的颈管组织，然后按一般性诊断性刮宫处置，将颈管及宫腔组织分开固定送检。

（三）诊刮时注意事项

（1）不孕症患者，应选在月经前或月经来潮 12 h 内刮宫，以判断有无排卵。

（2）功能失调性子宫出血，如疑为子宫内膜增生症者，应于月经前 1～2 d 或月经来潮 24 h 内刮宫；疑为子宫内膜剥脱不全时，则应于月经第 5～7 日刮宫；不规则出血者随时可以刮宫。

（3）疑为子宫内膜结核者，应于经前 1 周或月经来潮 12 h 内诊刮，刮宫时要特别注意子宫两角部，因该部位阳性率较高。诊刮前 3 d 及术后 3 d 每天肌内注射链霉素 0.75 g 及异烟肼 0.3 g 口服，以防诊刮引起结核病灶扩散。

（4）疑有子宫内膜癌者，随时可诊刮，除宫体外，还应注意自宫底取材。

（5）若为了解卵巢功能而作诊刮时，术前至少 1 个月停止应用性激素，否则易得出错误结果。

（6）出血、子宫穿孔、感染是刮宫的主要并发症。有些疾病可能导致刮宫时大出血，应术前输液、配血并做好开腹准备；哺乳期、绝经后及子宫患有恶性肿瘤者，均应查清子宫位置并仔细操作，以防子宫穿孔；长期有阴道出血者，宫腔内常有感染，刮宫能促使感染扩散，术前术后应给予抗生素。术中严格无菌操作。刮宫患者术后 2 周内禁性生活及盆浴，以防感染。

（7）术者在操作时唯恐不彻底，反复刮宫，易伤及子宫内膜基底层，造成子宫内膜炎或宫腔粘连，导致闭经，应注意避免。

（赵骏达）

第三章　妇科内镜诊断与手术

第一节　宫腔镜

自 1869 年 Pantaleoni 首次应用改良的 Desormeaux 膀胱镜行首例宫腔检查及内膜息肉摘除手术以来，宫腔镜（HSC）在器械和技术上已逐步发展完善。现已具备全景宫腔镜、接触性宫腔镜、显微宫腔镜、电切割宫腔镜多种类型。应用宫腔镜不仅可以获得正确诊断，同时还能作相应手术治疗，损伤少，痛苦小，恢复快，术后能保留器官功能，日益受到医师和患者的欢迎。

一、适应证和禁忌证

（一）适应证

1. 异常子宫出血

如月经过多、过频、经期延长，不规则子宫出血、绝经后子宫出血等。虽然应用 B 超可见子宫内膜异常、宫腔内病灶，但宫腔镜下对病变的观察更直接，更易于发现细小病灶，并能定位取材活检，同时可行宫腔镜下整复性手术。对于宫腔镜检查是否会引起癌细胞播散，是学者们最关心和有争议的问题，日本曾做过大规模的调查，结论是宫腔镜检查与 5 年生存率无关，但 Obermair 等的报道却有力地支持了液体膨宫和灌流的宫腔镜术会引起子宫内膜癌细胞播散。由于资料有限，宫腔镜是否引起癌细胞的种植和转移，目前尚无定论，仍需进一步随访。

2. 宫腔粘连

既往有宫内手术史，有月经改变、不孕或习惯性流产等症状，应考虑有无宫腔粘连。宫腔镜可准确地评估粘连部位、范围或组织学类型，并可在镜下完全、准确地进行分离。

3. 宫腔内异物

宫腔镜对小而质软、B超及放射线显示不清的异物，可明确诊断并定位取出。

4. 取出困难的 IUD

可于宫腔镜下判明 IUD 的情况，利于器械的到位和钳取。

5. 子宫畸形

如纵隔子宫，可能会造成不孕或反复流产。宫腔镜下子宫纵隔切开矫形术后，妊娠成功率将明显上升。

6. 幼女、未婚妇女宫颈及阴道检查

幼女或未婚妇女出现阴道分泌物异常或不规则流血，使用宫腔镜可替代窥阴器行阴道检查，并可经此取出异物或直视活检。

7. 不孕症或反复流产

宫腔镜检查可以发现引起不孕症的宫腔内病因，如子宫畸形，宫腔粘连，息肉和黏膜下肌瘤等，同时可行宫腔镜下输卵管检查如镜下输卵管插管注液或疏通术。

8. 异常早期妊娠

如宫角妊娠，可在腹腔镜监视下用宫腔镜行宫角部妊娠产物取出术。对未破裂型输卵管妊娠有保守治疗指征者，可经宫腔镜输卵管插管注药治疗。

（二）禁忌证

1. 宫腔镜检查禁忌证

无明确的绝对禁忌证，以下为相对禁忌证。

（1）体温≥37.5 ℃，应暂缓手术。

（2）多量子宫出血。

（3）急性或亚急性生殖道炎症。

（4）近期有子宫穿孔或子宫修补史。

（5）欲继续子宫内妊娠。

（6）浸润性宫颈癌。

（7）生殖道结核未适当抗结核治疗者。

（8）子宫内膜癌已明确诊断者。

（9）宫腔过度狭小或子宫颈管过窄难以扩张者。

（10）严重的心、肺、肝、肾等脏器疾患，难以耐受膨宫操作者。

（11）血液病无后续治疗措施者。

2. 宫腔镜手术禁忌证

绝对禁忌证：①急性盆腔感染。②心、肝、肾衰竭急性期及其他不能胜任手术者。

相对禁忌证：①宫颈瘢痕，不能充分扩张者。②宫颈裂伤或松弛，灌流液大量外漏者。

二、器械和设备

（一）宫腔镜

1. 镜体

为一组具有特殊性能的光学内镜体，分硬管和软管、直型和弯型，视向角有 0°、12°、22°、30°、70°。

2. 宫腔镜管鞘器件

（1）检查镜管鞘器件：包括外套管、芯棒。规格为外径 5 mm，工作长度 290 mm，配用内镜外径 4 mm。

（2）手术镜管鞘器件：有外套管、内套管。具有钳道、通水、锁紧装置。微钳、微剪等手术器械可经内套管的钳道阀进出。尺寸是外径 6.8 mm×7.8 mm，工作长度 180 mm。

（3）电切割镜管鞘器件：由外套管、中套管、内套管组成，可与高频电刀连接，施行宫腔内电凝、电切手术。内套管上的装置可随意转换电切环、电切针、电凝滚球和气化电极器械连接装置。三层套管直径分别为 9 mm、6.3 mm、4.5 mm。

3. 手术器械

有双关节剪和直角剪刀、异物钳、活检钳，取环钳等。以适应各种手术操作时需要。

4. 宫腔镜的电切、止血设备

高频电刀用于内镜下的电切、止血，一般电切最大输出功率为 300 W，电凝为 100 W。

（二）膨宫装置

1. 使用液体作膨宫介质的自动加压灌注泵

所用膨宫介质有 5％葡萄糖、蒸馏水、生理盐水、32％右旋糖酐-70 等，其中 5％葡萄糖因与血液混融度适中，为等渗液，不含电解质，不影响电外科或激光手术，且价廉易得，故临床应用较普遍。常用膨宫压力为 80～120 mmHg，上限为 200 mmHg。

2. 二氧化碳宫腔镜气控仪

使用二氧化碳气体作膨宫介质，压力指数 187.5±37.5 mmHg。

（三）内镜照明系统

1. 冷光源

有全自动氙灯或金属卤化灯冷光源。

2. 纤维导光束

亦即光缆，其两端分别与冷光源接口和内镜光纤接口相连。

（四）内镜的视频系统

包括光学转换器、摄像机、彩色监视器及图像记录系统（如录像机、打印机），可将宫腔镜下图像转换为显示屏上清晰的彩色图像以利医师观看和操作，并可进行贮存。

三、术前准备及麻醉

（一）术前准备

对患者的术前准备要求如下所述。

（1）常规采集病史和体检。

（2）实验室检查：查血常规，若存在炎症或贫血应予以纠正；查血糖以选择是否用含糖膨宫液；阴道分泌物查滴虫、真菌、淋菌等致病原，若阳性应先予治疗；对异常子宫出血者应选择性检查出凝血机制、甲状腺功能等以排除凝血机制障碍和全身性疾病因素；盆腔 B 超检查，了解内生殖器状况及 IUD 位置；对不孕症者行子宫输卵管碘油造影可作为评价宫腔及输卵管情况是否有手术指征的初步筛查。

（3）检查和手术时间：一般选月经早期如月经干净后 3～5 d，此时子宫内膜较薄，分泌物少，不易出血，宫腔内病变易于显露。出血量多时应先行止血或减少血量，并预防性抗感染治疗。对宫内病变电切割术或内膜切除术可先应用抑制内膜生长的药物如达那唑、丙氨瑞林等，术前排空膀胱（需腹部 B 超监导时除外），电外科术前应灌肠防止粪便充盈的肠段发生电灼伤。

（二）镇痛和麻醉

行一般的宫腔镜检查和操作，术前半小时直肠内纳入双氯芬酸钠栓 1 枚即可达到足够的镇痛效果。对子宫颈管不易扩张者，可用长棉签浸渍 2％利多卡因溶液，插入宫颈内口水平并保留 1 min，作宫颈表面麻醉。或以 1％利多卡因在双侧子宫骶骨韧带处各注射 2 mL、颈管 3、6、9 点处各注射 1 mL 作宫颈旁神经阻滞麻醉。亦可于检查前 5 min 以 0.25％丁哌卡因 8 mL 作子宫黏膜喷淋麻醉。对宫腹腔镜联合手术、宫腔电外科手术时可行硬膜外麻醉、骶管麻醉、吸入性全身麻醉或静脉麻醉等。

四、基本技术

（一）全景式宫腔镜检查技术

术前检查器械设备正常。受术者排空膀胱，取截石位，常规消毒外阴、阴道，铺无菌巾。内诊了解子宫及附件情况，窥开阴道，再次消毒阴道、宫颈，钳夹宫颈前唇，消毒宫颈管，以探条探查子宫位置及深度。扩张宫颈至 Hegar 扩张器 5～8 号。连接宫腔检查镜与膨宫装置、照明及视频系统，排尽连接管与镜管中的气泡后，将宫腔镜顺宫腔方向插入到宫颈内口稍下方，边注液边直视下朝宫腔内推进，按顺序检视子宫后壁、前壁、侧壁及宫底、输卵管开口各部分，最后在缓慢退出时仔细检视子宫颈内口和子宫颈管。膨宫压力为 60～120 mmHg，若检视宫角部及输卵管子宫开口处时压力可至 120～180 mmHg。

检视时应注意观察子宫颈管的长度、形状、皱褶，子宫内口是否规则，子宫内膜的色泽、厚度、形状、血管纹理，宫腔内有无异常如粘连、赘生物、畸形、IUD 异位等，对粘连范围和赘生物形状、大小、数目、部位、表面覆盖的内膜、血管分布状况、有无出血、坏死、分泌物等以及两侧输卵管开口处形态均应仔细观察。

（二）宫腔镜手术基本操作

先以检查镜检查明确有无手术指征并拟定基本手术方式后改用宫腔手术镜，此时尚需进一步扩张宫颈至 Hegar 扩张器 9～9.5 号。贴置负极板。基本手术操作如下所述。

1. 切割

以电切环切割组织，有顺行、逆行、垂直、横形切除法。一般多采用顺行切除，即在宫腔内由远而近平行切割，若需切除的组织较多，下界飘动等因素致顺行切除困难时，可采用逆行切除，即将电切环自近向远倒推。对较大的肌瘤，垂直切除更易于操作。横形切除适用于切除宫底部组织和子宫纵隔。

2. 电凝止血

可用电切环电凝出血点或其邻近部位达到止血目的。滚球电凝使局部产生焦痂，术后可能脱落引起继发出血。

五、诊断检查

（一）正常宫腔特征

宫腔镜下可见颈管呈圆形或椭圆形管状，黏膜淡红，泛白或红色，纵横皱褶较多，呈棕榈状。宫颈内口圆或椭圆形，边缘平滑整齐，内膜略苍白。宫腔内膜于修复期平坦、淡黄红色、血管纹极少、腺管开口清晰，排卵期前后尤为明显。分泌期内膜可因腺体增生、间质水肿而呈现半透明黄红色、息肉样突起，血管纹清晰，至经前期内膜重趋变薄，表面细褶增多，脆而易出血。在膨宫充分时展开的宫角处可见输卵管开口，多为圆或椭圆形，有周期性的闭合和开放，开放时可插入 1 mm 外径的导管。

（二）宫腔粘连

宫腔镜检查子宫颈管粘连者，可在子宫颈内口处见不规则薄膜或结缔组织样增生。宫腔中央型粘连见子宫前后壁间存在粘连带。宫腔周围型粘连则见粘连位于子宫底或侧壁，特别多见于子宫角部，封闭输卵管开口。两者共存称宫腔混合型粘连。若粘连范围＜1/4 宫腔为轻度粘连；1/4～1/2 宫腔为中度粘连；＞1/2 宫腔为重度粘连。中央型粘连若粘连带与周围组织相似，质脆软，易分离，断端呈白色、柔软、无出血，此为内膜性粘连；若表面见腺体开口，分离稍需用力，断面呈红色、粗糙、有血性渗出物，此为肌性粘连；若为灰白、有光泽、无内膜，断面苍白无出血，此为结缔组织性即纤维性粘连。观测时应注意从远至近观察宫腔，防止忽略宫腔整体变化。

（三）子宫畸形

宫腔镜下，鞍形子宫表现为宫底部向宫腔弧形突起，使双侧宫角显得更深。若自宫底突起一纵隔，将宫腔分隔为两腔，为纵隔子宫。纵隔表面黏膜较苍白，其下极至子宫颈内口或以上为不完全子宫纵隔；下极至子宫颈外口为完全性子宫纵隔。子宫纵隔两侧宫腔顶端各可见一输卵管开口。若宫腔狭窄，偏于一侧，顶端仅见单个宫角及单个输卵管开口，为单角子宫或残角子宫。双角子宫及双子宫在宫腔镜下与纵隔子宫相似，故子宫畸形的诊断一般需同时配合 HSG、盆腔双重造影或腹腔镜联合检查，结合子宫内部、外部形态来进一步识别。

（四）子宫内膜息肉及子宫黏膜下肌瘤

宫腔镜下两者均表现为自宫壁突向宫腔的赘生物，单发或多发（图 3-1）。息肉直径多在 0.5～2 cm，有蒂，卵圆形、柔软、光滑，色泽似周围的内膜，表面管网纤细。黏膜下肌瘤则多呈球形或半球形，体积大小不定，可光滑或不规则形，坚实，覆内膜较苍白，表面血管分布清晰粗大。子宫内膜皱褶或息肉样突起易与内膜息肉混淆，但前二者随着膨宫压力增加会逐渐展平或变形，息肉则不会有任何改变。

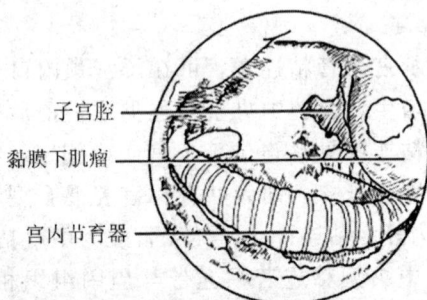

图 3-1　宫腔镜检查

（五）宫内残留物

如妊娠物残留、胎儿骨片、残留 IUD、手术线结等异物，据其病史及宫腔镜下残留物的外观特征易于诊断。

（六）子宫内膜增生

指无异型细胞的子宫内膜腺体过度增生，腺体增生有时为局限性，有时为弥漫性，分为单纯型和复合型两种。宫腔镜下表现为内膜增厚、皱襞增多，甚至呈单个或多发性息肉样外观或苔状突起，对可疑病灶行定位活检能确诊。

（七）子宫内膜异常增生

指包含有异型细胞的子宫内膜腺体过度增生。在宫腔镜下可见到息肉状或苔状的突起，表面不透明，黄白色或灰白色，有异型血管。单纯宫腔镜检查常常难以与子宫内膜癌作鉴别诊断。

（八）子宫内膜癌

有乳头状隆起，结节状隆起及息肉状隆起 3 种，3 种病变可以单独出现，也可以混合形态出现。当病变发展时癌灶可由局限型蔓延成弥漫型，且可发生广泛的坏死、炎症及溃疡，可借以推测肌层浸润的深度。

1. 弥漫型

宫腔镜下可见内膜杂乱，灰黄、红黄色，凸凹不平，血管迂曲怒张，组织脆而易出血，表面附着脓性及坏死物。

2. 局限型

表现为宫腔内局部突起的赘生物，息肉样簇集，分叶或树枝状，色黄白或暗红，表面不规则，质脆，可有溃疡、脓液或出血，富有曲张异形的血管。

疑诊子宫内膜癌行宫腔镜检查时不宜扩宫颈，以最细的 5 mm 直径的宫腔检查镜进宫腔，二氧化碳作膨宫介质，压力应低，约 70～100 mmHg，时间不多于 10 min，注意操作时避免宫颈或病灶出血以防止癌细胞扩散。术前应作诊断性刮宫、阴道脱落细胞学、宫腔细胞学、B 超等检查，尤其分段诊刮应作为初筛检查。对诊刮结果不明确有必要经宫腔镜直视下取材活检，确诊率可达 70%；对已明确诊断的子宫内膜癌患者不宜再作宫腔镜检查。

六、手术

（一）宫腔粘连切除术（TCRA）

对单纯宫颈内口粘连者，可仅扩张宫口至 Hegar 扩张器 7.5～8 号。对宫腔粘连者，在镜检清楚并定位后应用锐缘活检钳的开合，对粘连组织进行撕脱、分离，予微型剪刀以切断。若宫腔恢复正常大小形态、双侧输卵管开口展示清晰，则表明已分离完全。术后为预防粘连再形成及促进内膜修复，须放置宫内节育器至少 2～3 个月，亦可采用雌、孕激素行人工周期 2～3 次，以利于内膜生长。

操作时力度应适当，以防子宫损伤甚至穿孔，必要时可在 B 超监测或在腹腔镜下操作。术后希望妊娠者至少应避孕 1 年以上，以利宫腔内膜修复，否则可能发生胎盘发育异常、粘连、植入以及胚胎发育异常、死胎及死胎清宫术后粘连复发等。

宫腔镜下分解粘连术可根据粘连的不同程度而考虑作分次分解术。重度粘连宫腔内残留的内膜组织较少，若强调一次分解粘连，可能会导致所剩无几的正常子宫内膜的不可逆损伤，术后即使宫腔形态恢复或基本恢复，但功能却无法恢复。分次分解粘连的目的在于避免损伤正常子宫内膜，一次分解粘连后可予雌激素治疗两个周期后再次分解粘连，以期达到最大限度的修复子宫内膜的目的。另外，宫腔粘连分解时应避免宫腔内过多的切割分离，尽可能地在同一切割处进一步分解粘连，以期对宫腔内膜的损伤降低到最小程度。

（二）子宫纵隔切除术

宫腔镜下子宫纵隔切除术一般一次性完成，困难者亦可分次完成。可用微型剪刀剪切或采用电切割，深度以达到双侧输卵管口处水平为准。术中出血过多时可以小水囊压迫或电凝止血。为促使纵隔基底处子宫内膜增生，术后可口服大剂量雌激素，如炔雌醇 0.1 mg/d，连服 40 d，后 10 d 加用甲羟孕酮 10 mg/d，共3 个周期，此后取出 IUD。术后是否放置 IUD 存在争议，多数有经验的术者不放 IUD。术后应用预防性及治疗性抗生素至关重要。

宜采用宫腹腔镜联合手术，腹腔镜可配合确诊，并可监护防止过度剪割所致的子宫穿孔。子宫纵隔剪割深度应适中，过深可致宫壁损伤甚至穿孔，过浅则术后仍有纵隔残留。

（三）黏膜下肌瘤宫腔镜电切术（TCRM）

宫腔镜的应用使对黏膜下子宫肌瘤的治疗产生了质的飞跃，几乎所有的黏膜下肌瘤均可经宫腔镜切除，大大降低了此类患者的子宫切除率。主要适应于：①黏膜下子宫肌瘤单个或多个，瘤体直径<5 cm，子宫小于妊娠 9 周（根据术者经验可酌情掌握）。②年轻未婚或强烈要求保留子宫的患者。③已婚未育又渴望生育者，估计子宫肌瘤可能是不孕症的病因之一。④全身性或局部性疾病不宜进行经腹切除子宫者。

术时对无蒂肌瘤可行"肌瘤碎块法"，即用电切割套圈自瘤体最突出处开始逐条自内向外顺序牵拉切割，将突出的肌瘤刨平；也可用 Collins 电极在覆盖肌瘤的子宫内膜上作椭圆形切口，切口位置在肌瘤基底向宫壁翻转处，直至露出肌瘤，切断肌瘤周围的肌纤维，使肌瘤几乎全部突出于宫腔，有利于完全切除肌瘤。Litta 等报告 44 例使用后一种方法完成了 41 例（93.2%），其中

38 例（92.7％）肌瘤 2～4 cm，3 例（7.3％）＞4 cm。平均手术时间 27 min（10～45 min），该法尤其适用于大部分位于肌壁间的黏膜下肌瘤切除。对有蒂肌瘤可行蒂部电灼断离，再行钳出（图 3-2）。小的黏膜下肌瘤宜一次切除。对较大的肌瘤或多发肌瘤可多次切割，两次手术间的间隔应达 2 个月，并予达那唑或GnRH-a 用药 6～8 周以缩小肌瘤，使内膜变薄显露肌瘤。下次手术时可能因肌瘤的肌壁间残留部分失活、向宫腔突出而易于成功。术后应予抗感染、雌孕激素周期治疗促进内膜修复增生。术后月经恢复正常率可达 80％以上，妊娠率＞50％，且无瘢痕子宫之分娩禁忌。

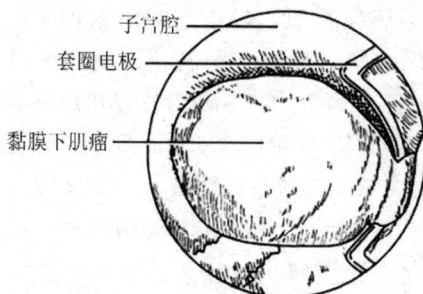

图 3-2　宫腔镜黏膜下肌瘤电切术

宫腔镜电切肌瘤的切割、钳夹、捻转、牵拉、娩出五步手法有利于缩短手术时间和完整去除肌瘤。操作时宜在腹部 B 超或腹腔镜监导下，切割深度应适宜，防止发生子宫穿孔。警惕膨宫液大量经开放血管进入血液造成水中毒。应控制最低有效膨宫压力，注意监控出入液量差（5％葡萄糖出入液量差应＜2000 mL），尽可能缩短手术时间，控制在 1 h 以内。术后 2～3 个月应随访宫腔镜复查。

（四）宫腔镜下子宫内膜切除术（HEAL）

指宫腔镜直视下切除子宫内膜的功能层、基底层及下方 1～2 mm 的肌肉组织，使子宫内膜不能再生而制止子宫大量出血，主要适应于无生育要求、不愿切除子宫、药物治疗无效或不愿接受激素类药物治疗的子宫出血患者。宫腔镜实施的 EA 手术包括：经宫颈子宫内膜切除术（TCRE）、滚球子宫内膜去除术（RBA）、激光子宫内膜去除术（ELA）及热水循环子宫内膜去除术（HTA）等。术前应先行常规宫腔镜检查及诊刮以排除子宫内膜恶性病变，可酌情给予药物抑制子宫内膜功能 1～2 个月，如达那唑 400 mg 每日 1～2 次，连用 4～6 周，或甲羟孕酮 20～30 mg/d，连用 4 周。

1. 经宫颈子宫内膜切除术

TCRE 是当前临床应用最广、治疗前景最具吸引力的手术。TCRE 的基本原理是利用高频电热效应破坏子宫内膜基底层、功能层及其下方部分肌层组织，阻止子宫内膜再生，从而使月经减少或闭经。手术时，患者取膀胱截石位，硬膜外或静脉麻醉下手术，宫颈扩张到 Hegar 10～11 号，用放置单极环状电极的宫腔电切镜切除子宫内膜及其下方 2～3 mm 肌肉组织。功率为 80～100 W。常用的膨宫液为 5% 葡萄糖液。等离子双极宫腔电切镜是治疗宫腔内病变的新技术，通过双极电回路产生的射频能量，将电切组织周围的导电介质转化为等离子体，打断被切除组织内的有机分子键，将组织汽化并切除，达到治疗目的。术中可用生理盐水作灌流液，避免了低钠血症性脑病的发生。另外，双极电切的能量较易控制，温度约 100 ℃，降低了不必要的烧伤和炭化，手术视野清晰，可提高手术的速度，减少出血。

2. 滚球或滚筒子宫内膜去除术（RBA）

通过球形或滚筒形作用电极与子宫内膜表面接触，破坏子宫内膜。RBA 与 TCRE 是当前最常用的子宫内膜去除方法，是子宫内膜去除的金标准。

3. 激光子宫内膜去除术（ELA）

宫腔镜下以激光为能源去除子宫内膜。手术方式分为接触式及准照式两种，激光发射功率 55～80 W，子宫内膜在激光作用下由粉红→苍白→棕色→黑色。此法的缺点是不能提供做病理检查的子宫内膜标本。

4. 热水循环子宫内膜去除术（HTA）

HTA 的原理是把加热到 90 ℃的 0.9％氯化钠溶液经宫腔镜灌入宫腔内以破坏子宫内膜，使子宫内膜热损伤深度达 4～5 mm，不伤及子宫肌层。

宫腔镜手术中常见的并发症有：子宫穿孔、TURP 综合征、出血、空气栓塞等。并发症的发生与操作者的手术经验，宫腔镜病变的复杂程度等有关，加强手术监护及术后管理至关重要。此外，还要重视宫腔镜子宫内膜去除术后远期并发症的问题，特别提出的是：①术后妊娠问题。宫腔镜术后如有残存内膜，就有妊娠的可能。Lo 报道 EA 后的妊娠率为 0.7％。对术后有周期性出血者应注意采取适当的避孕措施。夏恩兰回顾分析 TCRE 术后 32 例次的妊娠情况，妊娠发生率 2.39％（32/1341），4 例为宫外孕，占 12.5％（4/32）。②术后复发问题。有关 TCRE 术后复发的因素，Perez Medina 等报道绝经前月经过多，药物治疗无效行 TCRE 的 286 例，术后随访 47 个月，75％受益于此术。多篇报道总结影响 TCRE 预后的因素有随访时间、患者年龄、子宫腺肌病的存在、子宫内膜的切割深度不够和漏切等，再生、出血的内膜集中在"盲区"和"盲点"，"盲区"指子宫两侧壁的夹缝，"盲点"指两侧子宫角，故每于手术终了时，应加大膨宫压力，看清输卵管口，"盲点"子宫角可尽收眼底，再沿输卵管口检查"盲区"子宫侧壁，如有遗漏内膜，则进行补切。纵观 5 年来各国报道，TCRE 和 EA 术成功的定义是治疗后月经量较少到正常量、少量、点滴量甚至无月经。其成功率约 90％～95％，随着时间的延长，复发或因症切除子宫者略有增加。复发者除外子宫内膜癌后，可行第 2 或第 3 次手术，最终 90％的病例可避免子宫切除。③术后子宫内膜癌：宫腔镜手术治疗 DUB 的成功率为 90％，但并不能保证完全切除子宫腔内膜，文献报道术后仍有发生子宫内膜癌的可能，多发生于有子宫内膜癌危险因素的患者，但多为散发的个案报道，其发生率尚不明确。有危险因素者，以子宫全切为宜。应加强术前筛选和术后随访，尤其对围绝经期妇女和术后出血的患者，手术后应常规行子宫内膜切除标本的病理检查，一般不推荐术后雌激素替代治疗。

（五）宫腔镜下处理取出困难的 IUD

先用宫腔镜检看清 IUD 的类型、状况、所在部位及宫腔形态，再插入手术宫腔镜，以异物钳钳夹住 IUD 随镜退出。IUD 被套于黏膜下肌瘤瘤体或嵌顿于宫腔者可牵至宫口剪断 IUD 抽丝取出。对断留的 IUD 节段行宫腔镜下钳取亦易成功。

对绝经时间长、宫颈已严重萎缩、无法暴露、钳夹者，在操作时应警惕损伤及出血的发生，宜在 B 超或腹腔镜监护下试取或经腹腔镜甚至开腹取出；育龄妇女应先排除妊娠。

（六）子宫及阴道内异物取出

宫腔内异物如丝线结、复孕术后输卵管内支架物、软化宫颈的海藻棒断端、胎儿骨片等，均可直视下以异物钳钳夹取出，必要时以微型剪剪开（如线结）后再取出。此外，幼女阴道内异物如豆粒、橡皮、水蛭等均可将宫腔镜作阴道内镜直视下钳取。

（七）宫腔镜下输卵管妊娠的保守治疗

对临床诊断输卵管妊娠未破裂型或先兆流产型，生命体征稳定，无急性内出血征，估计盆腔内出血＜300 mL，B 超检测宫内无妊娠，子宫直肠陷凹积液＜3 cm，盆腔包块直径＜5 cm，要求保留生育功能且自愿作保守治疗者，可考虑行宫腔镜下患侧输卵管局部注药化疗。

于宫腔镜下检视宫腔，找到患侧输卵管开口，插入输卵管导管，推注 MTX 20～50 mg（溶于 2 mL 注射用水中）或 5-FU 250 mg，速度 3～5 min 内缓慢推注，再保留 3～5 min 后拔管退出。

术中若联合腹腔镜监导可防止和及时发现推注时输卵管的出血或破裂，作好随时急诊手术的准备。

（八）宫腔镜输卵管插管术在不孕症中的应用

对于因输卵管因素造成的不孕者中，可先行 HSG 检查初筛。若为输卵管通而不畅者，可行宫腔镜输卵管口插管加压注液术，插入深度 2～3 mm，注入药液为氢化可的松 25 mg，庆大霉素 8 万单位、2% 普鲁卡因 6 mL 混合液，推注力量 150～187.5 mmHg。经过宫腔镜插管平均 3 次通液治疗后，妊娠率可达 50%。对于输卵管间质部阻塞的患者，可行宫腔镜输卵管间质部插管疏通术或输卵管腔插管疏通术，前者采用内含细软金属导引丝的特制导管，直视下插入输卵管的深度不超过 1～1.5 cm。后者依次通入管径 5.5F 血管整形导管，3F 导管及软金属导引丝，在腹腔镜监导下可自峡部逐渐推达壶腹部及伞部，若顺利插入 14 cm 以上而无阻力说明已通过输卵管。插管疏通后可抽出导引丝经导管推注亚甲蓝液 10～15 mL，若已通畅则感觉推注无阻力、宫腔镜下直视输卵管口无亚甲蓝反流，若联合腹腔镜监导见伞端溢出亚甲蓝则更加明确。

宫腔镜输卵管插管术中可发生宫角或输卵管壁损伤、穿孔的危险，若发现应停止操作，一般经保守治疗可愈。为保证手术的准确、安全，操作应以腹腔镜或 B 超、X 线荧光屏作监导，能及时对手术成功与否进行评估。

此外，宫腔镜输卵管插管作输卵管配子移植（GIFT）和宫腔镜直视下输卵管内人工授精为人工助孕的新方法，成功妊娠的报道已屡见不鲜。

（九）宫腔镜输卵管绝育和节育术

1. 破坏性方法

如经宫腔镜应用电凝或电灼、粘堵剂、冷冻、激光等，以破坏输卵管间质部，从而达到闭塞输卵管的目的。

2. 机械性堵塞法

例如用输卵管栓条、节育器等，在直视下向输卵管内注入粘堵剂闭锁输卵管或向输卵管内放送机械性绝育器或栓，以绝育或节育。

（十）与腹腔镜等微创技术联合诊治妇科疾病

1. 宫腔镜和腹腔镜联合手术

宫腔镜和腹腔镜联合手术是指在一次麻醉下同时实施宫腔及

腹腔内两种以上疾病的诊断和治疗。与单一内镜治疗相比，联合手术实现了两种微创手术的优势互补，使患者只需经历一次麻醉，一期手术，融诊断与治疗为一体，提高了宫腔和盆腔疾患诊断的正确性和手术的有效性。

（1）监护宫腔镜手术：子宫腔的重建和整复性手术难度较大，如严重宫腔粘连分离，子宫中隔矫治，＞3 cm 的无蒂、壁间内突和贯通型肌瘤的切除手术等，腹腔镜监护可直接观察子宫浆膜面的变化，防止和发现子宫穿孔，同时还可以及时修补受损的脏器。腹腔镜透光试验可提示子宫中隔切除和宫腔粘连分离是否到位，切净。

（2）完全双角子宫矫形：在宫腔镜透光试验的引导下，用腹腔镜切除两角之间的肌肉隔板，然后对位缝合，融合成一个宫腔。

（3）多发子宫肌瘤：宫腔镜切除黏膜下和（或）壁间内突肌瘤，腹腔镜切除浆膜下、壁间外突和（或）贯通肌瘤，腹腔镜缝合肌瘤基底和肌壁，包埋浆膜层。

（4）确定输卵管通畅度：目前认为，腹腔镜直视下疏通输卵管和治疗其他盆腔内的病变是最为有效的治疗方法。在腹腔镜监视下宫腔镜输卵管插管亚甲蓝通液，可直接观察亚甲蓝液自通畅的输卵管伞端溢出，如输卵管有阻塞，则可看到受阻部位，选择治疗方案，同时还有助于了解输卵管的形状，诊治盆腔粘连、子宫内膜异位症等有碍妊娠的病变。有报道宫腔镜和腹腔镜联合输卵管插管治疗，手术复通率达 70%～92%，术后随访时间 12 个月以上，宫内妊娠率 47%，异位妊娠率 8%。

2. 宫腔镜与其他微创技术的联合

对≥5 cm 的 Ⅱ 型或壁间内突肌瘤通过子宫动脉栓塞（UAE）阻断子宫血供，或高能聚焦超声热疗，缩小子宫肌瘤体积，可减少 TCRM 的难度，提高一次切净的概率。UAE 后宫腔镜成功切除10～15 周宫颈妊娠亦有报道。

如上所述，近年宫腔镜学科已经有着飞速的发展和长足的进步，已有取代一些传统开放手术的趋势，今后随着科学技术的不断发展，新医疗器械的不断开发，手术技巧的不断成熟，宫腔镜技术在妇科临床的应用必将有着更加广泛的前景。

七、术后处理

（1）术后 6 h 内密切观察体温、血压、脉搏、心率变化。

（2）进行所施麻醉后常规护理。

（3）禁食 6 h。

（4）注意阴道出血情况，若出血较多可选用缩宫素、氨甲苯酸等对症治疗。

（5）抗生素静脉滴注预防感染。

（6）术后一过性发热可不予处理或予吲哚美辛栓 2 mg 塞肛。

（7）术后出现短时间痉挛收缩样腹痛可不予处理，排除手术并发症后方可予止痛剂。

（8）术后禁房事、盆浴 2 周，根据检查结果拟定进一步治疗方案。

（9）注意水、电解质、酸碱平衡。

八、手术并发症及危险性

（1）损伤，如宫颈撕裂、子宫穿孔、输卵管假道、破裂穿孔，甚至损伤周围肠管、泌尿道、血管等。多由于暴露困难、局部粘连严重或操作粗暴引起。

（2）出血，一般不致引起严重出血，如出血量多时应针对病因处理。

（3）膨宫并发症，CO_2 气栓、气腹或过度水化综合征（肺水肿、低钠血症）、过敏等。

（4）心脑综合征，扩张宫颈和膨胀宫腔可导致迷走神经张力增高，表现同人工流产吸宫时发生。

（5）电切割对宫壁甚至周围脏器造成电灼伤。

（6）手术失败。

（7）术后复发、宫腔粘连。

（8）远期出血，子宫内膜切除术后 1 个月内常发生切除创面坏死组织或焦痂脱落出血。

（9）盆腔感染，极为少见，可予以抗生素治疗。

（10）子宫腺肌症。

（11）异位妊娠。

（12）宫腔镜检有致子宫内膜癌细胞播散的危险，应注意术中熟练、轻柔操作，必要时配合以 B 超、腹腔镜监导。

第二节　腹腔镜

腹腔镜的出现是医学上的一大进步。20 世纪 20 年代，腹腔镜开始作为一种有价值的诊断工具用于临床，70 年代逐渐普及并同时做一些风险小的简单操作，如粘连分离，卵巢活检，输卵管绝育等。近 10 余年，由于先进设备不断更新，腹腔内止血技术不断改进，提高了腹腔镜操作的方便性和安全性，在应用腹腔镜作观察诊断的同时，尝试将各种经典剖腹妇科手术改为腹腔镜下手术，取得了极大的成功，妇科腹腔镜手术已成为新兴的腔镜外科手术学的重要分支。当然，腹腔镜手术需要一套得心应手的专用器械和设备，需要扎实和熟练的技术，实践中尚有许多问题待解决和进一步完善。

一、适应证与禁忌证

（一）适应证

1. 腹腔镜检查

由于腹腔镜检查对患者机体影响较少，又能直视盆腔及中、上腹部脏器，提高早期诊断率，故一般主张酌情放宽腹腔镜检查的适应证。若疑有盆腔内异常者，均有理由列入腹腔镜检查的范围。

（1）了解腹腔、盆腔包块的性质、部位，必要时取活检。

（2）不孕症：了解内生殖器情况，输卵管是否通畅，寻找不孕原因及可能的矫治方法。

（3）子宫内膜异位症的病变范围及程度，治疗效果的观察。

（4）闭经及月经失调：了解生殖器有否畸形，卵巢形态，有否发育不良、萎缩或多囊卵巢，卵巢组织活检。

（5）不明原因的下腹疼痛（包括绝育或其他手术后）：明确疼痛病因，取活检。

（6）代替二次探查手术：对恶性肿瘤手术和化疗后效果进行评价。

2. 腹腔镜手术

（1）异位妊娠早期诊断的同时，行输卵管切开手术或输卵管切除术。

（2）子宫内膜异位症病灶的电凝、切除术。

（3）不孕症粘连松解、整形术。

（4）子宫肌瘤：肌瘤剔除术或子宫切除术。

（5）卵巢肿瘤：卵巢肿瘤剔除术或附件切除术。

（6）计划生育手术：绝育术，IUD外游取出术，子宫穿孔创面止血缝合术，成熟卵子吸取术，配子输卵管内移植术。

（7）盆腔感染性疾病：脓肿切开引流术，输卵管卵巢囊肿切除术。

（8）广泛性全子宫切除术及盆腔淋巴结清扫术。

（二）禁忌证

1. 绝对禁忌证

（1）严重的心肺功能不全。

（2）患有出血性疾病。

（3）腹腔内广泛粘连。

（4）弥漫性腹膜炎。

（5）大的腹疝及膈。

2. 相对禁忌证

（1）既往手术史或盆腔炎史。

（2）过度肥胖或消瘦者。

（3）盆腹腔肿块超过脐平。

（4）宫内妊娠。

（5）腹腔大量出血。

（6）器官异位或异常增大。

二、术前准备及麻醉

（一）术前准备

同一般妇科腹部手术。但应对患者做好腹腔镜手术前心理指导，介绍腹腔镜手术的优越性，取得于同次麻醉下从诊断性腹腔镜转为腹腔镜手术或立即行剖腹手术的患者授权同意。

（二）麻醉

针对手术类型和可能的结果，选择适当的麻醉方式。

1. 全身麻醉

以气管内插管吸入性麻醉为佳，此法能最大限度将腹壁松弛，控制呼吸良好，随时允许将腹腔镜手术转为剖腹术。但若二氧化碳气腹时间较长，须应用辅助呼吸，并保证患者足够的潮气量，以免引起酸中毒。

2. 区域阻滞麻醉

对于不宜全麻的患者，诊断性腹腔镜或较简单的腹腔镜手术，可采用骶管、硬膜外或脊髓麻醉，但应警惕血管扩张和低血压的危险，注意防止因患者处于头低臀高位，麻醉平面过高的情况发生。

3. 局麻

仅使用于单纯腹腔镜检查和简单的腹腔镜手术。

三、器械和设备

（一）腹腔镜光源

为冷光和电子闪光，用集成光缆通过内镜进行无阻断传播，用于腔内的照明和内镜的手术摄影。

（二）腹腔内镜

腹腔镜手术需要用直径 10 mm 视角 30°的内镜，以提供手术时较好的视野全景、清晰的图像，有利于操作和便于摄制高质量的影像。一般应用外径 6.5 mm 的内镜进行诊断。

（三）穿刺装置

分别用 11 mm、7 mm、5 mm 圆锥形尖端的套管针鞘，用于穿刺腹腔。抽出穿刺针后，经已留置在穿刺部位的套管鞘，方能置入内镜或器械。

（四）气腹装置

包括二氧化碳贮气钢瓶、气腹机以及 Verres 气腹针。气腹时一般不用空气或氧气，使用二氧化碳刺激小，比较安全。

（五）子宫操纵器

经阴道伸入子宫腔，固定于子宫颈，用于变动子宫体位的器械。

（六）用于腹腔内止血的器械

（1）热效应内凝器。

（2）单极或双极高频电凝器。

（3）超声刀。

（4）用于结扎和缝合止血的持针器，缝扎套圈等器械。

（5）可吸收性止血夹或钛夹。

（七）其他

如剪、钳、冲洗腹腔的冲水吸引装置，如行 Semm 式子宫切除术尚须一套特殊的校正子宫切除器装置。

四、体位

将患者置于合适体位有助于腹腔镜手术的操作和成功。手术操作时膀胱截石位为最佳体位。臀部须移出手术床缘外，以便子宫操纵器能自如地推举子宫、配合操作。

（一）水平体位

手术准备阶段取水平体位。

（二）头低臀高 15°体位

腹腔注气近结束时取头低臀高 15°体位。随着充气量增加，该体位可使肠管自动退到上腹部，便于盆腔手术操作。

（三）头高足低 45°体位

手术结束前转变呈 45°头高足低倾斜位，使上腹部积液流入盆腔，恢复水平体位后易于将液体吸出。

五、基本操作

（一）前期准备

常规消毒铺巾后放置子宫操纵器。上尿管持续导尿排空膀胱，使盆腔视野清晰，避免损伤。

（二）气腹及放置腹腔镜

1. 气腹

沿脐孔下缘切开皮肤约 15 mm，提起下腹壁，将 Verres 针经腹壁切口刺入腹腔，有落空感，将针末段左右摆动，无阻力。如不能确定 Verres 针是否进入腹腔，可在针孔内注入 2～3 mL 生理盐水，若无阻力，回抽无液体，证明已刺入腹腔，即可开始充气。充气时腹腔压力在 10～20 mmHg 之间，如超过 20 mmHg，Verres 针可能未在腹腔内，需重新穿刺。充气量一般 2～3 L，充气速度为每分钟 0.5～1 L，患者腹部逐渐隆起，全腹叩诊呈鼓音，肝浊音界消失，腹腔内静态气压应在 12 mmHg 左右，气腹完成。

2. 放置腹腔镜

拔出 Verres 针，取 11 mm 套管针鞘于脐部切口处，对准盆腔入口中央以 60～70°的角度稍用力将套管针鞘左右旋转刺入腹腔，有落空感。退出针芯，留套管于原位，插入内镜，接上光源和充气管，即可进行诊断性腹腔镜检查。如需做腹腔镜手术，可于耻骨联合上 3 cm，下腹避开血管作第二、三、四穿刺点，插入必要的器械操作。

（三）腹腔镜手术常用技术

1. 内套圈结扎止血法

用各种不同强度的肠线做成内套圈，经 5 mm 套管鞘将已引入放置器的内套圈导入腹腔，套扎组织。当肠线吸水膨胀后，线结将自然缩紧牢固。

（1）三套圈结扎技术：用三道内套圈结扎，组织残端长，结扎牢固，不易滑脱出血。

（2）开放的 Roeder 套圈结扎技术：用持针器将肠线引入腹腔，环绕欲结扎的组织，再用持针器将线端牵出腹腔外，腔外打滑结后推入腔内结扎组织。在如此套扎的两套圈之间剪断组织以免出血。

2. 内缝合技术

（1）内缝合腔外打结法：用 3 mm 持针器将内缝线引入腹腔，与 5 mm 持针器配合缝合组织后将针和肠线牵出腔外打滑结，距滑结 1 cm 剪去多余的针和线，推滑结于腔内结扎组织。

（2）内缝合腔内打结法：内缝组织后即于腔内用持针器采用显微外科打结技术结扎。如所缝组织张力不大，用持针器行普通外科打结技术结扎亦可。

腹腔镜手术缝合组织，不必强调要求像剖腹术那样细致，对合准确。因为它注重无血操作，无剖腹术肠管暴露滞留腹腔外之弊，创面纤维素渗出或沉着减少，术后不易形成粘连和肠麻痹。

（3）应用可吸收性止血夹或钛夹：新缝合材料（PDS）制成的止血夹，挟住小血管止血，约 210 d 左右止血夹被分解吸收，腹腔无永久性异物遗留。亦可用钛夹处理血管。

（4）应用双极电凝止血。

六、腹腔镜检查

（一）子宫

1. 子宫肌瘤

浆膜下肌瘤，镜下可一目了然。肌壁间肌瘤可见子宫高低不平，外形不规则。黏膜下肌瘤或子宫腺肌症则可见子宫增大而均匀。子宫颈肌瘤状似不倒翁，上小下大，子宫体如其头，被增大的宫颈肌瘤顶于正上方。阔韧带肌瘤表现为子宫被推向一侧，另一侧阔韧带为实质性肿块占据。

2. 子宫畸形

单角子宫、双角子宫，残角子宫等均可经腹腔镜清楚诊断。

3. 子宫内膜异位症

子宫后壁、骶韧带、直肠陷凹，盆腔腹膜等处，可见紫褐色、黄棕色小点或结节，亦有呈白色水肿斑点者。

4. 子宫内膜癌

镜下见子宫增大，如侵及浆肌层，表面可见有灰白色结节状斑块。子宫颈癌内生型者，可见子宫颈增粗，主韧带等处有癌肿浸润。

5. 子宫穿孔

宫内节育环外移嵌顿，可经腹腔镜检查诊断。

（二）输卵管

1. 输卵管性不孕

腹腔镜可观察输卵管有否畸形，有否炎症性充血水肿或积水，有否内膜异位灶或粘连扭曲。还可以在直视下行亚甲蓝通畅试验，了解输卵管是否通畅及阻塞部位。

2. 输卵管妊娠

输卵管妊娠未破，镜下见输卵管局部充血膨大或呈紫蓝色。输卵管妊娠流产，见伞部黏附有血块或胚胎组织，输卵管伞端有血液流出者为不完全流产；如输卵管外观正常，伞端无血液流出，盆腔内有胚胎组织和血液为完全流产。输卵管妊娠破裂，表现为管壁膨大部位有破口，盆腹腔有较多血液。

3. 急性、慢性输卵管炎

镜下输卵管红肿，流脓或形成输卵管卵巢脓肿均为急性炎症。输卵管积水为慢性炎症。干酪样或粟粒状病灶为输卵管结核。

4. 输卵管癌

较少见，输卵管局部增粗或呈块状，常伴有阴道排液。

（三）卵巢

1. 卵巢肿瘤

卵巢良性肿瘤多为单侧，活动性大，表面光滑、囊性。卵巢恶性肿瘤多为双侧，固定，表面结节状不平，实性或半实性，常伴有腹水，细胞学检查可查到癌细胞。卵巢肿瘤的性质判断尚须结合有关肿瘤标志物，最终以病理诊断为准。

2. 卵巢瘤样病变

卵巢滤泡囊肿和黄体囊肿最常见，一般为单侧，直径<5 cm，壁薄。卵泡膜黄素囊肿，多为双侧，卵巢增大呈多囊分叶状，色浅黄。

3. 卵巢巧克力囊肿

为非卵巢起源的附件肿块，镜下可见其典型的病灶和盆腔粘连。

4. 卵巢形态及功能检查

原发性闭经患者常可见小卵巢（<2 cm×2 cm×2 cm），条索状卵巢。继发性闭经者常见多囊卵巢，即双侧卵巢增大，表面光滑，色灰白发亮，包膜下隐约可见许多呈珍珠样大小不等的囊状卵泡，无排卵斑，亦有白膜明显增厚硬化者。卵巢功能早衰者可见萎缩卵巢，体积小，表面皱缩，凹凸不平，色白，质硬，无光泽。当然，卵巢的内分泌功能以及是否为混合性腺或睾丸，尚须结合病理检查和性激素测定。

5. 盆腔淤血症

镜下见宫旁、输卵管系膜，卵巢悬韧带等处静脉迂曲、怒张，子宫稍大，充血，结合病史可确诊。

七、腹腔镜手术

（一）腹腔镜输卵管手术

1. 输卵管妊娠局部穿刺注射术

局部穿刺注射术用于输卵管妊娠未破裂者，病灶<5 cm，无

活动性出血。经腹腔镜操作孔插入腹腔镜穿刺针或用长 15 cm 的 18 号穿刺针于输卵管肿块内穿刺，回抽有羊水或血液，留作 HCG 测定，然后，注入 2 mL 注射用水稀释的甲氨蝶呤（MTX）20 mg。检查穿刺点无渗血，手术结束。术后 48 h 严密观察血压等生命体征，注意腹部情况。每隔 2～3 d 测 HCG。本法成功率约 89%，术后输卵管通畅率达 85.7%以上，有正常宫内妊娠的报道。

2. 输卵管妊娠挤出术

常用于输卵管壶腹部妊娠流产型。腹腔镜下用血管钳和大匙状钳交替夹持挤压壶腹部妊娠肿块，将妊娠物从伞部挤出，自穿刺套管取出，再用冲洗、吸引器清理腹腔，观察伞部无活动出血，取出腹腔镜。

3. 输卵管切开取胚术

腹腔镜下用无损伤抓钳固定输卵管，于输卵管妊娠肿块最突出的游离缘，局部先电凝，继用剪刀边电凝边剪开，作 2～3 cm 切口与输卵管长轴平行，此时，胚囊往往自行膨出。用匙状钳清除妊娠物，自穿刺套管取出。局部冲洗，但不必刮管腔，企图将管内坏死组织清除干净，反易致弥漫性出血。一般出血可用内凝或双极电凝止血，切口以后能自愈。遇有输卵管峡部妊娠切开取胚，出血常不易控制，可暂时阻断其上端供血，内凝止血并观察 5～10 min，大多可以奏效。冲洗、吸引清理盆腔积血，必要时，放置腹腔引流，便于观察术后腹腔有否继续出血。输卵管妊娠挤出术和切开取胚术成功率约为 95%，术后输卵管通畅率约为 85%。

4. 输卵管伞部粘连分离术或输卵管造口术

分离伞部与周围粘连，找到因瘢痕粘连、狭小的伞端开口，插入无损伤抓钳，然后，边张开钳爪边退出，钝性扩张分离，使伞部张开。若伞部粘连，无法找到开口，则在伞的一侧造口，作与管腔纵轴平行的 2 cm 长切口。亚甲蓝通液试验，伞口有蓝色液体顺利溢出，手术结束。

5. 输卵管切除术

输卵管因病无法保留，可以在腹腔镜下行输卵管切除术，使用三套圈技术套扎或双极电凝输卵管系膜和输卵管峡部，然后将输卵管切除。

6. 输卵管绝育术

在月经干净3～7 d，产后6～8周，可行腹腔镜输卵管绝育术。双极电凝或热凝输卵管峡部，使之变白、焦黄，然后横行切断，两断端继续凝结变焦黑为止。术后2～3个月输卵管腔方完全闭塞，故宜暂时避孕。此外可用腹腔镜硅胶环放置器放置硅胶环或用内套圈套扎输卵管峡部。亦可用腹腔镜钛夹放置器钳夹输卵管峡部阻断管腔，并从两夹中间剪断输卵管。

7. 输卵管吻合术

腹腔镜下检查，输卵管长度应超过4 cm，近端足够长。行亚甲蓝通液试验，近端充盈、蓝染。用0.1％垂体加压素生理盐水5 mL浸润输卵管结扎断端两侧的输卵管系膜，用抓钳夹持断端，剪去结扎瘢痕，双极电凝止血。经宫腔镜行输卵管插管，腹腔镜下见导管从输卵管近侧断端穿出后，引导其插入远侧断端，至输卵管伞端穿出，有利于校直输卵管，便于缝合。用5-0聚对二氧环己酮（PDO）缝线，在输卵管12、3、9点处内缝合3针，将输卵管吻合，再将其系膜内缝对合。

手术3个月后应行输卵管碘油造影观察再通情况，尽早确定是否成功，以免浪费需助孕患者不必要的期待时间，尤其35岁以上高龄妇女。在23例腹腔镜下输卵管吻合术患者中15例单侧或双侧再通，8例在吻合处阻塞。15例再通患者中13例妊娠，其中1例仅右侧再通，1例在妊娠8周时流产，无1例异位妊娠，从输卵管再通到妊娠平均6个月。随着技术和材料不断更新，腹腔镜下输卵管吻合已日渐成熟，尤其是3 mm器械的问世使该手术接近开腹直视的效果，术后妊娠率可达70％～80％，从而使该项技术部分替代了以往常规的试管婴儿技术，而且具有受孕周期短、成功率高的特点，避免多胎的出现和药物的不良反应，对年轻患者尤其适用。

（二）腹腔镜卵巢手术

1. 卵巢切除术

腹腔镜下，应用三套圈技术结扎卵巢韧带和输卵管系膜，亦可用超声刀或电凝切割技术将卵巢切除。

2. 卵巢囊肿剔除术

适用于卵巢良性肿瘤或巧克力囊肿剔除。腹腔镜下于卵巢囊肿与正常卵巢组织交界处，剪开卵巢包膜，用血管钳夹持卵巢组织，合拢剪刀，钝性将囊肿与卵巢分离并剔除，经阴道切开后穹隆，用腹腔镜无损伤抓钳将囊肿置于后穹隆切口处，再经阴道抽吸囊液，取出囊壁。清选盆腔，缝合后穹隆切口。将卵巢创面出血处电凝止血，可以间断内缝 1～2 针整形，手术结束。腹腔镜指示下比较容易将后穹隆切开。经阴道取出囊肿对盆腔污染少，术后伤口愈合好。此外，如剥离剔除囊肿时破裂，即用冲吸装置将囊液吸净，用两把腹腔镜血管钳分别钳住囊壁和包膜，钝性反向撕拉，将囊壁剥离，经腹壁穿刺鞘卡套芯或于腹壁切口置入特制标本袋处理切除标本。

此外，无气腹腹腔镜治疗良性卵巢肿瘤亦有一定的优势。Tintara 等用腹壁上提装置产生空间代替二氧化碳气腹对 68 例附件区良性病变切除，仅 3 例由于视野不清改为开腹手术。该装置轻便灵活，包括一个电动调节器、升降臂、腹壁牵引器和电源适配器。经脐下约 3 cm 切口放入腹壁牵引器提拉腹壁，不存在漏气情况，节省时间。对于附件活动较好者，可将其牵拉至肠管上面或子宫前方操作。术中电凝或切割产生的烟雾或出血可随时经切口吸出并可快速止血，保持术野清晰。但腹壁上提所产生的空间不如气腹的空间大，肠管易胀气、下滑至盆腔，所以采用头低臀高位至少 30°，还可通过脐下切口放入一小压肠板防止肠管影响操作。无气腹腹腔镜手术要求腹腔镜手术医师熟练掌握器械，在有限的视野内精确地完成手术。Tintara 报道该项技术对附件良性病变的切除同开腹手术比较同样迅速、安全、有效，且减轻术后疼痛、缩短住院时间和降低医疗费用，患者恢复快。

（三）腹腔镜子宫手术

1. 腹腔镜子宫肌瘤剔除术

浆膜下肌瘤或向浆膜下生长的肌壁间肌瘤直径 5～6 cm 时，可经腹腔镜切除。

（1）浆膜下肌瘤剔除术：腹腔镜下用有齿钳抓住肌瘤，电凝或热凝其蒂部。从蒂部扭脱肌瘤，创面渗血可电凝止血。

（2）近浆膜的肌壁间肌瘤剔除术：腹腔镜下电凝肌瘤浆膜面的包膜，用带双极电凝的腹腔镜钩剪剪开包膜，用爪状钳牵引、扭转肌瘤，使其从包膜中分离，并用肌瘤剜出器协助剔出肌瘤，创面继续电凝止血。如子宫表面伤口较大，可采用内缝对合包膜壁（图 3-3）。

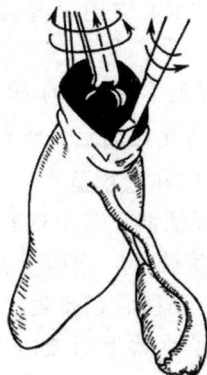

图 3-3 腹腔镜子宫浆膜下肌瘤剔除术

（3）已剔除肌瘤取出方式：将肌瘤切碎，经 11 mm 套管针鞘取出。

2. 腹腔镜子宫切除术

自 1989 年 Reich 首次报告腹腔镜子宫切除术以来，腹腔镜子宫切除已成为成熟的子宫切除术式。目前腹腔镜下子宫切除术式主要有腹腔镜子宫次全切除术（LSH），腹腔镜全子宫切除术（LTH），腹腔镜辅助下阴式子宫切除术（LAVH），腹腔镜鞘膜内子宫切除术（LISH）。

（1）腹腔镜下 Semm 式鞘膜内子宫切除术（CISH）：是 LISH 的一种，该术式特点为以缝扎或热凝为主要止血手段；应用 Semm 设计的子宫刻度切割器（CURT）在宫颈筋膜套内切除宫颈内膜，宫颈移行上皮区亦被切除；经腹腔镜在子宫峡部横断子宫体，但主韧带、骶韧带和阴道不予切断，此处丰富的神经丛，子宫动脉及输尿管区均不致受损。手术范围小而安全，术后性功能及膀胱直肠功能不受影响，还可预防宫颈癌。开展 CISH 手术初期，并发症相对较多，比如圈套线滑脱、离断、套扎不紧导致宫颈残端、宫颈管残腔出血；举宫矫正棒使用不当导致邻近器官如膀胱、直肠、输尿管等损伤及盆腔感染等。随着技术逐渐熟练，设备进一步完善，并发症的发生则会明显减少。甚至有报道 CURT 应用于开腹次全子宫切除术亦获得良好效果。

传统的 CISH 手术步骤如下所述。①附件手术：腹腔镜下内缝卵巢悬韧带，腔外打滑结结扎切断后，继续套扎残端 2 次，以防滑脱出血。此时附件已被切除（图 3-4）。如保留附件，则缝扎、切断卵巢固有韧带及输卵管峡部。②下推膀胱：钳夹切断圆韧带，用内套圈结扎残端。剪开膀胱子宫腹膜反折，下推膀胱，使之与子宫分离。剪开阔韧带后叶至骶骨韧带处。将阔韧带内疏松结缔组织稍事分离，显露子宫动脉上行支。③宫颈筋膜内旋切子宫：经阴道把直径 5 mm 的子宫校正杆伸入子宫颈和宫腔，从子宫底部正中穿出，再以之为中心轴，插入 CURT，边推进边旋转，于宫颈筋膜套内切除子宫颈内膜、部分肌壁和子宫体中心部分。退出 CURT，经腹腔镜三套圈法结扎残留宫颈鞘膜及子宫动脉上行支，于结扎线上方剪除子宫，热凝残端。④取出切除组织：扩大耻骨联合上穿刺孔至 2 cm，插入碎块器，取出已切除的子宫和附件。清理盆腔，放置引流管。⑤处理阴道、残存宫颈：热凝或电凝残存宫颈鞘创面止血。或填塞碘仿凡士林纱条压迫止血。

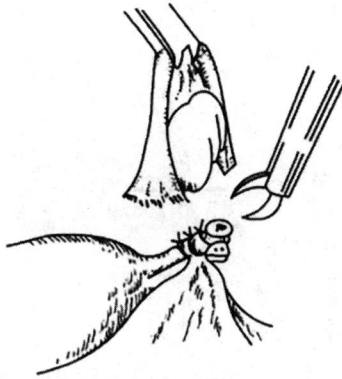

图 3-4　腹腔镜附件切除手术

　　(2) 腹腔镜辅助下阴式子宫切除术（LAVH）：为 H. Reich 1986 年首次报告。这种术式是腹腔镜手术和阴道手术以不同方式组合协同完成的。腹腔镜下可以保留附件（图 3-5），亦可离断骨盆漏斗韧带，圆韧带，离断子宫动脉；或一直做到离断主韧带和骶骨韧带，余下部分由阴道手术完成。其止血方法主要为电凝，以双极电凝较安全。处理血管以钛夹和电凝结合。LAVH 于腹腔镜下分离粘连，切除附件，弥补了经典阴式子宫切除术无法直接观察盆腔脏器的缺憾，可扩大阴式子宫切除术指征，即使有盆腔附件病变或未经生育，阴道手术野暴露困难者，均可经腹腔镜和阴道手术协同完成，而且由于腹腔镜的辅助，子宫大小不再是此术式考虑的问题，大子宫在腹腔镜下行部分旋切并取出，剩余小部分自阴道可顺利取出。腹腔镜的介入大大保障了手术的安全性。LAVH 手术操作难度明显比 LTH 术式低，手术时间也明显缩短，手术结局清楚、安全，创伤小，术后恢复快。

　　(3) 腹腔镜全子宫切除术（LTH）：LTH 是腹腔镜手术中较难的一种，除需在腹腔镜下行上述手术操作外，其困难主要是分离膀胱宫颈阴道间隙与直肠窝间隙，充分暴露足够的阴道以完整切除宫颈；腹腔镜下缝合阴道时需一定的缝合技巧，同时要保持一定的腹压，避免阴道漏气。掌握 LTH 是腹腔镜高难度手术的第一步，它可进一步提高镜下操作技术，为开展腹腔镜广泛全子宫切除术奠定基础。

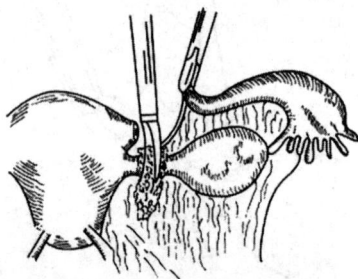

图 3-5 腹腔镜保留附件手术

（4）腹腔镜子宫次全切除术（LSH）：与 CISH 腹腔镜手术操作相同，但其常用单极电刀或电超声钩从宫颈上锥形切除小宫体，宫颈残端通过腹腔镜下间断或连续缝合关闭（图 3-6）。LSH 可以保持阴道、韧带的完整性，保护盆底的承托力，保留部分正常的宫颈，保护了宫颈周围重要的感觉神经及正常的性功能，提高了患者术后的生活质量。

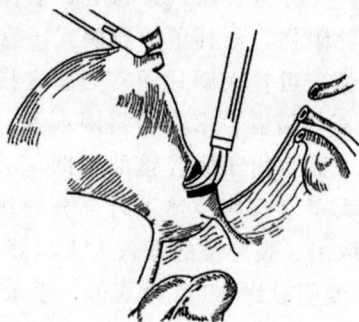

图 3-6 腹腔镜次全子宫切除术

（四）子宫内膜异位症的腹腔镜手术

子宫内膜异位症，是常见妇科病之一，发病率近年明显升高。其虽为良性病变，但具有类似恶性肿瘤易复发、种植和转移的能力，临床上治疗颇棘手。应用腹腔镜诊断和治疗该病，损伤小，可反复施行，为子宫内膜异位症的诊治提供了新的机遇，故特别予以介绍。

1. 子宫内膜异位症合并不孕的腹腔镜治疗

不孕伴有子宫内膜异位症者作剖腹矫治手术后，腹腔常发生致密粘连，导致永久性不孕。应用腹腔镜保守性手术、药物内分泌治疗、再次腹腔镜手术相结合的"三阶段治疗"，其疗效明显较剖腹术为好。Semm 报道用该法治疗 572 例子宫内膜异位症或输卵管因素不孕者，妊娠率达 48%。子宫内膜异位症"三阶段治疗法"。具体步骤如下所述。

（1）诊断和（或）手术性腹腔镜＋输卵管通液内镜检查＋系列的输卵管通液术：①粘连分离术。②卵巢粘连分离术。③输卵管粘连分离术。④输卵管伞部成形术。⑤卵巢囊肿切除或剜出术。⑥子宫内膜异位灶的内凝术。⑦整个盆腔的粘连分离，恢复正常解剖形态。

（2）孕激素制剂或抗促性腺激素的内分泌治疗，以 3～9 个月为一疗程。

（3）再次手术腹腔镜＋系列的输卵管通液内镜检查＋系列的输卵管通液术：①粘连分离术。②卵巢粘连分离术。③输卵管粘连分离术。④输卵管造口术。⑤输卵管端端吻合术或剖腹输卵管移植。

2. 轻、中度子宫内膜异位症

无生育要求者，亦可以采用三阶段治疗法中的腹腔镜粘连分离术、巧克力囊肿切除或剜出术，子宫内膜异位灶的内凝术进行治疗。术后再辅以内分泌治疗 3～9 个月。亦可行半根治性手术。于腹腔镜下切除盆腔内病灶及子宫，保留部分正常卵巢或一侧卵巢。

3. 双途径治疗法

当宫颈旁、直肠后有子宫内膜异位结节时，为避免损伤直肠和输尿管，可在腹腔镜监护下切开阴道后穹隆取出该部位内膜异位结节。

4. 盆腔重度子宫内膜异位症根治术

重症患者，年龄＞45 岁，要求根治手术治疗者，可以行腹腔镜或协同阴道子宫切除及双侧附件切除术（LAVH）。

（五）腹腔镜妇科恶性肿瘤手术

1989 年 Querleu 率先开展了腹腔镜下盆腔淋巴结清扫术以来，腹腔镜在妇科恶性肿瘤的诊治中逐步得到广泛应用，对宫颈癌、子宫内膜癌的广泛性子宫切除及盆腔淋巴结清除能达到开腹手术的效果，而且清除的淋巴结多，出血少。腹腔镜对卵巢恶性肿瘤的手术治疗有很多报道，但尚存在诸多争议，二氧化碳气腹常被认为与肿瘤播散和穿刺孔转移有关。

Tozzi 等对腹腔镜下诊断的 24 例 I 期卵巢癌患者行肿瘤细胞减灭术，包括腹腔镜辅助的阴式子宫切除术（LAVH）、双侧附件切除、盆腔淋巴清扫术、腹主动脉淋巴结切除、阑尾切除和部分网膜切除。术中无并发症，术后穿刺部位无转移。平均随访 46 个月，无瘤生存率为 91.6％，总体生存率为 100％。卵巢癌腹腔镜手术关键是保护好腹壁和避免肿瘤破裂。早期卵巢癌腹壁转移率约 1％，随临床分期增加，腹壁转移率也增加。对术前估计不足或术中癌肿破裂的病例，只要及时扩大手术范围，充分冲洗腹腔，术后实施足程化疗，一般不影响预后。腹腔镜下早期卵巢癌的肿瘤细胞减灭术同开腹术相比并不降低患者的术后生存率。

Maneo 等对 62 例需保留生育功能的交界性肿瘤患者治疗后随访，其中 30 例腹腔镜治疗，32 例开腹手术。单变量分析结果显示肿块的直径是腹腔镜手术成败的关键，直径＞5 cm 的肿瘤有残留的风险。需由有经验的医师在腹腔镜下探查，而且要求具备行术中快速冰冻切片检查的条件。当冰冻结果显示为交界性肿瘤时，应切除患侧卵巢、网膜，行腹膜活检，盆腔淋巴结清扫。对于要保留生育功能的双侧交界性肿瘤患者行双侧囊肿切除或保留病灶小的一侧卵巢。

目前，应用腹腔镜手术治疗早期卵巢癌，尚需大样本前瞻性研究。

（六）其他

1. 腹腔镜手术在妊娠期的应用

由于妊娠期生理的特殊性，20 世纪 90 年代初，妊娠期被列为腹腔镜手术的禁忌证。1991 年，Weber 等报道了第 1 例妊娠期腹腔镜手术，随后，越来越多临床观察和动物实验探讨了在妊娠期腹腔镜的可行性、有效性及安全性。2004 年 Rollin 等报道 10 年间施行的妊娠期腹腔镜手术在早产率、新生儿出生体重及出生后 5 min Apgar 评分等方面与妊娠期开腹外科手术相比差异无统计学意义。但理论上仍然认为腹腔镜手术使用的二氧化碳气体、气腹及电外科有害气体等将胎儿置于不可知的危险之中，因此，有人仍对妊娠期腹腔镜手术持谨慎态度。

2. 生殖道畸形

腹腔镜与宫腔镜联合是诊断子宫畸形与其他生殖道先天畸形的"金标准"，近年腹腔镜也开始用于纠正与治疗生殖道畸形。性腺分化和发育异常者需及时手术切除，以防日后恶变，腹腔镜下图像清晰，有放大效果，寻找性腺更加准确，分离切除更加完整，体现了其微创的优势。采用回肠代阴道成形术是一种较好的治疗先天性无阴道的方法，腹腔镜或腹腔镜辅助小切口利用切割缝合器，切取部分回肠，分离扩大膀胱直肠间隙，置入人工回肠阴道，创伤小，康复快，预后好。

3. Burch 术

Burch 术是国际妇科泌尿协会推荐的治疗张力性尿失禁的一线术式。腹腔镜 Burch 术是经膀胱上方腹膜切口，分离进入耻骨后间隙，暴露膀胱颈与近端尿道，用丝线将阴道旁筋膜悬吊于同侧耻骨弓后库柏韧带上。整个手术过程较开腹手术清晰，出血少，止血快，创面小，术后康复快，效果好，尿失禁复发率低。

八、腹腔镜手术改剖腹手术

腹腔镜手术为患者提供了微创性治疗，避免了腹部大切口，腹腔内干扰少，术后痛苦小；为妇科、外科医师提供了新的技术路线和操作技巧，其成功的关键在于能仔细地有效地控制手术中每个步骤，力争做到无血操作。如果在做到这一点有困难时，改行剖腹手术是必须的。

（1）腹腔镜手术出现严重并发症，如大出血，肠管、输尿管损伤，须立即急诊剖腹探查术。

（2）腹腔镜手术过程中发现病变比预期的严重，腹腔镜下止血困难或病灶无法切除，应及时改为剖腹手术。

（3）腹腔镜手术时，器械、设备故障，改剖腹术更安全。

九、腹腔镜手术的并发症

十多年前阻碍腹腔镜技术发展的最明显的原因是其严重的并发症，包括有些致命事故报告。随着该技术的普及提高和设备更新、改进，以及现代高科技的介入，并发症已较过去大大减少。时至今日，据统计腹腔镜并发症的发生率为 1.24%，死亡为 0.03%～0.14%，仍应引起重视。

（一）气肿和气栓

为最常见的并发症，包括腹膜外气肿、皮下气肿、大网膜气肿、肠道气肿等。多为 Verres 针误入腹膜外腔隙充气引起，可见气腹不对称，腹部局限性隆起，腹部叩诊鼓音不明显，肝浊音界不消失。术中亦可因穿刺套管鞘滑入腹壁所致。多数发生在术者初学阶段。此外，当腹腔充气压力过高时，气体通过横膈裂隙进入纵隔，形成纵隔气肿，可致心搏骤停。充气速度过快，气体进入血管造成气栓，可致猝死。防止方法为腹壁穿刺时，确定 Verres 针在腹腔内方可充气，应按规定控制充气压力和速度。术中勿使穿刺套管鞘移位。

（二）大出血

腹壁穿刺时损伤腹主动脉或下腔静脉，造成腹腔大出血，常来不及抢救，危及患者生命。腹壁出血，多因穿刺损伤腹壁血管所致。术时血管结扎不牢或血管夹滑脱，亦可表现为不同程度的出血。防止方法为穿刺时应提起腹壁，避开腹壁血管成60°角左右旋转刺入，用力应适当。遇特别肥胖或瘦小患者可行开放式腹腔镜。术中仔细操作，牢固钳夹、缝扎，以免出血。

（三）脏器损伤

主要表现为肠道与泌尿道损伤，多在解剖复杂，粘连严重分离时被损伤或电热损伤。如 Verres 针穿入粘连的肠管，患者出现打嗝、排气。电凝或热凝止血或分离粘连时肠管、输尿管损伤，术后出现急性腹膜炎或尿瘘。肠道损伤若未累及全层无需处理，若累及全层或撕裂伤术中应及时修补；若术中未及时发现，电凝损伤术后肠壁坏死脱落引起肠穿孔，表现为术后 3～7 d 发生急性腹膜炎，保守治疗无效时应开腹探查。膀胱输尿管损伤小者，术后留置导尿管 7～14 d，多可自行愈合，损伤大者术中及时修补或吻合。防止方法为严格掌握腹腔镜手术指征，疑有肠管广泛粘连者应列为禁忌。术中分离粘连，解剖关系应清楚，空腔脏器表面勿用电凝，慎用热凝。

（四）高碳酸血症

充气过多或手术时间过长，二氧化碳经腹膜吸收后进入血液，可出现高碳酸血症，表现为心律失常和酸中毒。防止方法为术时严格按充气量和充气速度操作，必要时给予纠酸药物。

（五）感染

多见于手术复杂、手术时间长的患者，可因术中血肿术后吸收不佳导致盆腔脓肿；原有腹腔内感染灶被手术激惹扩散；亦可能无菌操作不严所致。防治方法为仔细止血，严格无菌操作，应用抗生素治疗。

（六）气腹导致的术后不适

术后腹部憋胀、肩痛等，由二氧化碳气腹刺激膈肌神经放射肩部，减少胃肠道蠕动等引起，多数出院前自行消失。

（七）下肢静脉炎、静脉栓塞

系术中气腹压力减少了下肢静脉的回流与循环，术后未及时下床活动引起。

（八）其他

套扎圈线滑脱、离断；宫颈旋切不全、宫颈囊肿、宫颈残端出血、残端癌、残端平滑肌瘤等，多见筋膜内子宫次全切除术或子宫次全切除术。

（李晓兰）

第四章 女性生殖器肿瘤

第一节 外阴肿瘤

外阴肿瘤指发生于外阴的肿瘤，可分为良性和恶性肿瘤，在妇科肿瘤中属少见的肿瘤。

一、外阴良性肿瘤

外阴良性肿瘤较少见。根据良性肿瘤的性状可划分为两大类：囊性或实质性。根据肿瘤的来源也可将其划分为 4 大类：①上皮来源的肿瘤。②上皮附件来源的肿瘤。③中胚叶来源的肿瘤。④神经源性肿瘤。本节将常见的外阴良性肿瘤按肿瘤的来源归类，介绍如下。

（一）上皮来源的肿瘤

1. 外阴乳头瘤

外阴部鳞状上皮的乳头瘤较少见。病变多发生在大阴唇，也可见于阴阜、阴蒂和肛门周围。此肿瘤多见于中老年妇女，发病年龄大多在 40～70 岁。

（1）病理特点。①大体所见：单发或多发的突起，呈菜花状或乳头状，大小可由数毫米至数厘米直径，质略硬。②显微镜下所见：复层鳞形上皮中的棘细胞层增生肥厚，上皮向表面突出形成乳头状结构，上皮脚变粗向真皮层伸展。但上皮细胞排列整齐，细胞无异型性。

（2）临床表现：常常无明显的症状，有一些患者有外阴瘙痒；

如肿瘤较大，因反复摩擦，表面可溃破、出血和感染。有时，妇科检查时才发现外阴部有乳头状肿块，可单发或多发，质略硬。

（3）诊断和鉴别诊断：根据临床表现，可作出初步的诊断。确诊应根据活检后病理学结果。诊断时应与外阴尖锐湿疣进行鉴别。外阴尖锐湿疣系 HPV 病毒感染，在显微镜下可见典型的挖空细胞。据此，可进行鉴别。

（4）治疗：以局部切除为主要的治疗方法，在病灶外 0.5～1 cm 处切除整个肿瘤，切除物必须送病理组织学检查。

2. 软垂疣

软垂疣有时也称为软纤维瘤、纤维上皮性息肉或皮垂，常常较小且软，多见于大阴唇。

（1）病理特点。①大体所见：外形呈球形，直径为 1～2 cm，可有蒂。肿瘤表面有皱襞，肿瘤质地柔软。②显微镜下所见：肿瘤由纤维结缔组织构成，表面覆盖较薄的鳞形细胞上皮层，无细胞增生现象。

（2）临床表现：通常无症状，当蒂扭转或破溃时出现症状，主要为疼痛，溃破，出血和感染。有时肿块受摩擦而有不适感。妇科检查时可见外阴部有肿块，质地偏软。

（3）诊断和鉴别诊断：根据临床表现，基本可作出诊断。如肿瘤表面皱襞较多，需与外阴乳头瘤进行鉴别，显微镜下检查可鉴别。

（4）治疗：如患者因肿瘤而担忧、有症状，或肿瘤直径超过1～2 cm，则肿瘤应予以切除。同样，切除物应送病理组织学检查。

3. 痣

痣可生长在全身各部位，生长于外阴的痣由于位于被刺激的部位，故有可能发生恶变。

（1）病理特点。①大体所见：痣呈黑色，表面平坦或隆起，有时表面可见毛发。②显微镜下所见：痣细胞呈黑色，细胞膜清晰，胞质内为黑棕色细颗粒。按生长部位分为交界痣、皮内痣和复合痣。交界痣是指痣细胞团位于表皮基底层和真皮乳头层交界处。皮内痣是指痣细胞脱离上皮基底层完全进入真皮层内。复合痣是指交界痣的一部分或大部分进入真皮层内。

（2）临床表现：通常无症状。常在妇科检查时发现：痣的颜色从淡褐色到黑色；可呈平坦或隆起，一般较小。

（3）诊断：诊断应不困难，确诊应需病理组织学检查。

（4）治疗：因外阴部的痣处于被刺激的部位，故应切除。切除时可先作冷冻检查，若为恶性则扩大手术范围。

（二）上皮附件来源的肿瘤

1. 汗腺瘤

汗腺瘤是由汗腺上皮增生而形成的肿瘤，一般为良性，极少数为恶性。由于顶泌汗腺在性发育成熟后才有功能，因此这种汗腺瘤发生于成年之后。生长部位主要在大阴唇。

（1）病理特点。①大体所见：肿块直径一般＜1 cm，结节质地软硬不一。有时囊内的乳头状生长物可突出于囊壁。②显微镜下所见：囊性结节，囊内为乳头状结构的腺体和腺管，腺体为纤维小梁所分隔。乳头部分表面有两层细胞：近腔面为立方形或低柱状上皮，胞质淡伊红色呈顶浆分泌状，核圆形位于底部；其外为一层梭形或圆形、胞质透亮的肌上皮细胞。

（2）临床表现：汗腺瘤病程长短不一，有些汗腺瘤可长达十余年而无变化。汗腺瘤小而未破时，一般无症状，仅偶然发现外阴部有一肿块。有时患者有疼痛、刺痒、灼热等症状。如继发感染则局部有疼痛、溢液、出血等症状。

妇科检查时可发现外阴部肿块，肿块可为囊性、实质性或破溃而成为溃疡型。

（3）诊断和鉴别诊断：诊断常常需要根据病理组织学检查。因汗腺瘤易与皮脂腺囊肿、女阴癌、乳头状腺癌等混淆，若单凭肉眼观察，确实不易鉴别，故必须在活组织检查以后，才能确诊。

（4）治疗：汗腺瘤一般为良性，预后良好，故治疗方法大都先做活组织检查，明确诊断后再作局部切除。

2. 皮脂腺腺瘤

皮脂腺腺瘤为一圆形或卵圆形的肿块，发生于外阴者较少，一般为黄豆大小，单发或多发，稍隆起于皮肤。

（1）病理特点。①大体所见：肿块为黄色，直径 1～3 mm 大小，有包膜，表面光滑，质地偏硬。②显微镜下所见：镜下见皮脂腺腺瘤的细胞集合成小叶，小叶的大小轮廓不一。瘤细胞有 3 种：a. 成熟的皮脂腺细胞，细胞大呈多边形，胞质透亮空泡。b. 较小色深的鳞形样细胞，相当于正常皮脂腺的边缘部分细胞，即生发细胞。c. 介于两者之间的为成熟中的过渡细胞。

（2）临床表现：一般无症状。妇科检查时可发现肿块多发生于小阴唇，一般为单个，扪之质偏硬。

（3）诊断和鉴别诊断：诊断可根据临床表现而作出。有时需行切除术，术后病理检查才能确诊。

（4）治疗：一般可行手术切除。

（三）中胚叶来源的肿瘤

1. 粒细胞成肌细胞瘤

此类肿瘤可发生于身体的很多部位，其中 35% 发生于舌，30% 在皮肤及其邻近组织，7% 发生于外阴，其余的发生于其他部位，包括上呼吸道、消化道和骨骼肌等。

（1）病理特点。①大体所见：肿瘤直径一般为 0.5～3 cm 大小，肿块质地中等，淡黄色。②显微镜所见：瘤细胞集合成粗条索状或巢状，为细纤维分隔，细胞大，胞质丰富，含有细伊红色颗粒，核或大或小，位于中央，核仁清晰。

特殊染色提示细胞质颗粒其并非黏液，也不是糖原，但苏丹黑 B 染色结果为阳性，PAS 染色经酶消化后仍为阳性，说明细胞质颗粒很有可能是糖蛋白并有类脂物，这一点支持其为神经源性的组织来源学说。

（2）临床表现：一般无特异的症状，有时患者偶然发现外阴部的肿块，生长缓慢，无压痛，较常发生于大阴唇。妇科检查时可见外阴部肿块质地中等，常为单个，有时为多个，无压痛。

（3）诊断和鉴别诊断：一般需病理检查后才能确诊。同时，需与纤维瘤、表皮囊肿进行鉴别。

（4）治疗：治疗原则是要有足够的手术切除范围，一般在切除标本的边缘应作仔细的检查，如切缘有病变存在，则需再作扩大的手术切除范围。一般预后良好。

2. 平滑肌瘤

平滑肌瘤发生于外阴部者还是很少见的。可发生于外阴的平滑肌、毛囊的立毛肌或血管的平滑肌组织中。外阴平滑肌瘤与子宫平滑肌瘤有相似的地方，如好发于生育年龄的妇女，如肌瘤小，可无任何症状。

（1）病理特点。①大体所见：肿块为实质性，表面光滑，切面灰白色，有光泽。②显微镜所见：平滑肌细胞排列成束状，内含胶原纤维，有时可见平滑肌束形成漩涡状结构，有时也可见肌瘤的变性。

（2）临床表现：患者一般无不适症状，有时会感到外阴不适，外阴下坠感，也有患者因自己发现外阴肿块而就诊。外阴平滑肌瘤常常发生在大阴唇，有时可位于阴蒂、小阴唇。妇科检查可见外阴部实质性肿块，边界清楚，可推动，无压痛。

（3）诊断和鉴别诊断：外阴平滑肌瘤的诊断并不困难，有时需与纤维瘤、肉瘤进行鉴别。纤维瘤质地较平滑肌瘤更硬。而肉瘤边界一般不清，有时在术前鉴别困难。

（4）治疗：以手术切除，如果肌瘤位于浅表，可行局部切除；如果位置较深，可打开包膜，将肌瘤剜出。切除之组织物送病理组织学检查。

3. 血管瘤

血管瘤实际上是先天性血管结构异常形成的，所以，应该说它不是真正的肿瘤。多见于新生儿或幼儿。

（1）病理特点。①大体所见：肿块质地柔软，呈红色或暗红色。②显微镜下所见：常表现为两种结构。a. 一种为无数毛细血管，有的血管腔不明，内皮细胞聚积在一起，有人称其为毛细血管瘤。b. 另一种为血管腔不规则扩大，壁厚薄不一的海绵状血管瘤，管壁衬以单层扁平内皮细胞，扩大的腔内常有血栓形成，有人称此种血管瘤为海绵状血管瘤。

（2）临床表现：多见于婴幼儿，大小可由数毫米至数厘米直径。常高出皮肤，色鲜红或暗红，质软，无压痛。有时因摩擦而出血。

（3）诊断和鉴别诊断：主要根据临床表现，进行初步的诊断。有时需与色素痣进行鉴别诊断。

（4）治疗：如果血管瘤不大，可手术切除；如果面积大或部位不适合手术，则可用冷冻治疗，也可应用激光进行治疗。

（四）神经源性肿瘤

1. 神经鞘瘤

发生于外阴部的神经鞘瘤常常为圆形，生长缓慢。目前一般认为它是来源于外胚层的施万细胞。以往有人认为其来源于中胚层神经鞘。

（1）病理特点。①大体所见：肿块大小不等，一般中等大小，有完整的包膜。②显微镜所见：肿瘤组织主要由神经鞘细胞组成。此种细胞呈细长的梭形或星形，胞浆嗜酸，胞核常深染，大小一致，疏松排列成束状、螺旋状或旋涡状结构。

（2）临床表现：外阴部的神经鞘瘤常表现为圆形的皮下结节，一般无症状，质地偏实。

（3）诊断：根据临床表现，进行初步的诊断，确诊需要病理组织学检查结果。

（4）治疗：手术切除，切除物送病理组织学检查。

2. 神经纤维瘤

外阴神经纤维瘤为孤立的肿块，常位于大阴唇。它主要由神经束衣、神经内衣和神经鞘细胞组成。此肿瘤为中胚层来源。

（1）病理特点。①大体所见：肿瘤无包膜，边界不清。②显微镜下所见：主要为细纤维，平行或交错排列，其中有鞘细胞和轴索的断面，还有胶原纤维。

（2）临床表现：一般无症状，检查发现肿块质地偏实，与周围组织分界不清。

（3）诊断：根据临床表现，进行初步的诊断，确诊需要病理组织学检查结果。

（4）治疗：手术切除，切除物送病理组织学检查。

二、外阴恶性肿瘤

外阴恶性肿瘤主要发生于老年妇女，尤其 60 岁以上者。外阴恶性肿瘤占女性生殖系统恶性肿瘤的 3％～5％。外阴恶性肿瘤包括来自表皮的癌，如外阴鳞状细胞癌、基底细胞癌、Paget 病、汗腺癌和恶性黑色素瘤；来自特殊腺体的腺癌，例如前庭大腺癌和尿道旁腺癌；来自表皮下软组织的肉瘤，如平滑肌肉瘤、横纹肌肉瘤、纤维肉瘤和淋巴肉瘤。

（一）外阴鳞状细胞癌

外阴鳞状细胞癌是外阴最常见的恶性肿瘤，占外阴恶性肿瘤的 90％，好发于大、小阴唇和阴蒂。

1. 发病因素

确切的病因不清，可能与下列因素有一定的关系。

（1）人乳头状瘤病毒感染：人乳头状瘤病毒感染与宫颈癌的发生有密切的关系。目前研究发现，人乳头状瘤病毒与外阴癌前病变及外阴癌也有相关性。

（2）外阴上皮内非瘤变：外阴上皮内非瘤变中的外阴鳞状上皮细胞增生及硬化性苔藓合并鳞状上皮细胞增生有一定的恶变率，其恶变率为 2％～5％。有时，对可疑病变需行活检以明确诊断。

（3）吸烟：吸烟抑制了人体的免疫力，导致人体的抵抗力下降，不能抵抗病毒等感染，可导致肿瘤的发生。

（4）与 VIN 关系密切：如 VIN 未及时发现和治疗，可缓慢发展至浸润癌，尤其是 VINⅢ的患者。

（5）其他：性传播性疾病和性卫生不良也与此病的发生有一定的关系。

2. 病理

大体检查：肿瘤可大可小，一般为 1～8 cm 直径大小，常为质地较硬的结节，常有破溃而成溃疡，周围组织僵硬。显微镜下可分为：①角化鳞形细胞癌。细胞大而呈多边形，核大而染色深，底部钉脚长短大小和方向不一，多而紊乱，侵入间质。癌细胞巢内有角化细胞和角化珠形成。②非角化鳞形细胞癌。癌细胞常为多边形大细胞，细胞排列紊乱，核质比例大，核分裂多，无角化珠，角化细胞偶见。③基底样细胞癌。由类似鳞形上皮基底层组成。癌细胞体积小，不成熟，核质比例很大。角化细胞偶见或见不到。

3. 临床表现

（1）症状：最常见的症状是外阴瘙痒，外阴疼痛或排尿时灼痛，自可扪及外阴肿块，肿瘤破溃出血和渗液；若肿瘤累及尿道，可影响排尿；偶尔患者扪及腹股沟肿大的淋巴结而就诊。

（2）体征：病灶可发生于外阴的任何部位，常见于大小阴唇。肿瘤呈结节状质硬的肿块，与周围分界欠清。可见破溃和出血。检查时，需注意有无腹股沟淋巴结的肿大，还需注意阴道和宫颈有无病变。

4. 转移途径

以直接浸润和淋巴转移为主，晚期可血行转移。

（1）直接浸润：肿瘤在局部不断增殖和生长，体积逐渐增大，并向周围组织延伸和侵犯：向前方扩散可波及尿道和阴蒂，向后方扩散可波及肛门和会阴，向深部可波及脂肪组织和泌尿生殖膈，向内扩散至阴道。进一步还可累及膀胱和直肠。

（2）淋巴转移：外阴淋巴回流丰富，早期单侧肿瘤的淋巴回流多沿同侧淋巴管转移，而位于中线部位的肿瘤，如近阴蒂和会阴处的淋巴回流多沿双侧淋巴管转移，一般先到达腹股沟浅淋巴结，再回流至腹股沟深淋巴结，然后进入盆腔淋巴结。若癌灶累及直肠和膀胱，可直接回流至盆腔淋巴结。

（3）血行转移：肿瘤细胞进入静脉，常播散至肺和脊柱，也可播散至肝脏。

5. 临床分期

目前，国内多采用 FIGO 的临床分期（表 4-1）。

表 4-1　2009 年 FIGO 外阴癌的临床分期

FIGO	定义
Ⅰ	局限在外阴或会阴，淋巴结阴性
Ⅰa	肿块≤2 cm，间质浸润≤1 mm
Ⅰb	肿块＞2 cm，或间质浸润＞1 mm
Ⅱ	无论肿瘤大小，累及会阴邻近器官（下 1/3 尿道，1/3 阴道，肛门），淋巴结阳性
Ⅲ	无论肿瘤大小，伴或不伴会阴邻近器官累及（下 1/3 尿道，1/3 阴道，肛门），淋巴结阳性
Ⅲa	
（ⅰ）	1 个淋巴结转移，（≥5 mm）或
（ⅱ）	1～2 个淋巴结转移，（＜5 mm）
Ⅲb	
（ⅰ）	2 个以上淋巴结转移，（≥5 mm）或
（ⅱ）	3 个以上淋巴结转移，（＜5 mm）
Ⅲc	阳性淋巴结伴囊外转移
Ⅳ	肿瘤侵犯其他区域（上 2/3 尿道、阴道或远处转移）
Ⅳa	肿瘤侵犯以下部位：
（ⅰ）	上尿道和（或）阴道黏液膀胱直肠黏膜或累及盆骨
（ⅱ）	固定或溃疡型腹股沟淋巴结
Ⅳb	任何远处转移包括盆腔淋巴结转移

6. 诊断

（1）根据患者病史、症状和检查结果，初步得出结果。

（2）活组织检查：在病灶处取活检，送病理学检查。

（3）其他辅助检查：宫颈细胞学检查，CT 或 MRI 了解腹股沟和盆腔淋巴结的情况。必要时可行膀胱镜检查或直肠镜检查，了解有无膀胱黏膜或直肠黏膜的侵犯情况。

7. 鉴别诊断

需与外阴鳞状上皮细胞增生、外阴尖锐湿疣和外阴良性肿瘤相鉴别，确诊需根据活检病理学检查结果。

8. 治疗

外阴癌的治疗强调个体化和综合治疗。对早期患者，在不影响预后的基础上，尽量缩小手术范围，以减少手术创伤和手术的并发症。对晚期的患者则采用手术＋化学治疗＋放射治疗，以改善预后，提高患者的生活质量。

Ⅰa 期：可行外阴的局部广泛切除，不必行腹股沟淋巴结的切除。

Ⅰb 期：可行外阴广泛切除术及单侧或双侧腹股沟淋巴结的切除。

Ⅱ期以上：若可行手术，尽量行手术治疗；如手术难以切除，则可考虑综合治疗，如放疗或化疗。

治疗要注意以下几点。

（1）手术治疗。①手术切口：目前一般采用 3 个切开的手术方式，即：双侧腹股沟各一个切口，广泛女阴切除则为一个切口。②若尿道口累及，则可以切除 1 cm 的尿道，一般不影响排尿。③腹股沟淋巴结的切除：其处理原则为以下几项。a. 同侧腹股沟、股淋巴结切除适用于：侧位型肿瘤，包括间质浸润深度＞1 mm 的 T_1 期和所有 T_2 期。b. 双侧腹股沟、股淋巴结切除适用于：中线型肿瘤；累及小阴唇前部的肿瘤；一侧病灶较大的侧位型肿瘤，尤其是同侧淋巴结阳性者。c. 术中发现可疑肿大淋巴结并经冷冻病理检查证实淋巴结阳性者，建议仅切除增大的淋巴结，而避免系统的淋巴结切除术，术后给予腹股沟和盆腔放疗。d. 推荐同时切除腹股沟淋巴结和股淋巴结。股淋巴结位于卵圆窝内股静脉的内侧，切除股淋巴结时不必去除阔筋膜。有研究表明，腹股沟淋巴结阳性者采用腹股沟和盆腔放射治疗的预后优于盆腔淋巴结清扫术（A 级证据）。

（2）放射治疗：外阴鳞状细胞癌对放射治疗敏感，但外阴皮肤不易耐受放疗。所以，放射治疗仅在下列情况下应用：肿块大，肿块位于特殊部位如近尿道口或肛门，腹股沟淋巴结有转移。放射治疗一般作为术前缩小病灶或术后辅助治疗。

（3）化学治疗：晚期患者可采用静脉或介入化学治疗。常用的药物有顺铂，博莱霉素及表阿霉素等。

9. 预后

预后和肿瘤的分期有密切关系：临床期别早，预后好；肿块小，无转移，预后好；淋巴结无转移，预后好；如有淋巴结转移，则转移的个数和包膜有无累及，均与预后相关。

（二）外阴恶性黑色素瘤

外阴恶性黑色素瘤发生率仅次于外阴鳞状细胞癌，最常发生的部位是小阴唇或阴蒂部。

1. 临床表现

（1）症状：外阴瘙痒，以往的色素痣增大，破溃出血，周围出现小的色素痣。

（2）体征：病灶稍隆起，结节状或表面有溃破，黑色或褐色。仔细检查可见肿块周围有小的色素痣。

2. 临床分期

FIGO 分期并不适合外阴恶性黑色素瘤，因为与恶性黑色素瘤预后相关的主要是肿瘤浸润的深度。目前常用的分期方法为 Clark 分期法或 Breslow 分期法（表 4-2）。

表 4-2 Clark 分期法或 Breslow 分期法

级别	Clark	Breslow（浸润深度）
Ⅰ级	局限在上皮层内（原位癌）	<0.76 mm
Ⅱ级	侵入乳头状的真皮层	0.76~1.50 mm
Ⅲ级	乳头状及网状真皮层交界处	1.51~2.25 mm
Ⅳ级	侵犯网状真皮层	2.26~3 mm
Ⅴ级	侵犯皮下脂肪层	>3 mm

3. 诊断

根据临床表现及病理检查可明确诊断。

4. 治疗

外阴恶性黑色素瘤的治疗一般采用综合治疗。由于肿瘤病灶一般较小，故可行局部广泛切除，切除的边缘要求离病灶 1 cm。是否行腹股沟淋巴结清扫术目前仍有争议。有研究认为：如肿瘤侵犯深度超过 1～2 mm，则建议行腹股沟淋巴结清扫术。晚期肿瘤考虑给予化疗和免疫治疗。

（三）外阴前庭大腺癌

外阴前庭大腺癌是一种较少见的恶性肿瘤，常发生于老年妇女。肿瘤既可以发生于腺体，也可以发生在导管。因此，可有不同的病理组织类型，可以为鳞状细胞癌及腺癌，也可以是移行细胞癌或腺鳞癌。

1. 临床表现

（1）症状：患者自可扪及肿块而就诊。早期常无症状，晚期肿瘤可发生出血和感染。

（2）体征：外阴的后方前庭大腺的位置可扪及肿块，早期边界尚清晰，晚期则边界不清。

2. 诊断

早期肿瘤的诊断较困难，与前庭大腺囊肿难以鉴别，需将肿块完整剥出后送病理检查确诊。晚期肿瘤可根据肿瘤发生的部位及临床表现、经肿瘤活检而作出诊断。

3. 治疗

治疗原则为外阴广泛切除术及腹股沟淋巴结清扫术。有研究发现，术后给予放射辅助治疗可降低局部的复发率，如淋巴结阳性，则可行腹股沟和盆腔的放射治疗。

4. 预后

由于前庭大腺位置较深，诊断时临床病期相对较晚，预后较差。

（四）外阴基底细胞癌

外阴基底细胞癌为外阴少见的恶性肿瘤，常发生于老年妇女。病灶常见于大阴唇，也可发生于小阴唇或阴蒂。病理组织学显示：癌组织自表皮的基底层长出，伸向真皮或间质，边缘部有一层栅状排列的基底状细胞。常发生局部浸润，较少发生转移，为低度恶性肿瘤。

1. 临床表现

（1）症状：自可扪及外阴局部肿块，伴局部的瘙痒或烧灼感。

（2）体征：外阴部肿块，边界可辨认，肿块为结节状，若发病时间长，肿块表面可溃破成溃疡。

2. 诊断

根据肿瘤发生的部位及临床表现、肿瘤活检而作出诊断。

3. 治疗

手术为主要治疗手段，可行局部广泛切除术，一般不需行腹股沟淋巴结切除。

4. 预后

预后较好，若肿瘤复发，仍可行复发病灶的切除。

（五）外阴湿疹样癌

外阴湿疹样癌为一种上皮内癌，少见，常发生于老年妇女。癌灶常发生于大阴唇及肛周，有时还可伴有腺癌组织。病理组织学显示：癌灶表皮深处有典型的 Paget 细胞。这种细胞体积大，呈圆形、卵圆形或多边形，胞质透亮，核大，单个或小群的位于表皮层内，周围的鳞状细胞正常。

1. 临床表现

（1）症状：较长时间的外阴瘙痒或烧灼感。

（2）体征：外阴部病灶湿疹样变化，表面有渗出，边界可辨认，周围组织可见皮肤色素的缺失，表面可溃破。

2. 诊断

根据肿瘤发生的部位及临床表现、肿瘤活检病理发现 Paget 细胞而作出诊断。

3. 治疗

手术为主要治疗手段，可行局部广泛切除术，一般不需行腹股沟淋巴结切除。肿瘤细胞生长范围常超出肉眼所见病灶的范围，手术后可能病理报告显示切缘累及，故目前认为，可等待临床可见病灶出现或有症状时再行手术切除。尿道或肛周的肿瘤切除困难，则可行激光治疗。如伴有腺癌，局部切除病灶的边缘至少1 cm，还应行腹股沟淋巴结清扫术。根据病情可选择辅助治疗（放疗或化疗）。

4. 预后

一般预后较好，若肿瘤复发，仍可行复发病灶的再切除。

第二节　阴道肿瘤

阴道肿瘤可分为良性与恶性肿瘤，临床上均较少见。良性肿瘤较小时多无症状，而恶性肿瘤则可伴有阴道流血或分泌物异常。

一、阴道良性肿瘤

阴道良性肿瘤非常少见，阴道壁主要是由鳞形上皮、结缔组织和平滑肌组织所组成。因此，良性肿瘤可能源自这些组织：鳞形上皮发生肿瘤则为乳头瘤；平滑肌组织增生成为平滑肌瘤；发生于结缔组织的有纤维瘤、神经纤维瘤、血管瘤等。若肿瘤较小，则患者可无不适，仅在妇科检查时发现。

（一）阴道乳头瘤

阴道乳头瘤并不常见，可见于阴道的任何部位，呈单灶性或多灶性生长。

1. 临床表现

常无症状，合并感染时出现分泌物增多或出血。妇科检查可发现阴道壁有单灶性或多灶性乳头状突起、质中、大小不等，触之可有出血。

2. 病理

（1）大体所见：呈乳头状突起、质中、大小不等。

（2）显微镜下所见：表面覆有薄层鳞形上皮，中心为纤维结缔组织。

3. 诊断与鉴别诊断

根据临床表现可作出初步诊断。常常需与尖锐湿疣及阴道壁其他良、恶性肿瘤相鉴别，确诊需病理组织学检查。

4. 治疗

单纯手术切除，肿瘤需送病理组织学检查。

（二）阴道平滑肌瘤

阴道平滑肌瘤是良性实质性肿瘤，常发生于阴道前壁，呈单个生长。它的发生率远较子宫平滑肌瘤少见。

1. 病理

（1）大体所见：实质性肿块，常为球形，质地偏实。

（2）显微镜下所见：肿瘤由平滑肌细胞组成，中间由纤维结缔组织分隔。

2. 临床表现

临床症状取决于肿瘤大小和生长部位。小的可无症状，大的可产生压迫症状，并有坠胀感或性交困难。妇科检查可扪及阴道黏膜下偏实质的肿块，常有一定的活动度。

3. 诊断与鉴别诊断

根据临床表现可作出基本诊断，在临床上需与阴道纤维瘤、阴道平滑肌肉瘤等鉴别，确诊需病理组织学检查。

4. 治疗

行肿瘤摘除术，即切开阴道黏膜，将肌瘤剥出，并将肿瘤送病理组织学检查。

（三）其他少见的肿瘤

除上述两种良性的肿瘤外，尚可见其他良性肿瘤，例如纤维瘤、血管瘤、脂肪瘤、颗粒细胞成肌细胞瘤和神经纤维瘤等。不管是哪一种肿瘤，均应予以切除，并将切除之肿瘤送病理检查以明确诊断。

二、阴道恶性肿瘤

阴道恶性肿瘤包括原发性恶性肿瘤和继发性恶性肿瘤，后者发生率远多于前者。

（一）原发性阴道恶性肿瘤

原发性阴道恶性肿瘤有鳞状细胞癌、透明细胞腺癌、恶性黑色素瘤和肉瘤。

1. 原发性阴道鳞状细胞癌

简称原发性阴道癌，较外阴癌和宫颈癌少见，国外学者估计阴道癌与宫颈癌之比为 1：45，与外阴癌之比为 1：3。据统计，每年阴道癌的发生率约为 5/100 万。

（1）发病因素：确切的发病原因尚不清楚，可能与下列因素有关。①年龄因素：流行病学调查发现年龄是最重要的因素，发病高峰年龄段为 60～70 岁。②阴道黏膜的局部慢性刺激：有学者认为，放置子宫托或子宫脱垂与肿瘤发生有一定关系。Way 报道 9％（4/44）、Rutledge 报道 6％（6/101）、Herbst 报道 4％（3/68）和 Ledward 报道 14％（3/21）的患者有应用子宫托史。Whelton 观察到 7.7％的患者伴有子宫脱垂。③绝大多数肿瘤发生于阴道上 1/3，提示液体或细胞碎片积聚于后穹隆成为肿瘤刺激原长期刺激而发生肿瘤。④与子宫切除及盆腔放射治疗有关：Benedet 曾对 136 例阴道原位癌进行分析，发现 71％的患者有全子宫切除的病史、15％因生殖道肿瘤而行盆腔放射治疗。

（2）病灶部位：最常发生的部位是阴道上 1/3 处。Plentl 等复习了大量的病例后发现阴道癌的分布情况如下：51％为阴道上 1/3 处；19％为阴道中段；30％为阴道下 1/3。同时发现，60％发生于阴道后壁、25％发生于阴道前壁、15％发生于阴道侧壁。

（3）病理。①大体所见：肿瘤可呈结节样、菜花样及硬块，有时可见溃疡。②显微镜下所见：原发性阴道癌可分为角化大细胞癌、非角化大细胞癌和低分化梭形细胞癌。以非角化大细胞癌多见。

（4）临床表现。①阴道流血：大约60%的患者主诉无痛性阴道流血，表现为点滴状阴道流血，有时也可有多量流血。20%的患者主诉阴道排液（伴或不伴阴道流血）、5%有疼痛、5%～10%患者在初次检查时无症状。70%的患者出现症状在6个月之内。②阴道排液增多：这与肿瘤表面坏死组织感染或分泌物刺激有关。排液可为水样、米汤样或混有血液。有症状的患者75%为晚期。③体征。a.肿瘤外观可表现为：a.外生性（息肉样，乳头状）。b.内生性（硬结，浸润）。c.扁平病灶。最常见的是外生性，扁平病灶最少见。浸润性病灶发展最快，预后也最差。b.阴道肿瘤在初次检查时常容易漏诊，造成漏诊的原因是：a.检查欠仔细，没有检查全部阴道黏膜。b.窥阴器的叶片遮住了微小的病灶。Frick等报道漏诊率19%（10/52），诊断延误3～12个月。④早期病例即可发生黏膜下浸润和邻近器官的浸润，而溃疡的形成则较晚。早期时肿瘤常向腔内生长，随后向阴道外扩展，最后有破坏浸润性生长。常见周围组织表现有炎性反应，有时可见到局部类似广泛浸润，而实际上肿瘤仍局限于阴道及其附属结构。

（5）诊断：确诊需病理组织学检查。检查时需注意以下几点。①用窥阴器及扪诊仔细地探查整个阴道黏膜，并记录发病的部位及病灶的大小。有时需在麻醉下行检查，作阴道镜和直肠镜检查对分期有帮助。同时应认真检查宫颈、外阴和尿道，如发现在上述部位有肿瘤，就不能作原发性浸润性阴道癌的诊断，而且还需要排除转移病灶。②双合诊对估计病变的范围是重要的，如病灶累及阴道周围组织的范围、直肠阴道隔的浸润、盆壁浸润等，肿瘤及其边缘和宫颈应常规行活检。③检查时还需注意双侧腹股沟淋巴结转移的可能性，应根据组织学检查结果才能确诊有无转移。原发性阴道癌的诊断标准：a.原发病灶在阴道。b.宫颈活检未发现恶性肿瘤。c.其他部位未发现肿瘤。

（6）临床分期：目前主要采用FIGO分期（表4-3）。

表 4-3　原发性阴道癌的 FIGO 分期

期别	癌灶范围
0	原位癌；上皮内瘤变 3 级
Ⅰ	癌灶局限于阴道壁
Ⅱ	癌灶扩展到阴道壁下组织但未达盆壁
Ⅱa	癌灶扩展到阴道壁下组织但未侵犯宫旁及阴道旁组织
Ⅱb	癌灶扩展到宫旁组织但未达骨盆壁
Ⅲ	癌灶扩展到骨盆壁
Ⅳ	癌灶扩展超出真骨盆或累及膀胱、直肠黏膜
Ⅳa	癌侵犯邻近器官
Ⅳb	癌转移到远处器官

(7) 转移途径：阴道癌的转移途径主要是直接浸润和淋巴转移。阴道壁组织血管及淋巴循环丰富，且黏膜下结缔组织疏松，使肿瘤易迅速增大并转移。①直接浸润：阴道前壁癌灶向前累及膀胱及尿道，后壁病灶向后可累及直肠及直肠旁组织，向上累及宫颈，向外累及外阴，向两侧累及阴道旁组织。②淋巴转移：阴道上 1/3 淋巴引流到盆腔淋巴结，进入腹下、闭孔、骶前等淋巴结；阴道下 1/3 则与外阴癌相同，引流到腹股沟淋巴结，偶尔可能转移到髂外淋巴结；阴道中 1/3 则可经上下两途径引流。

(8) 治疗：原发性阴道癌的治疗必须个体化。由于阴道位于膀胱和直肠中间，阴道壁很薄，很容易转移至邻近的淋巴和支持组织，以及应用放射治疗技术的困难性，如此种种，使阴道癌成为难以治疗的恶性肿瘤之一。①治疗方法的选择依据：a. 疾病的期别。b. 肿瘤的大小。c. 位于阴道的部位。d. 是否有转移。e. 如患者年轻应尽量考虑保存阴道功能。②手术治疗：根据肿瘤的期别及患者的具体情况，可选择不同的手术范围及方式。a. 手术适应证：a. 阴道任何部位的较浅表的病灶。b. 阴道上段较小的肿瘤。c. 局部复发病灶（尤其是放射治疗后）。d. 腹股沟淋巴结转移病灶。e. 近阴道口较小的病灶。f. 晚期肿瘤放射治疗后病灶缩小，可考虑行手术治疗。b. 手术范围及方式：a. Ⅰ期患者病变位于阴道后壁上部，若子宫仍存在，应行广泛子宫切除术，部分阴道切除术及盆腔淋巴结清扫术。如果患者以前已行子宫切除术，则可行广泛性上部阴道切除和盆腔淋巴结清扫术。b. Ⅳa期患者，尤其是患者有直肠阴道瘘或膀胱阴道瘘，合适的治疗是全盆腔清除术。Eddy 报道了 6 例Ⅳa 期患者有 3 例 5 年无瘤生存。治疗方式为先行放射治疗，然后行前或全盆腔清除术。c. 放射治疗后复发的患者需切除复发灶，同时给予全盆腔清除术。d. 一些年轻的需行放射治疗的患者，治疗前可给予剖腹探查。目的是：行卵巢移位术；手术分期；切除肿大的淋巴结。e. 近阴道口较小的病灶，可行广泛外阴切除术＋腹股沟深、浅淋巴结清除术。c. 手术注意点：a. 严格掌握手术适应证。b. 根据病变范围选择合适的手术范围。c. 年轻患者如希望保留阴道功能可行皮瓣重建阴道术。d. 年龄大、病期晚的患者行广泛手术需慎重。e. 手术并发症：除一般的手术并发症外，由于阴道的解剖、组织学特点、与直肠、尿道的密切关系，使阴道手术较其他手术更容易损伤尿道及直肠，形成膀胱阴道瘘或尿道阴道瘘、直肠阴道瘘。术后阴道狭窄也可能影响年轻患者的性功能。③放射治疗：由于阴道和膀胱及直肠非常接近，常需行广泛手术，甚至盆腔清除术和尿道和（或）肠造瘘术，若年龄大的患者不适宜这类手术，则可采用放射治疗。虽然，放射治疗也有并发症，但放射治疗有以下特点：a. 全身危险性较小。b. 有可能保存膀胱、直肠及阴道。c. 治愈率与宫颈和子宫内膜癌的放射治疗效果相似。

接受放射治疗的 6％～8％患者可出现一些严重的并发症，如直肠、阴道狭窄和直肠阴道瘘，膀胱阴道瘘及盆腔脓肿。最严重的并发症常常发生于晚期患者、并且与肿瘤进展有关。轻微的并发症非常常见，包括阴道和宫旁组织纤维化、放射性膀胱炎和直肠炎、尿道狭窄、局部坏死。放射治疗Ⅰ～Ⅳ期的 5 年存活率为 50％。

随着肿瘤期别的增加死亡率上升。Ⅰ期死亡率大约为 10％，

Ⅱ期为 50%，Ⅲ期加Ⅳ期约 80%。Ⅰ期复发 80%发生于 48 个月内，Ⅱ期为 30 个月，Ⅲ期和Ⅳ期为 18 个月内。

因此，原发性阴道鳞形细胞癌期别对预后有重要的意义，直接影响患者的生存率和复发率。由此，也说明了肿瘤早期诊断及治疗的重要性。

2. 阴道透明细胞腺癌

发生于阴道的透亮细胞癌并不常见。大多数阴道透明细胞腺癌患者的发病年龄为 18～24 岁。一般认为患者在胚胎期暴露于乙底酚，尤其是孕 18 周以前。大约 70%的阴道透明细胞癌患者其母亲孕期曾服用雌激素，阴道腺病与阴道透明细胞癌有一定的关系。

（1）病理：大体检查可见肿瘤呈息肉状或结节状，有的呈溃疡；显微镜下可见癌细胞胞质透亮，细胞结构排列呈实质状，可呈腺管状、囊状、乳头状及囊腺型。

（2）临床表现：20%的患者无自觉症状，一旦出现症状，常主诉异常阴道流血，量时多时少。有时，由于肿瘤造成的阴道流血常常被误诊为无排卵性功能失调性子宫出血而未予重视。白带增多也是常见的症状。在窥视检查时可见息肉样、结节状或乳头状赘生物、表面常有溃疡、大小不一，甚至有 10 cm 直径大小的肿块。常向腔内生长，深部浸润不常见，最常发生于上 1/3 阴道前壁。应用窥阴器检查时，必须旋转 90°，以便看清整个阴道壁的情况。阴道镜检查是有效的辅助诊断方法，确诊需根据病理检查结果。

（3）治疗：目前尚无有效的治疗方案，必须考虑能否保留阴道功能和卵巢功能。因此，如病灶侵犯阴道上段，应行广泛子宫切除、部分阴道切除和盆腔淋巴结清扫术。卵巢正常者可以保留。晚期病例，放射治疗也是有一定效果的，应行全盆腔外照射及腔内放射治疗。年轻患者如需行全阴道切除术，应同时考虑重建阴道，阴道重建可应用厚皮瓣建立。近年来有采用化学治疗的报道，但因例数较少，很难判断疗效。常用药物有 CTX、VCR、5-FU、MTX、孕酮制剂等。

（4）预后：与疾病的期别、组织学分级、病灶大小、盆腔淋巴结是否转移有关，其中以疾病的期别最为重要。盆腔淋巴结阳性率可达 15％，复发及死亡常发生于淋巴结转移的患者。

3. 阴道恶性黑色素瘤

阴道恶性黑色素瘤是第二位常见的阴道恶性肿瘤，占所有阴道恶性肿瘤的 3％～5％。原发肿瘤常由于阴道黑痣引起。

阴道黑色素瘤发病的高峰年龄为 50～60 岁，年龄范围 22～83 岁。本病的死亡率高，5 年生存率为 15％～20％。

（1）发病原因：关于恶性黑色素瘤的来源有 3 种意见。①来自原有的痣，尤其为交界痣是恶性黑色素瘤的主要来源。②来自恶性前期病变（恶性雀斑）。③来自正常皮肤。

至于恶变的原因尚有争论，一般认为与内分泌和刺激有密切关系。文献报道恶性黑色素瘤的发病与种族、免疫系统状态及遗传有关。有人认为免疫系统状态是一个附加因素，将决定一个除了有遗传倾向的人是否最后发生恶性黑色素瘤，任何免疫缺陷都可能是一个触发因素。一些恶性黑色素瘤具有遗传性，称为遗传性黑色素瘤或家族性恶性黑色素瘤。恶性黑色素瘤患者的近亲中恶性黑色素瘤的发生率尤其高。

（2）病理。①大体所见：在黏膜表面形成黑色或棕黑色肿块，肿块大小不定，有时在肿块表面有溃疡，仔细检查可发现在主要肿瘤的四周有多个小的子瘤，为瘤组织向外浸润所致。②显微镜下所见：瘤细胞形状不一，呈圆形、多角形及梭形。并呈各种排列，成串、假腺泡样或成片，胞浆较透明，内含黑素颗粒，以及表皮真皮交界处上皮细胞团生长活跃现象都有助于诊断。如无黑素，可用特殊染色来检测，包括 Fontana 组化染色、新鲜组织作多巴反应及酪氨酸酶反应、用免疫组织化学以 HMB45 来检测。

（3）临床表现。①症状：常为阴道流血（65％），阴道异常分泌物（30％）和阴道肿块（20％）。阴道肿块易发生溃疡，常常导致感染及分泌物混浊。如出现坏死，则患者的阴道分泌物中有异常组织并含有污血。其他的症状有疼痛、解尿不畅、排便不畅、下腹部不适及腹股沟扪及肿块。自出现症状到诊断明确平均时间约为 2 个月。②体征：阴道黑色素瘤可发生于阴道的任何部位，最常见发生于下 1/3 的阴道前壁。肿瘤常呈乳头状及息肉样生长，可伴溃疡及坏死。肿瘤表面通常为蓝黑色或黑色，仅 5％ 表面为无色素。病灶周围常常有小的卫星病灶。Morrow 等报道，初次检查时 70％ 肿瘤的直径＞2 cm。必须彻底检查生殖道或生殖道外的原发部位，因为较多的阴道黑色素瘤是转移性的而不是原发的。

（4）治疗：阴道恶性黑色素瘤的治疗原则首选手术。①手术治疗：手术范围应根据病灶的部位、大小、深浅而决定。对可疑病例一定要做好广泛手术的准备工作，然后作局部切除送冰冻检查。根据冷冻检查结果决定手术范围。如病灶位于阴道上段，除切除阴道外，还需作广泛子宫切除及双侧盆腔淋巴结清除术。如病灶位于阴道下段，在阴道口附近，则需作阴道切除术及双侧腹股沟淋巴结清扫术。如病变晚、浸润深，则可能需行更广泛的手术，如前、后或全盆腔清扫术。②放射治疗：阴道恶性黑色素瘤对放射治疗不十分敏感，因此，放射治疗不宜作为首选的治疗方法。转移及复发的患者可采用放射治疗，可以起到姑息及延长生命的作用。③化学治疗：作为手术治疗后的辅助治疗，起到消除残存病灶的作用，以提高生存率。④免疫治疗：近年来，免疫治疗恶性黑色素瘤取得较好的疗效。应用 γ-干扰素或白细胞介素治疗，也有应用非特异的免疫治疗如卡介苗。

（5）预后：阴道恶性黑色素瘤的预后较差，肿瘤生长非常迅速，短期内肿瘤可发生腹股沟淋巴结转移。有报道，患者 5 年生存率不到 20％，而阴道鳞状细胞癌的 5 年生存率可达 50％。

4. 阴道肉瘤

极为罕见，仅占阴道恶性肿瘤的 2％ 以下。可发生于任何年龄的女性，从幼女到老年，文献报道最年轻的患者仅 13 个月。其发生年龄有两个高峰：一是在 5 岁以前，二是在 50～60 岁之间。阴道肉瘤常见以下类型。

（1）平滑肌肉瘤：在成年人，平滑肌肉瘤是最常见的阴道肉瘤，但仅占所有阴道肿瘤中很少的比例。它常发生在阴道上段的黏膜下组织。显微镜下可见：梭形细胞，核异型，分裂象多，一般分裂象大于5/10高倍镜；细胞不典型。预后与组织学分级、分裂象的多少有关，分裂象多则提示预后差。平滑肌肉瘤经淋巴或血行转移，以血行转移更常见。①临床表现：患者常主诉阴道有块物，伴阴道或直肠疼痛，阴道血性排液等。阴道块物大小不一，直径为3～10 cm，增大的肿瘤可以充塞阴道，甚至脱向外阴。如肿瘤表面破溃则有阴道流血及白带增多。肿瘤充塞阴道时可影响性生活及下腹与阴道胀痛等。②治疗：治疗原则与其他女性生殖道平滑肌肉瘤相同。首选手术治疗，化疗及放疗作为辅助治疗。

局部广泛切除，如肿瘤位于阴道上段则加行广泛子宫及盆腔淋巴结清扫术。如病情较晚期，则可加行邻近器官的切除（膀胱或直肠）。辅助应用化疗和放疗有一定的价值。

（2）胚胎横纹肌肉瘤：胚胎横纹肌肉瘤，又称葡萄状肉瘤，是发生于婴儿阴道的最常见的恶性肿瘤。肿瘤起源于上皮下结缔组织，肿瘤并不仅可发生于阴道，也可发生于泌尿生殖道及生殖道以外的组织。若发生于阴道，则多见于阴道顶或阴道上部的前壁。①发病机制：具体发病机制尚不清楚。Nilms等认为胚胎横纹肌肉瘤系米勒管发育异常所致。但Willis则认为其来源于成熟肌原组织，或为具有迷走分化能力的中胚叶组织。肉瘤中可见中胚叶的成分，尤其是含有胚胎性横纹肌，故名。②病理。a. 大体所见：多个息肉样突出，可充满整个阴道，有时突出于阴道口外，肿瘤组织疏松。阴道前壁病灶多于后壁病灶。b. 显微镜下所见：表面黏膜下有一层组织较致密，内有较深染的异型梭形细胞，较为密集，称为形成层，为组织形态特征之一；疏松的黏液样组织中，常可找到横纹肌母细胞和胚胎性横纹肌细胞。③临床表现。a. 症状：初起时可无症状，随着肿瘤的发展，阴道流血是最常见的症状。点滴出血是第一条线索。有时在哭吵、咳嗽或大便后阴道流血。b. 体征：初次检查时可发现息肉样组织。常将其误诊为炎性息肉、阴道炎。肿瘤漫延至阴道口时，可见透亮、水肿的葡萄状息肉或息肉状组织。必须强调妇科检查很重要。不管患者的年龄大小，只要有异常的阴道流血，就必须行妇科检查（检查前须患者家属知情同意），包括内、外生殖器的窥视和扪诊。婴儿的检查必须在麻醉下进行。用小扩鼻器扩张阴道后进行检查。肿块常位于阴道上 2/3 前壁。肿瘤首先向阴道腔内生长，随后浸润破坏扩展至阴道旁结缔组织，并可转移到身体的其他部位，最常转移至局部淋巴结、肺及肝脏。肿瘤生长很快，在出现症状后 3 个月之内就可引起患者的死亡。如果不治疗，大多数患者在出现症状后 9～18 个月死亡。患者的预后与诊断时疾病的期别和所选择的治疗方式密切有关。④诊断：胚胎横纹肌肉瘤恶性程度高，发展快，一般从患者出现症状到死亡的间隔时间为 9～18 个月，也有在症状发生后 3 个月内即死亡者。所以早期诊断至关重要。一般根据上述症状及体征，诊断并不困难，但最后诊断需根据病理检查。⑤治疗：现常应用联合治疗。以手术治疗为主，辅以放射治疗和化学治疗。手术应采用根治术，因为：a. 本病发展快，如不治疗多在 1 年内死亡。b. 该肿瘤可能为多中心（在阴道、膀胱、宫颈及宫腔等）发生，治疗失败都是因为肿瘤复发。c. 远处转移出现晚，并不常见。根治术范围为全子宫、全阴道、部分外阴切除和盆腔淋巴结清扫术。晚期患者必要时需作全盆腔清除术。单纯手术治疗效果欠佳。自 20 世纪 70 年代以来，放疗和化疗的迅速发展故提出综合治疗的方法。手术范围可根据病灶的范围适当选择相对较小的根治性手术。术前采用化疗或低剂量放射治疗（肿瘤剂量 40～50 cGy）。所采用的化疗药物是长春新碱，放线菌素 D 和环磷酰胺（VAC）。应用综合治疗，有可能保留膀胱和直肠。应用联合治疗的患者的 5 年生存率高达 75%。目前已不再强调必须行根治性盆腔清扫术。⑥预后：肿瘤生长很快，在出现症状后 3 个月之内就可引起患者的死亡。如果不治疗，大多数患者在出现症状后 9～18 个月死亡。患者的预后与诊断时疾病的期别和所选择的治疗方式密切有关。重要的可影响预后的因素为：a. 疾病的程度（即局部、区域或扩散）。b. 治疗时间，从症状出现到治疗的时间越短，预后愈好。c.首次治疗的彻底性，采用广泛的病灶切除及淋巴结清扫术，可提高生存率。Hilgers 报道 5 年生存率可提高至 50%。

（二）继发性阴道恶性肿瘤

由于发生于阴道的继发性肿瘤远多于原发性肿瘤，因此，如诊断为阴道恶性肿瘤，首先需排除转移性肿瘤的可能。肿瘤不仅仅来自于生殖道的肿瘤如子宫内膜、卵巢、宫颈的肿瘤会转移至阴道；也可源自其他脏器的肿瘤，如肾脏、乳房、直肠和胰腺的肿瘤。有时因发现阴道部位的转移肿瘤，经检查后才发现其原发性肿瘤。

第三节　宫颈癌

近 60 年来，以宫颈脱落细胞涂片为主要内容的宫颈癌筛查的普及和推广使宫颈癌的发生率和死亡率在世界范围内普遍下降了70%，但近年来其稳居不降。与发达国家相比，发展中国家常因为缺乏经济有效的筛查，仅有少数妇女能够得到宫颈癌筛查服务。因此宫颈癌仍是一种严重危害妇女健康的恶性肿瘤，在发展中国家尤其如此。

一、宫颈癌病理

（一）宫颈微小浸润癌

宫颈微小浸润癌是指只能在显微镜下检出而临床难以发现的临床前宫颈癌，由 Mestwardt 于 1947 年首先提出微小癌的名称，此后几十年其名称、定义、诊断标准乃至治疗均很混乱。1974 年美国妇科肿瘤协会（SGO）提出微小浸润癌的定义，其诊断标准为癌变上皮浸润间质达基底膜下≤3 mm，未波及淋巴管及血管，此定义被 FIGO 认可。1975 年 FIGO 将其诊断标准修订为基底膜下浸润深度<5 mm，无融合，无淋巴管及血管瘤栓。为使众多的

定义趋于统一，1985 年 FIGO 根据间质浸润情况将ⅠA 期（微小浸润癌）分为两个亚分期，1994 年 FIGO 对ⅠA 期又作了新的规定：

ⅠA 期：镜下浸润癌，可测量的间质浸润深度≤5 mm，宽度≤7 mm。所有肉眼可见病变甚至仅有浅表浸润亦为ⅠB 期。

ⅠA1 期：可测量的间质浸润深度不超过 3 mm，宽度不超过 7 mm。

ⅠA2 期：可测量的间质浸润深度＞3 mm，但≤5 mm，宽度不超过 7 mm。血管、淋巴间质浸润不改变分期，但应记录。

微小浸润性腺癌也有称为早期浸润性腺癌。与原位腺癌相比，微小浸润性腺癌正常腺体结构消失，代之以分布更加密集、形状更不规则的腺体，并且出现在正常腺体不应该出现的部位。然而在具体诊断工作中，很难界定病变出现在正常腺体范围以外。微小浸润性腺癌的肿瘤细胞也可以像鳞状细胞癌一样以出芽的形式向间质浸润，但在实际工作中这种浸润形式并不多见。所以当出现不规则的筛状、乳头状以及相对实性的巢状结构时，就应考虑是否有浸润。浸润性病变通常伴随有间质反应，如间质水肿、炎症反应和促结缔组织增生性反应等。对于微小浸润性腺癌的浸润深度的界定标准也有很大差异。Ostor 发现各家文献报道的早期浸润性腺癌的浸润深度从 1 mm、2 mm、3～5 mm 不等，但是大多数研究报道所采用的深度为 5 mm，并且应用这一浸润深度作为诊断标准的病例，其淋巴结转移率仅为 2%（清扫 219 个淋巴结标本仅有 5 个转移）。WHO 分类中也没有标定出具体的浸润深度，只是在其分期中提到将微小浸润性腺癌划为 FIGOⅠA 期。然而在实际操作中，由于宫颈腺体结构复杂，很难准确地测量腺癌的侵犯深度，有学者提出对于微小浸润腺癌应该测量肿瘤的体积，而不只是单一测量浸润深度，其体积应＜500 mm³。浸润灶还可能出现多灶状分布，McCluggage 建议如果浸润灶彼此孤立应该分别测量，然后进行累加；如果浸润灶在同一区域，又彼此关系密切，应该测量整个病变的深度及宽度（包括间质）。

（二）宫颈浸润癌

指癌灶浸润间质范围超出了微小浸润癌，多呈网状或团块状浸润间质，包括临床分期ⅠB～Ⅳ期。

1. 鳞状细胞浸润癌

占宫颈癌的80%～85%。鳞状细胞的浸润方式大多为团块状或弥漫性浸润。

（1）按照局部大体观主要有4种类型。①外生型：最常见，癌灶向外生长呈乳头状或菜花样，组织脆弱，触之易出血，常累及阴道。②内生型：癌灶向宫颈深部组织浸润，宫颈表面光滑或仅有柱状上皮异位，宫颈肥大变硬，呈桶状，常累及宫旁组织。③溃疡型：上述两型癌组织继续发展、或合并感染坏死，组织脱落后形成溃疡或空洞，如火山口状。④颈管型：癌灶发生在宫颈管内，常侵入宫颈管及子宫峡部供血层及转移至盆腔淋巴结。

（2）根据癌细胞分化程度可分为：①Ⅰ级为高分化癌（角化性大细胞型）。大细胞，有明显角化珠形成，可见细胞间桥，细胞异型性较轻，无核分裂或核分裂＜2/高倍视野。②Ⅱ级为中分化癌（非角化性大细胞型）。大细胞，少或无角化珠，细胞间桥不明显，细胞异型性明显，核分裂象2～4/高倍视野。③Ⅲ级为低分化癌（小细胞型）。多为未分化小细胞，无角化珠及细胞间桥，细胞异型性明显，核分裂象＞4/高倍视野。

2. 腺癌

占宫颈癌的15%～20%。由于其癌灶往往向宫颈管内生长，故宫颈外观可正常，但因颈管膨大，形如桶状。其最常见的组织学类型有两种。

（1）黏液腺癌：最常见。来源于宫颈管柱状黏液细胞。镜下仅腺体结构，腺上皮细胞增生呈多层，异型性明显，见核分裂象，癌细胞呈乳突状突向腺腔。可分为高、中、低分化腺癌。

（2）微偏腺癌：属高分化宫颈管黏膜腺癌。癌性腺体多，大小不一，形态多变，呈点状突起伸入宫颈间质深层，腺细胞无异型性。常有后腹膜淋巴结转移。

3. 腺鳞癌

占宫颈癌的 3%～5%。是由储备细胞同时向腺细胞和鳞状细胞分化发展而形成。癌组织中包含有鳞癌和腺癌两种成分。

二、诊断

(一) 临床表现

1. 症状

原位癌与微小浸润癌常无任何症状。宫颈癌患者主要症状是阴道分泌物增多、阴道流血，晚期患者可同时表现为疼痛等症状，其表现的形式和程度取决于临床期别、组织学类型、肿块大小和生长方式等。

(1) 阴道分泌物增多：是宫颈癌最早出现的症状，大多为稀薄、可混有淡血性的。若合并感染，可有特殊的气味。

(2) 阴道流血：是宫颈癌最常见的症状。早期患者大多表现为间歇性、无痛性阴道流血，或表现为性生活后及排便后少量阴道流血。晚期患者可表现长期反复的阴道流血，量也较前增多。若侵犯大血管，可引起致命性大出血。由于长期反复出血，患者常可合并贫血症状。

(3) 疼痛：是晚期宫颈癌患者的症状。产生疼痛的原因主要是癌肿侵犯或压迫周围脏器、组织或神经所致。

(4) 其他症状：主要取决于癌灶的广泛程度及所侵犯脏器。癌肿压迫髂淋巴、髂血管使回流受阻，可出现下肢水肿。侵犯膀胱时，可引起尿频、尿痛或血尿，甚至发生膀胱阴道瘘。如两侧输尿管受压或侵犯，严重者可引起无尿及尿毒症，是宫颈癌死亡的原因之一。当癌肿压迫或侵犯直肠时，出现里急后重、便血或排便困难，甚至形成直肠阴道瘘。

2. 体征

宫颈原位癌、微小浸润癌和部分早期浸润癌患者局部可无明显病灶，宫颈光滑或为轻度糜烂。随宫颈浸润癌生长发展可出现不同体征，外生型者宫颈可见菜花状赘生物，组织脆易出血。内生型者由于癌细胞向周围组织生长，浸润宫颈管组织，使宫颈扩张，从而表现为宫颈肥大、质硬和颈管膨大。无论是外生型或内生型，当癌灶继续生长时，其根部血管被浸润，部分组织坏死脱落，形成溃疡或空洞。阴道壁受侵时可见赘生物生长。宫旁组织受侵时，盆腔三合诊检查可扪及宫旁组织增厚、或结节状或形成冰冻骨盆。

晚期患者可扪及肿大的锁骨上和腹股沟淋巴结，也有患者肾区叩痛阳性。

（二）检查

1. 盆腔检查

不仅对诊断有帮助，还可决定患者的临床期别。

（1）阴道检查：窥阴器检查以暴露宫颈及阴道穹隆及阴道壁时，应缓慢扩张并深入暴露宫颈和阴道，以免损伤病灶而导致大出血。阴道检查时应主要观察宫颈外形和病灶的位置、形态、大小及有无溃疡等。阴道指诊时应用手指触摸全部阴道壁至穹隆部及宫颈外口，进一步了解病灶的质地、形状、波及的范围等，并注意有无接触性出血。

（2）双合诊：主要了解子宫体的位置、活动度、形状大小和质地，以及双附件区域、宫旁结缔组织有无包块和结节状增厚。

（3）三合诊：是明确宫颈癌临床期别不可缺少的临床检查，主要了解阴道后壁有无肿瘤病灶的浸润、宫颈大小及形态、宫旁组织情况，应同时注意有无肿大的盆腔淋巴结可能。

2. 全身检查

注意患者的营养状况，有无贫血及全身浅表淋巴结的肿大和肝、脾肿大。

3. 实验室检查和诊断方法

极早期的宫颈癌大多无临床症状，需经宫颈癌筛查后最后根据病理组织学检查以确诊。

（1）宫颈细胞学检查：是目前宫颈癌筛查的主要手段，取材应在宫颈的移行带处，此为宫颈鳞状上皮与柱状上皮交界处。

（2）阴道镜检查：适用于宫颈细胞学异常者，主要观察宫颈阴道病变上皮血管及组织变化。对肉眼病灶不明显的病例，可通过阴道镜协助发现宫颈鳞－柱交界部位有无异型上皮变化，并根据检查结果进行定位活检行组织学检查，以提高宫颈活检的准确率。

（3）宫颈活组织病理检查：是诊断宫颈癌最可靠的依据。适用于阴道镜检查可疑或阳性、临床表现可疑宫颈癌或宫颈其他疾病不易与子宫颈癌鉴别时。宫颈活检应注意在靠近宫颈鳞柱交界的区域（SCJ）和（或）未成熟化生的鳞状上皮区取活检可减少失误，因为这常常是病变最严重的区域。溃疡的活检则必须包括毗邻溃疡周边的异常上皮，因为坏死组织往往占据溃疡的中心。取活检的数量取决于病变面积的大小和严重程度，所谓多点活检通常需要 2～4 个活检标本。一般宫颈活检仅需 2～3 mm 深，约绿豆大小，当怀疑浸润癌时，活检应更深些。

（4）宫颈锥形切除术：宫颈锥形切除术（锥切）主要应用于宫颈细胞学检查多次异常而宫颈活组织学结果为阴性，或活组织学结果为原位癌但不能排除浸润癌的患者。其在宫颈病变的诊治中居于重要地位，很多情况下锥切既是明确诊断，同时亦达到了治疗目的。按照使用的切割器械不同，可分为传统手术刀锥切、冷刀锥切（CKC）、激光锥切（LC）和近年流行的环形电切术（LEEP）。锥切术的手术范围应根据病变的大小和累及的部位决定，原则上锥切顶端达宫颈管内口水平稍下方，锥切底视子宫阴道部病变的范围而定，应达宫颈病灶外 0.5 cm。在保证全部完整的切除宫颈病变的前提下，应尽可能多地保留宫颈管组织，这对未生育而又有强烈生育愿望的年轻患者尤为重要。术后标本的处理十分重要，应注意以下几方面：①锥切的宫颈标本应做解剖位点标记，可在宫颈 12 点处剪开或缝线作标记，并标明宫颈内外口。②锥切标本必须进行充分取材，可疑部位做亚连续或连续切片，全面地评价宫颈病变以免漏诊。③病理学报告应注明标本切缘是否受累、病变距切缘多少毫米、宫颈腺体是否受累及深度和病变是否为多中心等，均有助于宫颈病变的进一步治疗。

（5）宫颈管搔刮术：是用于确定宫颈管内有无病变或癌灶是否已侵犯宫颈管的一种方法，其常与宫颈活检术同时进行从而及早发现宫颈癌。

（6）影像学检查：宫颈癌临床分期通常不能准确地确定肿瘤范围，因此不同的影像学诊断方法，如 CT 扫描、MRI 及正电子发射断层扫描术（PET），用于更准确地确定病灶范围，用于确定治疗计划。但这些检查一般不是都有条件进行，而且结果多变，因而这些检查结果不能作为改变临床分期的依据。MRI 具有高对比度的分辨率和多方位的断层成像能力，对宫颈癌分期的准确率为 81%～92%。MRI 在宫颈癌的术前分期中极具价值：①可以通过宫颈本身信号改变直接观察肿瘤的有无及侵犯宫颈的深度。②可以判断宫旁侵犯的程度、宫颈周围器官（膀胱或直肠）是否受侵以及宫颈癌是否向上或向下侵及宫体或阴道。③可以提示肿大淋巴结的存在，进一步判断淋巴结转移的可能。

（7）鳞状细胞癌抗原（SCCA）检测：SCCA 是从宫颈鳞状上皮中分离出来的鳞状上皮细胞相关抗原 TA-4 的亚单位，由 SCCA-1 和 SCCA-2 抗原组成，是宫颈鳞癌较特异的肿瘤标志物，现已被广泛应用于临床。

三、宫颈癌的转移途径

宫颈上皮内因缺乏淋巴管和血管，而且基底膜又是组织学屏障，可以阻止癌细胞的浸润，因此宫颈原位癌一般不易发生转移。一旦癌细胞突破基底膜侵入间质，病程即是不可逆，癌细胞可到处转移。宫颈癌的转移途径主要是直接蔓延和淋巴转移，少数经血循环转移。

（一）直接蔓延

直接蔓延是最常见的转移途径，通过局部浸润或循淋巴管浸润而侵犯邻近的组织和器官。向下可侵犯阴道穹隆及阴道壁，因前穹隆较浅，所以前穹隆常常较后穹隆受侵早。癌细胞也可通过阴道壁黏膜下淋巴组织播散，而在离宫颈较远处出现孤立的病灶。向上可由颈管侵犯宫腔。癌灶向两侧可蔓延至宫旁和盆壁组织，由于宫旁组织疏松、淋巴管丰富，癌细胞一旦穿破宫颈，即可沿宫旁迅速蔓延，累及主韧带、骶韧带，甚至盆壁组织。当输尿管受到侵犯或压迫可造成梗阻，并引起肾盂、输尿管积水。晚期患者癌细胞可向前、后蔓延分别侵犯膀胱或直肠，形成癌性膀胱阴道瘘或直肠阴道瘘。

（二）淋巴转移

淋巴转移是宫颈癌最重要的转移途径。一般沿宫颈旁淋巴管先转移至闭孔、髂内及髂外等区域淋巴结，后再转移至髂总、骶前和腹主动脉旁淋巴结。晚期患者可远处转移至锁骨上及深、浅腹股沟淋巴结。

宫颈癌淋巴结转移率与其临床期别有关，研究表明 I 期患者淋巴结转移率为 15%～20%、II 期为 25%～40% 和 III 期 50% 以上。20 世纪 40 年代末 Henriksen 对宫颈癌淋巴结转移进行详细的研究，其将宫颈癌的淋巴结转移根据转移时间的先后分为一级组和二级组。

1. 一级组淋巴结

（1）宫旁淋巴结：横跨宫旁组织的一组小淋巴结。

（2）宫颈旁或输尿管旁淋巴结：位于输尿管周围横跨子宫动脉段附近淋巴结。

（3）闭孔或髂内淋巴结：围绕闭孔血管及神经的淋巴结。

（4）髂内淋巴结：沿髂内静脉近髂外静脉处淋巴结。

（5）髂外淋巴结：位于髂外动、静脉周围的 6～8 个淋巴结。

（6）骶前淋巴结。

2. 二级组淋巴结

（1）髂总淋巴结。

（2）腹股沟淋巴结：包括腹股沟深、浅淋巴结。

（3）腹主动脉旁淋巴结。

（三）血行转移

宫颈癌血行转移比较少见，大多发生在晚期患者，可转移至肺、肝、心、脑和皮肤。

四、治疗

浸润性宫颈癌诊断明确后，选择最佳的治疗方案是临床医师面临的首要问题。最佳治疗方案的选择通常取决于患者的年龄、全身健康状况、肿瘤的进展程度、有无并发症和并发症的具体情况以及治疗实施单位的条件。因此，有必要先对患者进行全面仔细的检查评估，再由放疗科医生和妇科肿瘤医生联合对治疗方案作出决定。

治疗方案的选择需要临床判断，除了少数患者的最佳方案只能是对症治疗以外，大多数患者的治疗选择主要是手术、放疗或放化疗。对于局部进展患者的初始治疗大多学者建议选择放化疗，包括腔内放疗（Cs 或 Ra）和外照射 X 线治疗。手术和放疗之间的争论已经存在了几十年，特别是围绕Ⅰ期和ⅡA 期宫颈癌的治疗。对于ⅡB 期及以上期别宫颈癌患者治疗，大多采取顺铂化疗和放疗联合的放化疗。

总体上讲，对于早期宫颈癌患者，手术和放疗的生存率是相似的。放疗的优点是几乎适用于所有期别的患者，而手术治疗则受限于临床期别，在国外的许多机构中，手术治疗被用于希望保留卵巢和阴道功能的Ⅰ、ⅡA 期年轻宫颈癌患者。由于手术技巧提高和相关材料的改进，目前手术所导致的患者死亡率、术后尿道阴道瘘发生率均<1%，这使得选择手术治疗的患者明显增加。其他因素也可能导致选择手术而不是放疗，包括妊娠期宫颈癌、同时合并存在肠道炎性疾病、因其他疾病先前已行放疗、存在盆腔炎性疾病或同时存在附件肿瘤，还有患者的意愿。但在选择放疗时必须考虑到放疗对肿瘤周围正常器官的永久损伤和继发其他恶性肿瘤的可能。

（一）手术治疗

手术治疗是早期宫颈浸润癌首选的治疗手段之一和晚期及某些复发性宫颈癌综合治疗的组成部分。宫颈癌手术治疗已有一百余年历史。随着对宫颈癌认识的不断深入，手术理论与实践的不断完善及宫颈癌其他治疗手段尤其是放疗和化疗的不断进展，宫颈癌手术治疗的术式及其适应证也几经变迁，日趋合理，但其中对手术治疗的发展最重要的贡献者当数 Wertheim 和 Meigs 两位学者。当今开展的宫颈癌各种手术方式均为他们当年所开创术式的演变与发展。

1.宫颈癌手术类型及其适应证

宫颈癌手术治疗的目的是切除宫颈原发病灶及周围已经或可能受累的组织、减除并发症。其原则是既要彻底清除病灶，又要防止不适当地扩大手术范围，尽量减少手术并发症，提高生存质量。

（1）筋膜外子宫切除术（Ⅰ型）：切除所有宫颈组织，不必游离输尿管。筋膜外全子宫切除的范围国内外不同学者在描述上尽管存在一定的差异，但不管如何，与适用于良性疾病的普通全子宫切除术的范围并不相同，主要差异在于普通全子宫切除术不需暴露宫旁段输尿管，而是沿子宫侧壁钳夹、切断宫颈旁组织及阴道旁组织，包括主韧带、宫骶韧带、宫颈膀胱韧带等，为避免损伤输尿管，须紧靠宫颈旁操作，这种操作方法必然会残留部分宫颈组织，而不能很完整地切除宫颈。筋膜外全子宫切除术主要适用于ⅠA1期宫颈癌。

（2）改良根治性子宫切除术（Ⅱ型）：这一术式基本上是Wertheim手术，在子宫动脉与输尿管交叉处切断结扎子宫动脉。部分切除主韧带和宫骶韧带，当上段阴道受累时切除阴道上段1/3。选择性切除增大的盆腔淋巴结。这一术式主要适用于ⅠA2期宫颈癌。

（3）根治性子宫切除术（Ⅲ型）：基本上为 Meigs 手术。在膀胱上动脉分出子宫动脉的起始部切断并结扎子宫动脉，切除全部主韧带、宫骶韧带及阴道上 1/2。主要适用于ⅠB和ⅡA宫颈癌。

（4）超根治性子宫切除术（Ⅳ型）。和Ⅲ型的主要区别是：①完整切除膀胱子宫韧带。②切断膀胱上动脉。③切除阴道上3/4。这一手术泌尿道瘘的发生率较高，主要用于放疗后较小的中心性复发癌。

（5）部分脏器切除术（Ⅴ型）：适用于远端输尿管或膀胱的中心性复发。相应部分切除后，输尿管可重新种植于膀胱。当根治术时发现远端输尿管受累时，也可采用该手术，当然也可放弃手术治疗改行放疗。

国内治疗宫颈癌手术的术式与国外略有不同，基本根据上海张惜阴教授提出的4级手术。

Ⅰ级：筋膜外全子宫及附件切除术（年轻患者保留一侧卵巢）。

Ⅱ级：扩大全子宫切除，阴道和宫旁各切除1 cm。

Ⅲ级：次广泛全子宫切除术，宫旁和阴道各切除2～3 cm。适用ⅠA期宫颈癌，一般不行盆腔淋巴切除术，但特殊情况除外。

Ⅳ级：广泛性全子宫切除术及盆腔淋巴结清扫术，宫旁组织和阴道各切除至少3 cm以上，适用于ⅠB～ⅡA期宫颈癌。

目前宫颈癌根治术通常经腹施行，但也可经阴道施行。事实上经阴道根治术的历史早于经腹。经阴道子宫根治术特别适用于肥胖，合并心、肺、肾重要脏器疾病难以耐受腹部手术等。但操作难度大，主要依靠术者触觉完成手术，要完成淋巴结切除较为困难，目前临床应用较少。随着腹腔镜手术技术的日益成熟，目前腹腔镜宫颈癌根治术也在蓬勃开展，并且已经显现出其微创效优的特点。

2. 并发症

宫颈癌手术并发症可分为术中、术后及晚期并发症。

（1）术中并发症：主要包括术时出血和脏器损伤。①术时出血：根治性全子宫切除术时出血最容易发生在两个步骤，第一为清扫淋巴结时损伤静脉或动脉，第二容易出血处是分离主韧带和游离输尿管隧道。对这类出血可看清出血点者，采用缝扎或结扎止血。对细小静脉或静脉壁细小破裂出血，最简单有效的方法是压迫止血。②脏器损伤：容易损伤的脏器有输尿管、膀胱、直肠和闭孔神经。若操作仔细、技术和解剖熟悉，多能避免。一旦损伤发生可根据损伤部位和范围作修补术。闭孔神经损伤发生后应立即修补缝合。

（2）术后并发症。①术后出血：多发生于术中出血漏扎或止血不严，若出血发生在阴道残端，可出现术后阴道出血。处理方法经阴道结扎或缝扎止血。若出血部位较高，或腹腔内出血，且出血量较多，则需开腹止血。对手术后数日发生的残端出血要考虑感染所致，治疗以抗感染为主。②输尿管瘘：游离输尿管时损伤管壁或影响其局部血供加之术后感染、粘连排尿不畅等，可形成输尿管阴道瘘或腹膜外渗尿等。近年来发生率已降至1%以下，防治措施除不断改进技术外，最重要的是手术细致，尽量避免损伤及预防感染，避免排尿不畅。③盆腔淋巴囊肿：手术后回流的淋巴液潴留于后腹膜间隙而形成囊肿，发生率达12%～24%。淋巴囊肿一般较小，并无症状可随访观察。但较大的囊肿可引起患侧下腹不适，甚至造成同侧输尿管梗阻。需要时可在超声引导下行穿刺抽吸。淋巴囊肿的预防主要靠尽量结扎切断的淋巴管，也有人提出不缝合反折腹膜可减少其发生。④静脉血栓及肺栓塞：是宫颈癌围术期最可能致死的一个并发症，任何时候都应对此提高警惕，术中、术后应予特别的关注，以防发生这种可能致死的并发症。术中是腿部或盆腔静脉形成血栓的最危险时期，应注意确保术中腿部静脉没有被压迫，仔细分离盆腔静脉可减少在这些静脉中形成血栓。⑤感染：其发生率已明显下降，主要取决于广谱抗生素的临床应用和手术条件及技巧的提高。

（3）晚期并发症。①膀胱功能障碍：Seski、Carenza、Nobili和Giacobini等学者均认为术后膀胱功能障碍是支配膀胱逼尿肌的感觉神经和运动神经损伤的直接结果，手术做得越彻底，损伤的程度就越大，术后发生膀胱功能障碍的可能越大。膀胱功能障碍通常表现为术后排尿困难、尿潴留、尿道感染等，术后需长期给予持续的膀胱引流，但经对症治疗，几乎所有的患者都能恢复。通过控制手术范围和手术的彻底性，特别是对于早期宫颈癌患者，能够降低这个并发症。Bandy 及其同事报道了根治性子宫切除术（Ⅲ型）及术后是否予放疗对膀胱功能的远期影响，结果发现 30% 的患者术后需膀胱引流达到或超过 30 d，术后盆腔放疗者膀胱功能障碍的发生率明显高于未放疗者。②淋巴囊肿：是较麻烦的并发症。在髂外静脉下方结扎进入闭孔窝的淋巴管有助于减少淋巴液流入这一最常形成淋巴囊肿的区域。腹膜后引流也可减少淋巴囊肿的发生，但避免盆腔腹膜的重新腹膜化就可以不再需要引流。如果出现淋巴囊肿，一般不会造成损害，而且如果时间足够长，淋巴囊肿通常会被吸收。Choo 及其同事报道认为直径<4～5 cm 的囊肿通常在 2 个月内吸收，处理上只需予以观察。当有证据表明存在明显的输尿管梗阻时需要手术治疗，手术需切除淋巴囊肿的顶，并将舌状下挂的网膜缝合到囊腔内面（内部造袋术），这样可以避免重新形成囊肿。经皮穿刺抽吸囊液常会继发感染，所以需谨慎使用。

（二）放射治疗

在过去的一个多世纪中，由于技术的进步，放疗已经成为与根治性手术一样重要的一种新治疗手段。对放疗耐受的宫颈癌病灶很少，已有大量的证据表明放疗能破坏原发病灶和淋巴结中的转移灶。近年来在许多中心仍保留根治性子宫切除术用于治疗相对比较年轻的、消瘦的、健康状况良好的患者。对于Ⅰ期和ⅡA期患者，手术和放疗这两种治疗手段都具有相对的安全性和较高的治愈率，这给了医生和患者一个真正的治疗选择。

必须注意正常盆腔组织对放疗的耐受情况，在宫颈癌的治疗过程中，正常盆腔组织可能受到相对较高剂量的放射。穹隆部位的阴道黏膜可耐受的放射剂量为 20 000～25 000 cGy，阴道直肠隔大约可耐受 4～6 周的 6000 cGy，膀胱黏膜可接受最大达 7000 cGy 的剂量，结肠和直肠可耐受约 5000～6000 cGy，而盆腔内小肠的耐受性较差，可接受的最大剂量为 4000～4200 cGy。全腹放疗时，小肠的耐受性限制在 2500 cGy，这样的剂量显然也适合盆腔内小肠。放疗的一个基本原则是：任何脏器中的正常组织对放疗的耐受性与该脏器所受到的放射剂量成反比。外放疗与腔内放疗必须以不同的方式结合使用。必须根据每个患者及其特殊的病灶情况制定个体化的治疗计划。需要考虑肿瘤的大小及其分布情况，而不是肿瘤的分期。宫颈癌的成功治疗有赖于临床医师在治疗过程中对病灶的评估能力（也包括对盆腔空间几何的了解），并在必要时对治疗作出调整。因为腔内放疗容易到达宫颈及宫颈管，所以很适合于治疗早期宫颈癌。可以将镭或铯放置到很接近病灶的部位，使病灶表面剂量达到约 15 000～20 000 cGy，而且正常宫颈及阴道组织可以耐受特别高的放射剂量。

1. 放疗的适应证及禁忌证

宫颈癌各期别均可行放射治疗，但ⅠA、ⅠB及ⅡA期癌的患者可以手术方法治愈，手术治疗有保留卵巢，保持阴道弹性等优点，对于年轻患者，医生及患者均乐于选择手术治疗。单纯放疗常常只用于那些不具备手术条件及不愿意接受手术治疗的患者，ⅡB期以上的患者为放射治疗的适应证。孤立性远隔转移的病灶或手术后复发也为放疗适应证。另外，早期患者术后若发现具有高危因素，应接受辅助性放疗或放化疗。禁忌证包括：患者骨髓抑制，白细胞 $<3 \times 10^9 / L$，及血小板 $<70 \times 10^9 / L$ 者，急性或亚急性盆腔炎症未被控制者，已出现尿毒症或恶液质的晚期患者，肝炎急性期、精神病发作期及心血管疾病未被控制者。

2. 宫颈癌的放疗方法

宫颈癌的转移方式以直接蔓延及淋巴转移为主，其盆腔淋巴结受累的概率ⅠB期为 15% 左右，Ⅱ期为 30%，Ⅲ期为 45% 左右。故放疗范围应包括原发灶及转移灶。由于宫颈所处的解剖位置，适合于腔内放射源容器的安置，放射源所给予组织的放射剂量与组织距放射源的距离的平方成反比，故腔内治疗所能给予宫颈的放射剂量远远超过体外放疗，但所给予盆腔淋巴结的剂量却不足，所以宫颈癌的放射治疗应包括体外与腔内放疗的综合治疗。

单纯体外放疗难以做到既达到根治剂量又不产生严重的放射性损伤，治疗效果远不如综合放疗。

（1）参考点及其意义：在宫颈癌的腔内治疗中，盆腔各点距放射源的距离不同，所获得的放射剂量各异，且差异梯度很大，计算困难，只能选择有实际临床意义的点作为评估剂量的参考点：称为 A 点和 B 点。A 点定位于宫腔放射源的末端之上方 2 cm 及放射源旁 2 cm 的交叉点，代表宫旁血管区的正常组织受量。B 点为 A 点线外侧 3 cm 处，相当于闭孔区，代表盆壁淋巴结的受量。因受肿瘤形态及解剖变异的影响，定位不是十分确切，A、B 两点的定义几经争议及修订，仍不完善，但尽管有不足之处，迄今仍沿用以评估及比较剂量。

（2）后装腔内放射治疗：后装腔内放射治疗系统按 A 点的剂量率不同可分为 3 类：高剂量率指 A 点剂量率为 12 Gy/h 以上；中剂量率指 A 点剂量率 2～12 Gy/h 之间；低剂量率为 A 点剂量率 0.4～2 Gy/h 之间。高剂量率后装腔内放疗的优点为治疗时间短、机器治疗能力大、患者在治疗中无需护理从而免除患者长时间被迫体位静卧的痛苦、源容器的固定位置易维持和不至于因患者活动而移位等。而低剂量率后装放射治疗系统的治疗时间以小时计算，患者较长时间被动体位卧床不舒服，放射源容器可因此而移位等是其缺点，但放射生物效应好。由于每台治疗机，每个工作日只能治疗 1 个患者，不适合繁忙的治疗中心的工作需求。

（3）体外放疗：以 60 钴的 γ 线或加速器所产生的高能 X 线实施。体外放疗的目的是补充腔内放疗所给予的 A 点以外区域的剂量的不足。综合放疗时的体外照射以全盆大野开始，剂量 20～30 Gy，每周 5 次，每次 1 野，每次剂量 2 Gy，前后轮照，结束后中央挡铅成四野垂直照射，方法同前，体外放疗给予 B 点的总剂量 40～50 Gy。

单纯体外放疗作为宫颈癌的根治性治疗疗效不如综合放疗且并发症的发生率高，在有条件的医院已不再作为常规治疗，但作为晚期患者的姑息治疗，手术前后的补充治疗及对于阴道解剖不良而无法行腔内治疗者的唯一的放射治疗，以及手术后复发患者的挽救性治疗等有极其广泛的适应证。

体外照射的方法除垂直照射外，尚有四野交叉照射、六野交叉照射、钟摆照射及旋转照射等多种方法，这些方法的目的在于以体外放射为主要治疗时尽可能增加肿瘤受量并减少膀胱和直肠的受量。

（4）体外与腔内放疗的配合：合并感染、空洞型、宫旁侵犯或因肿瘤浸润而阴道狭窄的患者应以全盆大野照射开始治疗。随着放射的进行，肿瘤逐渐消退，阴道的伸展性可能改善，允许腔内治疗的进行。全盆照射的剂量可适当增加，但要相应调整腔内照射的剂量。腔内放疗与体外放疗所给予 A 点的总剂量在 70 Gy左右，根据患者及肿瘤情况个别化调整。

大菜花型宫颈癌，或局部呈现外突性大结节者则以腔内治疗开始，适当增加局部剂量或给予消除量，有条件者先给外突性肿瘤间质插植放疗，使肿瘤最大限度的脱落及消退，改善局部解剖，有利于腔内放疗的进行，改善治疗效果。

常规放疗结束后，可针对残余病灶适当补充三维适形照射。手术中发现不可切除的受累淋巴结，亦应银夹标记，常规治疗结束后，适当补充适形放射治疗。适形放疗为一种治疗技术，使得高剂量区分布的形状在三维方向上与靶区的形状一致，以物理手段改善靶区与周围正常组织和器官的剂量分布，有效的提高治疗增益。但三维适形照射是一种局部治疗措施，不能作为宫颈癌的常规治疗。

总之宫颈癌的放射治疗有其原则，但不应机械套用，而应根据患者及肿瘤情况，本着负责任的精神个别化的设计。

3. 放射治疗的效果及并发症

（1）治疗效果：放射治疗效果受多种因素的影响，影响预后的因素包括肿瘤临床分期、局部肿瘤的大小、肿瘤生长方式、病理类型、肿瘤分化程度、淋巴结转移的有无、转移瘤的大小、是否合并不可控制的感染或贫血及患者的局部解剖等。不恰当的治疗方式当然也影响预后，同一期别的治疗效果各家报道有区别，5年存活率大约Ⅰ期为90％左右，Ⅱ期为60％～80％，Ⅲ期为50％左右。

（2）近期放疗不良反应及晚期并发症：近期反应包括乏力、食欲缺乏、尿频和便次增多等，对症处理可缓解。少数患者反应较重，可出现黏液血便，严重尿频、尿急，甚至合并白细胞减少或血小板减少，须暂停放疗，适当处理，恢复后再重新开始放疗。

晚期肠道并发症包括放射性直肠炎、乙状结肠炎、直肠阴道瘘、肠粘连、肠梗阻和肠穿孔等。放射性直肠炎为最常见，按程度可分为轻、中、重3度。发生率因治疗方式及放射总剂量不同而有差别，约10％～20％。轻度放射性直肠炎不必特殊处理，嘱患者注意休息，避免粗糙有刺激性的饮食，保持大便通畅即可。中度者则须消炎、止血、解痉等药物治疗，严重者甚至须手术干预。

晚期放射性泌尿系统并发症以放射性膀胱炎最常见，表现为反复发生的血尿，可造成严重的贫血，除消炎止血、解痉、矫正贫血等治疗外，可行局部止血处理，必要时行膀胱造瘘术。

（三）化疗

近年来对宫颈癌和化疗研究的进展，已成为各阶段宫颈癌重要的和不可缺少的治疗手段。化疗不仅作为晚期及复发癌的姑息治疗，而且有些化疗药物可作为放疗增敏剂与放疗同时应用或作为中、晚期患者综合治疗方法之一，以提高治疗效果。

1. 同步放化疗

1999—2000年，美国新英格兰医学杂志及临床肿瘤杂志相继发表5个大样本随机对照临床研究，结果表明，同步放化疗提高了宫颈癌患者（包括ⅠB、ⅡA期根治性手术后具有高危因素者）的生存率和局部控制率，减少了死亡的危险。从此，世界各地相继采用同步放化疗治疗宫颈癌。Green等对1981—2000年间19项采用同步放化疗与单纯放疗治疗宫颈癌的随机对照临床研究中共4580例患者的临床资料进行Meta分析，其中同步放化疗患者根据化疗方案不同分为顺铂组和非顺铂组，结果表明，与单纯放疗比较，同步放化疗患者的总生存率明显提高。临床Ⅰ、Ⅱ期宫颈癌患者所占比例高的临床研究中，患者获益更大（P＝0.009）。该Meta分析表明，与单纯放疗患者比较，同步放化疗患者的总生存率和肿瘤无进展生存率分别提高了12%（95%CI＝8～16）和16%（95%CI＝13～19）；同步放化疗对肿瘤的局部控制（OR＝0.61，P＜0.01）和远处转移（OR＝0.57，P＜0.01）均有益处。2002年，Lukka等对9项采用同步放化疗治疗宫颈癌的随机对照临床研究进行Meta分析，结果与Green等的结果一致。但目前也有一些学者持不同意见，认为宫颈癌患者同步放化疗后的5年生存率和局部控制率与单纯放疗比较无明显提高。

宫颈癌同步放化疗的并发症分为早期与晚期两种，早期毒副作用有全身感乏力，食欲减退、厌食、恶心、呕吐，白细胞减少，甚至血红蛋白、血小板下降，早期放射性直肠炎者感里急后重、腹泻、腹痛。2003年，Kirwan等收集19项采用同步放化疗治疗宫颈癌患者的研究中共1766例患者的临床资料进行Meta分析，结果显示，Ⅰ、Ⅱ度血液学毒副作用发生率，同步放化疗组高于单纯放疗组，差异有统计学意义；Ⅲ、Ⅳ度毒副作用发生率，同步放化疗组与单纯放疗组比较，白细胞减少症的发生率增加2倍（OR＝2.15，P＜0.001），血小板减少症增加3倍（OR＝3.04，P＝0.005），胃肠道反应增加2倍（OR＝1.92，P＜0.001）。19项研究中，8项研究有晚期并发症的记录，其中7组资料中同步放化疗组晚期并发症的发生率与单纯放疗组比较，差异无统计学意义。导致上述结果可能的原因：①评定并发症的标准不统一。②并发症资料不全。③近期并发症的定义不同。④并发症发生率的计算方法不同。⑤缺少远期并发症资料。⑥随访时间过短。

2. 新辅助化疗

从20世纪80年代开始，新辅助化疗（NACT）逐渐应用于局部晚期宫颈癌，NACT指在主要治疗手段前给予的化疗，属辅助性化疗范畴。其主要意义：①缩小肿瘤体积，增加手术切除率和减少手术风险。②缩小肿瘤体积，提高放射治疗的敏感性。③消灭微转移，减少不良预后因素，降低复发风险，提高患者的生存率。

NACT 后可手术率为 48％～100％，且不增加手术并发症；9％～18％患者术后病理证实达完全缓解，淋巴结转移率比相同临床期别和肿瘤大小的患者明显下降；更重要的发现是 NACT 后ⅠB2～ⅡB 和Ⅲ期患者的 5 年生存率分别为 83％和 45％，明显高于单纯放疗。近年来有学者开展了 NACT 后同步放化疗治疗局部晚期宫颈癌的临床研究。Duenas-Gonzalez 等对 14 例经 NACT（顺铂＋健择）3 个疗程后不能手术的患者给予同步放化疗，结果发现有效率为 93％，经 20 个月的随访有 50％患者无瘤生存，无严重毒副作用发生。因此，有学者认为 NACT 后同步放化疗是有效和可耐受的，同步放化疗可克服 NACT 所导致的耐药。2003 年 Duenas-Gonzalez 等又报道了 43 例接受 NACT＋子宫根治术＋同步放化疗的ⅠB2～ⅢB 期患者的临床研究结果，发现该治疗方案有较高的反应率，经 21 个月（平均 3～26 个月）随访总生存率 79％，无严重毒副作用。

从目前的国内外文献来看，NACT 的适应证尚不统一，ⅠB2～ⅣA 均有。2003 年国际妇产科联盟（FIGO）推荐ⅠB2 和ⅡA2 宫颈癌患者初次治疗可选择 NACT（3 个疗程的以铂类为主的快速输注化疗），随后给予子宫根治术±放疗。Kuzuya 认为 NACT＋放疗对任何期别的宫颈癌均无效，对ⅠB2～ⅡB 期患者 NACT＋手术效果优于单纯放疗，而Ⅲ和Ⅳ期宫颈癌患者的标准治疗方案为同步放化疗。

在局部晚期宫颈癌新辅助化疗中应用最广泛的药物有顺铂、博莱霉素、阿霉素和长春新碱等，这些药物的联合应用如 BIP 方案、VBP 方案等可以获得 80％左右的缓解率，而且不良反应相对不高，耐受性较好，但对腺癌的有效率仍不理想，约为 67％。近年来随着化疗新药，如紫杉醇、健择、多西紫杉醇等药的开发，许多新的方案也开始应用于新辅助化疗，诸如 DDP＋CPT－11、ADM＋Taxol＋DDP 等。

随着介入技术的成熟与发展，动脉插管介入化疗已被部分学者成功用于宫颈癌的 NACT：动脉介入化疗能够使化疗药物聚集于靶器官，可长时间、高浓度作用于癌组织，且不良反应小。目前，大多数学者认为术前动脉介入化疗能显著地缩小肿瘤的体积，降低淋巴结转移、宫旁浸润、脉管浸润等的比例，增加临床和病理的完全缓解率，提高 5 年生存率。但国内王平等学者的研究发现动脉化疗与静脉化疗有相同的疗效，且后者使用相对更简便、经济。

3. 早期宫颈癌术后的辅助性化疗

目前对具有高危因素的早期宫颈癌患者术后原则上推荐接受辅助性放疗，但由于放疗可导致患者卵巢、阴道等损伤，年轻患者往往难以接受。随着人们对化疗在宫颈癌治疗中地位的认识，近年来有学者对具有淋巴结转移、脉管内癌栓、间质浸润深度≥75％、手术切缘阳性、肿瘤细胞分化差，以及细胞学类型为非鳞状细胞癌等高危病例进行了术后化疗的临床研究，发现化疗可作为术后辅助治疗或补充治疗手段，有助于提高局部控制率，减少复发转移和改善患者的生存，特别是不愿接受盆腔放疗的年轻宫颈癌患者，采用术后化疗代替盆腔局部放疗，可有效保留阴道和卵巢的功能。

4. 姑息性化疗

Ⅵ期宫颈癌和复发宫颈癌患者预后差，其中放疗后复发者预后更差。其对化疗的临床有效率在 10％～20％之间。初始是放疗抑或非放疗，其化疗有效率存在明显不同。导致这种现象的原因可能为：①放疗破坏了复发癌灶的血液供应，药物难于达到较高浓度。②交叉抗拒。③患者存在的相关并发症，如肾功能不全、尿路梗阻等导致患者对化疗药物的耐受性差。

（四）复发转移宫颈癌的治疗

大多数复发转移宫颈癌发生在初次治疗后的 2 年内，其治疗十分困难，预后极差，平均存活期为 7 个月。复发转移宫颈癌治疗方式的选择主要依据患者本身的身体状况、转移复发部位、范围及初次治疗方法决定。目前，国内外对转移复发宫颈癌的治疗趋势是采用多种手段的综合治疗。无论初次治疗的方法是手术还是放疗，均由于解剖变异、周围组织粘连及导致的并发症，给治疗带来了一定的困难，并易造成更严重的并发症。因此，在再次治疗前除详细询问病史外，还应做钡灌肠、全消化道造影、乙状结肠镜以及静脉肾盂造影等，以了解复发转移病灶与周围组织的关系，评价以前的放射损伤范围和正常组织的耐受程度等，从而在考虑以上特殊情况后，选择最适宜的个体化治疗。

1. 放疗后局部复发宫颈癌的治疗

大多数放疗后盆腔局部复发的宫颈癌患者并不适合再次放疗，对于这些患者来说盆腔脏器切除术是唯一的治疗方法。纵观几十年来的国外资料，由于手术不断改进如盆腔填充、回肠代膀胱以及阴道重建术等，使手术并发症及病死率明显下降，多数文献报道病死率<10%，5 年存活率明显改善，达 30%～60%。影响手术后生存的主要因素有：初次治疗后无瘤生存期、复发病灶的大小和复发病灶是否累及盆侧壁，文献报道初次治疗后无瘤生存期>6 个月、复发病灶直径<3cm 和盆侧壁未累及的患者存活期明显延长。由于放疗后出现广泛纤维化，导致术前判断复发灶是否累及盆侧壁比较困难，有学者认为单侧下肢水肿、坐骨神经痛及尿路梗阻这 3 种临床表现预示复发病灶已累及盆侧壁，实行盆腔脏器切除术的失败率增加，建议施行姑息性治疗。另外，老年妇女并不是盆腔脏器切除术的反指征。尽管术前进行了严密的评估，但仍有 1/3 的患者术中发现有盆腔外转移、腹主动脉旁淋巴结转移，以及病灶已累及盆侧壁，因此临床医师应有充分的思想准备，并加强与患者及家属的沟通。也有学者建议对病灶直径<2 cm 的中心性复发患者可采用子宫根治术，但术后易发生泌尿系统的并发症。

2. 子宫根治术后局部复发宫颈癌的治疗

对于子宫根治术后局部复发的宫颈癌患者治疗方法有两种：一是选择盆腔脏器切除术，二是选择放射治疗。据文献报道其5年存活率为6%～77%。有关影响该类患者治疗后预后的因素主要为初次治疗后的无瘤生存期、复发灶的部位和大小。中心性复发患者的预后好于盆侧壁复发者，对于病灶不明显的中心性复发患者再次治疗后10年存活率可达77%，病灶直径＜3 cm的中心性复发患者10年存活率为48%，而对于病灶直径＞3 cm的中心性复发患者则预后很差。对于体积较小的复发患者往往可通过增加体外放射的剂量提高局部控制率，但对于体积较大的复发患者来说，增加放射剂量并不能改善其预后。因此，为提高子宫根治术后局部复发患者的存活率，关键是加强初次治疗后的随访，争取及早诊断其复发。

已有前瞻性的、多中心的随机研究结果显示同时放化疗与单独放疗相比，能明显改善 I B2～Ⅳ A 期的宫颈癌术后复发的存活率，因此有学者认为子宫根治术后局部复发的患者选择同时放化疗应是今后努力的方向。

3. 转移性宫颈癌的治疗

（1）全身化疗：对转移性宫颈癌患者而言，全身化疗可作为一种姑息性治疗措施。目前有许多有效的化疗方案，其中顺铂（DDP）是最有效的化疗药物。许多研究已证明以顺铂为基础的联合化疗治疗后其缓解率、未进展生存期均明显好于单一顺铂化疗者，但总的生存期两者则没有明显差异，因此目前对于转移性宫颈癌是选择联合化疗还是选择单一顺铂化疗尚有争论。另外，迄今尚无随机研究来比较化疗与最佳支持治疗对此类宫颈癌患者生存期、症状缓解和生活质量影响的差异。

近来已有许多新药如紫杉醇、长春瑞滨、健择、伊立替康等与顺铂联合治疗局部晚期宫颈癌和（或）复发转移宫颈癌的Ⅱ期研究发现有效率为40%～66%，其中局部晚期宫颈癌的疗效明显好于复发转移宫颈癌，但与既往报道的以顺铂为基础的化疗疗效相比无明显提高。

五、宫颈癌预后

影响宫颈癌预后的因素很多，包括患者的全身状况、年龄、临床分期、组织学类型、生长方式，以及患者接受治疗的手段是否规范和治疗的并发症等。但临床分期、淋巴结转移和肿瘤细胞分化被认为是其独立的预后因素。

（一）临床分期

无论采用何种治疗手段，临床期别越早其治疗效果越好。国际年报第 21 期报道了 32 052 例宫颈癌的生存率，其中 Ⅰ 期患者的 5 年生存率为 81.6%；Ⅱ 期为 61.3%；Ⅲ 期为 36.7%；Ⅳ 期仅为 12.1%。显示了随着宫颈癌临床分期的升高，其 5 年生存率明显下降。

（二）淋巴结转移

局部淋巴结浸润传统上被认为是宫颈癌预后不良的因素，是手术后患者需接受辅助性治疗的适应证。临床期别越高，盆腔淋巴结发生转移的可能性越大。目前的研究表明，无论是宫颈鳞癌还是腺癌，淋巴结转移对于患者总生存率、疾病特异性生存率、局部复发率和无瘤生存期均是一个独立的预后因素。然而，有些学者报道淋巴结状态对于早期宫颈癌的预后无重要临床意义，淋巴结转移常与其他预后不良因素有关，如临床分期、肿块大小、脉管癌栓和宫旁浸润。

转移淋巴结的数目也与宫颈癌的复发率和无瘤生存期有关，并且许多研究发现它是 Ⅰ、Ⅱ 期宫颈鳞癌的一个独立预后指标。有研究表明，一个淋巴结转移和无淋巴结转移的 ⅠB～ⅡA 期宫颈癌患者的 5 年生存率是相似的，分别为 85% 和 87%。但转移淋巴结数目超过 1 个后，则其 5 年生存率较低。在许多淋巴结转移的 ⅠB 期宫颈癌患者中，如有 4 个以上的转移淋巴结，则其预后更差。但也有研究发现盆腔淋巴结转移的数目与其预后无关。

转移淋巴结的位置也与宫颈癌的预后有关。Kamura 等发现，

ⅠB～ⅡB期宫颈癌患者有1个部位或无淋巴结转移与2个及以上部位转移的生存率差异有显著性。

（三）组织学类型

迄今对于宫颈鳞癌、腺癌和腺鳞癌是否存在不同的预后和转归尚有争议。几项研究结果表明，ⅠB～Ⅱ期宫颈腺癌、腺鳞癌患者与鳞癌患者相比，前者局部复发率高、无瘤生存率和总生存率低。研究指出，腺癌患者的预后明显差于鳞癌，原因在于腺癌肿块体积大，增加了化疗的耐受及向腹腔内转移的倾向。有报道具有相同临床分期和大小相似的肿瘤的宫颈腺癌和鳞癌的淋巴结转移分别是31.6％和14.8％、远处转移分别为37％和21％、卵巢转移分别是6.3％和1.3％。另外还发现，腺癌患者卵巢转移的发生与肿瘤的大小更有关，而与临床分期无关。鳞癌患者卵巢转移则与临床分期有关。但也有研究显示，宫颈腺癌和鳞癌患者在复发和生存率方面差异无显著性。有报道显示淋巴结转移和肿瘤浸润达到宫旁的腺癌患者预后较差，而无淋巴结转移的腺癌预后与鳞癌差异不明显。

（四）肿瘤细胞的分化

肿瘤细胞分化也是宫颈癌的一个重要预后因素，临床分期和治疗方法相同的患者，但由于其肿瘤细胞分化程度不一致，其治疗效果和预后也可不尽相同。Zamder分析了566例宫颈鳞癌手术切除标本肿瘤细胞分化程度与其5年生存率的关系，若取材部位为肿瘤表面，则肿瘤细胞分化Ⅰ级5年生存率为96％；Ⅱ级84％；Ⅲ级为72.3％；而取材部位为肿瘤中心，则肿瘤细胞分化Ⅰ级5年生存率为85.6％；Ⅱ级79.8％；Ⅲ级为71.6％。结果表明肿瘤细胞分化越差，其5年生存率愈低。

第四节　子宫肌瘤

子宫肌瘤是女性生殖器中最常见的一种良性肿瘤，由平滑肌及结缔组织组成，多见于30～50岁妇女，20岁以下少见。根据尸检资料，35 岁以上的女性，约 20％有大小不等的子宫肌瘤。因肌瘤多无或很少有症状，临床发病率远低于肌瘤真实发病率。

一、发病相关因素

确切病因尚未明了，可能涉及正常肌层的体细胞突变、性激素及局部生长因子间的相互作用。因肌瘤好发于生育年龄，青春期前少见；在妊娠、外源性高雌激素作用下，肌瘤生长较快；抑制或降低雌激素水平的治疗可使肌瘤缩小；绝经后停止生长，萎缩或消退，提示其发生可能与女性激素相关。生物化学检测证实肌瘤中雌二醇的雌酮转化率明显低于正常肌组织；肌瘤中雌激素受体（ER）浓度明显高于周边肌组织，故认为肌瘤组织局部对雌激素的高敏感性是肌瘤发生的重要因素之一。此外研究证实孕激素有促进肌瘤有丝分裂活动、刺激肌瘤生长的作用，肌瘤组织较周边肌组织中孕激素受体浓度升高，分泌期的子宫肌瘤标本中分裂象明显高于增殖期的子宫肌瘤。细胞遗传学研究显示 25％～50％子宫肌瘤存在细胞遗传学的异常，包括从点突变到染色体丢失和增多的多种染色体畸变，首先是单克隆起源的体细胞突变，并对突变肌细胞提供一种选择性生长优势；其次是多种与肌瘤有关的染色体重排。常见的有 12 号和 14 号染色体长臂片段易位、12 号染色体长臂重排、7 号染色体长臂部分缺失等。分子生物学研究提示子宫肌瘤由单克隆平滑肌细胞增殖而成，多发性子宫肌瘤由不同克隆细胞形成。还有研究认为，一些生长因子在子宫肌瘤的生长过程中可能起着重要作用，如胰岛素样生长因子（IGF）Ⅰ和Ⅱ、表皮生长因子（EGF）、血小板衍生生长因子（PDGF）A和 B 等。

二、分类

（一）按肌瘤生长部位
分为宫体肌瘤（90％）和宫颈肌瘤（10％）。

（二）按肌瘤与子宫肌壁的关系

分为 3 类。

1. 肌壁间肌瘤

占 60%～70%，肌瘤位于子宫肌壁间，周围均被肌层包围。

2. 浆膜下肌瘤

约占 20%，肌瘤向子宫浆膜面生长，并突出于子宫表面，肌瘤表面仅由子宫浆膜覆盖。若瘤体继续向浆膜面生长，仅有一蒂与子宫相连，称为带蒂浆膜下肌瘤，营养由蒂部血管供应。若血供不足，肌瘤可变性坏死。如蒂扭转断裂，肌瘤脱落形成游离性肌瘤。如肌瘤位于宫体侧壁向宫旁生长突出于阔韧带两叶之间称阔韧带肌瘤。

3. 黏膜下肌瘤

占 10%～15%。肌瘤向宫腔方向生长，突出于宫腔，仅为黏膜层覆盖。黏膜下肌瘤易形成蒂，在宫腔内生长犹如异物，常引起子宫收缩，肌瘤可被挤出宫颈外口而突入阴道。

子宫肌瘤常为多个，以上各类肌瘤可单独发生亦可同时发生。2 个或 2 个部位以上肌瘤发生在同一子宫者，称为多发性子宫肌瘤。

此外，还偶见生长于圆韧带、阔韧带、宫骶韧带。

三、病理

（一）巨检

肌瘤为实质性球形包块，表面光滑，质地较子宫肌层硬，压迫周围肌壁纤维形成假包膜，肌瘤与假包膜间有一层疏松网状间隙故易剥出。血管由外穿入假包膜供给肌瘤营养，肌瘤越大，血管越粗，假包膜中的血管呈放射状排列，壁缺乏外膜，受压后易引起循环障碍而使肌瘤发生各种退行性变。肌瘤长大或多个相融合时呈不规则形状。肌瘤切面呈灰白色，可见旋涡状或编织状结构。肌瘤颜色和硬度与纤维组织多少有关。

（二）镜检

肌瘤主要由梭形平滑肌细胞和不等量纤维结缔组织构成。肌细胞大小均匀，排列成旋涡状或棚状，核为杆状。

（三）特殊类型的子宫肌瘤

1. 富于细胞平滑肌瘤

肿瘤中有丰富的平滑肌细胞，排列紧密，细胞大小及形态尚一致，仅个别细胞有异形，偶见分裂相约 1～4 个/10 个高倍视野。

2. 奇怪型平滑肌瘤

肿瘤以圆形或多边形细胞为主，胞质嗜酸，核周呈透亮空隙。其特征为细胞多形性，核异型甚至出现巨核细胞。无分裂象可见。临床呈良性表现。

3. 血管平滑肌瘤

平滑肌瘤中血管丰富，瘤细胞围绕血管排列，与血管平滑肌紧密相连。肿瘤切面色泽较红。

4. 上皮样平滑肌瘤

平滑肌瘤以圆形或多变形细胞组成，常排列成上皮样索或巢。肌瘤呈黄或灰色。应注意其边缘部分是否有肌层浸润，若有浸润应视为恶性。

5. 神经纤维样平滑肌瘤

肿瘤细胞核呈栅栏状排列，像神经纤维瘤。

四、肌瘤变性

肌瘤变性是肌瘤失去了原有的典型结构。常见的变性有以下几种。

（一）玻璃样变

又称透明变性，最常见。肌瘤剖面旋涡状结构消失为均匀透明样物质取代。镜下见病变区肌细胞消失，为均匀透明无结构区。

（二）囊性变

继发于玻璃样变，肌细胞坏死液化即可发生囊性变，此时子宫肌瘤变软，很难与妊娠子宫或卵巢囊肿区别。肌瘤内出现大小不等的囊腔，其间有结缔组织相隔，数个囊腔也可融合成大囊腔，腔内含清亮无色液体，也可凝固成胶冻状。镜下见囊腔为玻璃样变的肌瘤组织构成，内壁无上皮覆盖。

（三）红色样变

多见于妊娠或产褥期，为肌瘤的一种特殊类型坏死，发生机制不清，可能与肌瘤内小血管退行性变引起血栓及溶血，血红蛋白渗入肌瘤内有关。患者可有剧烈腹痛伴恶心呕吐、发热，白细胞计数升高，检查发现肌瘤迅速增大、压痛。肌瘤剖面为暗红色，如半熟的牛肉，有腥臭味，质软旋涡状结构消失。镜检见组织高度水肿，假包膜内大静脉及瘤体内小静脉血栓形成，广泛出血伴溶血，肌细胞减少，细胞核常溶解消失，并有较多脂肪小球沉积。

（四）肉瘤样变

肌瘤恶变即为肉瘤变，少见，仅为 0.4％～0.8％，多见于年龄较大妇女。肌瘤在短期内迅速长大或伴有不规则出血者应考虑恶变。若绝经后妇女肌瘤增大更应警惕恶性变可能。肌瘤恶变后，组织变软而且脆，切面灰黄色，似生鱼肉状，与周围组织界限不清。镜下见平滑肌细胞增生，排列紊乱，旋涡状结构消失，细胞有异型性。

（五）钙化

多见于蒂部细小血供不足的浆膜下肌瘤以及绝经后妇女的肌瘤。常在脂肪变性后进一步分解成甘油三酯，再与钙盐结合，沉积在肌瘤内。X 线摄片可清楚看到钙化阴影。镜下可见钙化区为层状沉积，呈圆形，有深蓝色微细颗粒。

五、临床表现

（一）症状

多无明显症状，仅在体检时偶然发现。症状与肌瘤部位，有无变性相关，而与肌瘤大小、数目关系不大。常见症状有以下几种。

1. 经量增多及经期延长

多见于大的肌壁间肌瘤及黏膜下肌瘤者，肌瘤使宫腔增大子宫内膜面积增加，并影响子宫收缩可有经量增多、经期延长等症状。此外肌瘤可能使肿瘤附近的静脉受挤压，导致子宫内膜静脉丛充血与扩张，从而引起月经过多。黏膜下肌瘤伴坏死感染时，可有不规则阴道流血或血样脓性排液。长期经量增多可导致继发贫血、乏力、心悸等症状。

2. 下腹包块

肌瘤初起时腹部摸不到肿块，当肌瘤逐渐增大使子宫超过了3个月妊娠大小较易从腹部触及。肿块居下腹正中部位，实性、可活动、无压痛、生长缓慢。巨大的黏膜下肌瘤脱出阴道外，患者可因外阴脱出肿物来就医。

3. 白带增多

肌壁间肌瘤使宫腔面积增大，内膜腺体分泌增多，并伴有盆腔充血致使白带增多；子宫黏膜下肌瘤一旦感染可有大量脓样白带，如有溃烂、坏死、出血时可有血性或脓血性有恶臭的阴道溢液。

4. 压迫症状

子宫前壁下段肌瘤可压迫膀胱引起尿频、尿急；子宫颈肌瘤可引起尿困难、尿潴留；子宫后壁肌瘤（峡部或后壁）可引起下腹坠胀不适、便秘等症状。阔韧带肌瘤或宫颈巨型肌瘤向侧向发展嵌入盆腔内压迫输尿管使上泌尿路受阻，形成输尿管扩张甚至发生肾盂积水。

5. 其他

常见下腹坠胀、腰酸背痛，经期加重。患者可引起不孕或流产。肌瘤红色变性时有急性下腹痛，伴呕吐、发热及肿瘤局部压痛；浆膜下肌瘤蒂扭转可有急性腹痛；子宫黏膜下肌瘤由宫腔向外排出时也可引起腹痛。

（二）体征

与肌瘤大小、位置、数目及有无变性相关。大肌瘤可在下腹部扪及实质性不规则肿块。妇科检查子宫增大，表面不规则单个或多个结节状突起。浆膜下肌瘤可扪及单个实质性球状肿块与子宫有蒂相连。黏膜下肌瘤位于宫腔内者子宫均匀增大；黏膜下肌瘤脱出子宫颈外口，检查即可看到子宫颈口处有肿物，粉红色，表面光滑，宫颈四周边缘清楚。如伴感染时可有坏死、出血及脓性分泌物。

六、诊断及鉴别诊断

根据病史及体征诊断多无困难。个别患者诊断困难可采用B超检查、宫腔镜、子宫输卵管造影等协助诊断。应与下列疾病鉴别。

（一）妊娠子宫

应注意肌瘤囊性变与妊娠子宫先兆流产鉴别。妊娠时有停经史，早孕反应，子宫随停经月份增大变软，借助尿或血 HCG 测定、B超可确诊。

（二）卵巢肿瘤

多无月经改变，呈囊性位于子宫一侧。在某些特定的情况下，两者可能难以鉴别。浆膜下肌瘤可能误诊为卵巢实体或部分实体肿瘤，囊性变的浆膜下肌瘤与卵巢囊肿可能在一般临床检查不易区别。B超检查有时可以鉴别浆膜下肌瘤、阔韧带肌瘤与卵巢肿瘤，扫描时，应特别注意寻找卵巢与肿块、子宫与肿块的关系。最可靠的方法是采用腹腔镜检查，腹腔镜兼有诊断与治疗的作用。注意实质性卵巢肿瘤与带蒂浆膜下肌瘤鉴别，肌瘤囊性变与卵巢囊肿鉴别。

（三）子宫腺肌病

局限型子宫腺肌病类似子宫肌壁间肌瘤，质硬，亦可有经量增多等症状。也可使子宫增大，月经增多。但子宫腺肌病有继发性渐进性痛经史，子宫多呈均匀增大，很少超过 3 个月妊娠大小，有时经前与经后子宫大小可有变化。有时子宫肌腺病可和子宫肌瘤并存。B超检查是鉴别子宫肌腺病与子宫肌瘤常用的辅助检查，阴道B超、彩色多普勒，特别是经阴道进行彩色多普勒超声检查等的应用可以提高两者鉴别的准确性。两者鉴别有时较困难。

（四）子宫内膜息肉

主要表现为月经量多、经期延长及不规则阴道流血等症状，这些症状与子宫黏膜下肌瘤有相似之处，特别是 B 超检查均显示出有宫腔内占位。一般可通过经阴道彩色多普勒超声检查或经阴道宫腔声学造影来进行区别。最为可靠鉴别子宫内膜息肉及子宫黏膜下肌瘤的方法是进行宫腔镜检查。不论诊断或治疗，宫腔镜均是该病的最好选择。

（五）功能失调性子宫出血

主要表现为不规则阴道出血，临床症状与子宫肌瘤有相似之处。较大的肌瘤、子宫明显增大、多发性肌瘤、子宫增大不规则，以及浆膜下肌瘤、子宫表面有结节性突出等情况，一般不会与功血相混淆。鉴别较困难者为子宫肌瘤小，而出血症状又比较明显的病例。一方面是症状相似，均可出现月经过多或不规则出血。另一方面，功血患者有时子宫亦略大于正常。通过 B 超、诊断性刮宫或宫腔镜检查可以对两者进行鉴别诊断。

（六）子宫恶性肿瘤

1. 子宫肉瘤

好发于老年妇女，生长迅速，侵犯周围组织时出现腰腿痛等压迫症状。有时从宫口有息肉样赘生物脱出，触之易出血，肿瘤的活组织检查有助于鉴别。

2. 宫颈癌

有不规则阴道流血及白带增多或不正常排液等症状，外生型较易鉴别，内生型宫颈癌则应与宫颈管黏膜下肌瘤鉴别。宫颈黏膜下肌瘤突出宫颈口、并伴有坏死感染时，外观有时很难与宫颈癌区别，但阴道检查可发现前者肿瘤仍较规则，有时尚可扪及根蒂。可借助于 B 超检查、宫颈细胞学刮片检查、宫颈活组织检查、宫颈管搔刮及分段诊刮等鉴别。

3. 子宫内膜癌

以绝经后阴道流血为主要症状，好发于老年妇女，子宫呈均匀增大或正常，质软。应该强调指出，子宫肌瘤合并子宫内膜癌，远较肌瘤合并宫颈癌为多，也比子宫肌瘤本身癌变为多。因此，子宫肌瘤患者，应警惕合并子宫内膜癌，特别是年龄偏大的患者。不少研究指出，对临床诊断为子宫肌瘤的患者，术前应常规进行诊断性刮宫，因为即使宫颈细胞学阴性者，亦可能发现意料之外的子宫内膜癌。

（七）其他

卵巢巧克力囊肿、盆腔炎性包块、子宫畸形等可根据病史、体征及 B 超检查鉴别。

七、治疗

治疗应根据患者年龄，生育要求，症状及肌瘤的部位、大小、数目全面考虑。

（一）随访观察

肌瘤小（<5 cm），无症状或症状轻微，一般不需治疗，特别是近绝经期妇女，绝经后肌瘤多可萎缩或逐渐消失。每 3～12 个月随访一次，行妇科检查和（或）B 超检查均可。若肌瘤明显增大或出现症状，则可考虑进一步治疗。对未孕的患者，尤其要重视定期随访，以免对今后妊娠产生不良影响。

（二）药物治疗

肌瘤<2 个月妊娠子宫大小，症状轻，近绝经年龄或全身情况不宜手术者或在手术前控制肌瘤的大小以减少手术难度，可给予药物对症治疗。但因为是非根治性治疗，停药后一般肌瘤会重新增大。

1. 雄激素

可对抗雌激素，使子宫内膜萎缩；也可直接作用于子宫，使肌层和血管平滑肌收缩，从而减少子宫出血。近绝经期应用可提前绝经。常用药物：丙酸睾酮 25 mg 肌内注射，每 5 d 1 次，经期 25 mg/d，共 3 次，每月总量不超过 300 mg，可用 3～6 个月；甲睾酮 10 mg/d，舌下含服，连用 3 个月。

2. 促性腺激素释放激素类似物（GnRHa）

采用大剂量连续或长期非脉冲式给药可产生抑制 FSH 和 LH

分泌作用，降低雌二醇到绝经水平，以缓解症状并抑制肌瘤生长使其萎缩。但停药后又逐渐增大到原来大小。一般应用长效制剂，间隔 4 周皮下注射 1 次。常用药物有亮丙瑞林每次 3.75 mg，或戈舍瑞林每次 3.6 mg。目前临床多用于：①术前辅助治疗 3～6 个月，待控制症状、纠正贫血、肌瘤缩小后手术，降低手术难度，减少术中出血，避免输血。②对近绝经期患者有提前过渡到自然绝经作用。③因子宫肌瘤引起不孕的患者，孕前用药使肌瘤缩小以利自然妊娠。用药 6 个月以上可产生绝经期综合征，骨质疏松等不良反应，故长期用药受限。有学者指出，在 GnRHa 用药 3 个月加用小剂量雌孕激素，即反向添加治疗，能有效减少症状且可减少这种不良反应。

3. 其他药物

米非司酮为人工合成的 19-去甲基睾酮衍生物，具有强抗孕酮作用，亦可用于子宫肌瘤治疗。一般从月经周期第 2 天开始，10～25 mg/d 口服，连续服用 6 个月，作为术前用药或提前绝经使用。但停药后肌瘤会重新增大，且不宜长期使用，以防其拮抗糖皮质激素的不良反应。目前，有关该药治疗子宫肌瘤的机制、剂量及疗效，尚在探索之中。此外，在子宫肌瘤出血期，若出血量多，还可用子宫收缩剂（缩宫素）和止血药（如妥塞敏、止血敏、立止血等）。但值得注意的是，子宫肌瘤患者可合并内膜病变，需注意排除。

（三）手术治疗

适应证为：子宫＞10 周妊娠大小、月经过多继发贫血、有膀胱、直肠压迫症状或肌瘤生长较快疑有恶变者、保守治疗失败、不孕或反复流产排除其他原因。手术途径可经腹、经阴道或宫腔镜及腹腔镜辅助下手术。术式有以下几种。

1. 肌瘤切除术

系将子宫肌瘤摘除而保留子宫的手术。适用于 40 岁以下希望保留生育功能的患者。多剖腹或腹腔镜下切除；黏膜下肌瘤部分可经阴道或宫腔镜摘除。

2. 子宫切除术

肌瘤大，个数多，症状明显，不要求保留生育功能，或疑有恶变者，可行剖腹或腹腔镜下全子宫切除术。必要时可于术中行冰冻切片组织学检查。依具体情况决定是否保留双侧附件。术前应宫颈刮片细胞学检查排除宫颈恶性病变。

3. 子宫动脉栓塞术

自 20 世纪 90 年代起子宫动脉栓塞术用于治疗子宫肌瘤以来，绝大部分患者疗效满意，异常子宫出血减少，症状减轻或消除，月经周期恢复正常，贫血改善，子宫和肌瘤的体积均明显减少。术后 3 个月平均减少 40%～60%。并在随后的时间内体积还会继续缩小。对于症状性子宫肌瘤，尤其是伴有严重的贫血或盆腔疼痛，传统非手术治疗失败者，子宫动脉栓塞术是有效的，尤其是对于那些希望保留子宫的患者是可供选择的治疗方案之一。子宫动脉栓塞术的治疗原理为：由于肌瘤组织与正常子宫组织相比生长分裂活跃，耗氧量大，对无氧代谢耐受力差；子宫血供的特殊性导致子宫正常组织有丰富的血管交通网，并且对血栓的溶解能力较肌瘤组织强。通过对子宫肌瘤供血动脉的栓塞，以达到阻断瘤体血供，瘤组织坏死萎缩，使瘤细胞总数减少，从而达到缓解症状的目的。对＜6 cm 的浆膜下肌瘤、＜5 cm 的黏膜下肌瘤以及＜8 cm 肌壁间肌瘤疗效最佳。该手术的绝对禁忌证相对较少，包括妊娠，未明确性质的盆腔肿块或子宫病变、凝血功能障碍等。手术不良反应少，且多轻微。一般术后 7 d 内缓解，10～14 d 可恢复日常生活工作。常见的并发症有穿刺相关并发症、栓塞后综合征、感染、非靶向栓塞等。

（八）子宫肌瘤合并妊娠

肌瘤合并妊娠占肌瘤患者 0.5%～1%，占妊娠 0.3%～0.5%，肌瘤小又无症状者常被忽略，故实际发病率高于报道。

（一）肌瘤对妊娠及分娩的影响

与肌瘤大小及生长部位有关，黏膜下肌瘤可影响受精卵着床导致早期流产；肌壁间肌瘤过大因机械压迫，宫腔变形或内膜供血不足可引起流产。妊娠后期及分娩时胎位异常、胎盘低置或前置、产道梗阻等难产应作剖宫产。胎儿娩出后易因胎盘粘连、附着面大或排出困难及子宫收缩不良导致产后出血。

（二）妊娠期及产褥期易发生红色变性

表现为肌瘤迅速长大，剧烈腹痛，发热和白细胞计数升高，通常采用保守治疗能缓解。妊娠合并子宫肌瘤多能自然分娩，但要预防产后出血。若肌瘤阻碍胎儿下降应行剖宫产术，术中是否同时切除肌瘤，需根据肌瘤大小，部位和患者情况决定。

第五节　子宫肉瘤

子宫肉瘤非常罕见，恶性程度高，占子宫恶性肿瘤的 2%～4%，占生殖道恶性肿瘤 1%。来源于子宫肌层、肌层内结缔组织和子宫内膜间质，也可继发于子宫平滑肌瘤。多见于 40～60 岁妇女。

一、组织发生及病理

根据不同的组织发生来源，主要有 3 种类型。

（一）子宫平滑肌肉瘤

占子宫肉瘤 45%。易发生盆腔血管、淋巴结及肺转移。平滑肌肉瘤又分原发性和继发性者两种。原发性平滑肌肉瘤发生自子宫肌壁或肌壁间血管壁的平滑肌组织。此种肉瘤呈弥漫性生长，与子宫壁之间无明显界限，无包膜。继发性平滑肌肉瘤为原已存在的平滑肌瘤恶变。肌瘤恶变常自肌瘤中心部分开始，向周围扩展直到整个肌瘤发展为肉瘤，此时往往侵及包膜。切面为均匀一致的黄色或红色结构，呈鱼肉状或豆渣样，因不存在旋涡状编织样结构，有时很难与肌瘤的红色样变区别，需经病理检查才能确诊。镜下平滑肌肉瘤细胞呈梭形，细胞大小不一致，形态各异，排列紊乱，有核异型，染色质深，核仁明显，细胞质呈碱性，有时有巨细胞出现。核分裂象＞5/10 HP。继发性子宫平滑肌肉瘤的预后比原发性者好。

（二）子宫内膜间质肉瘤

肿瘤来自子宫内膜间质细胞，分两类。

1. 低度恶性子宫内膜间质肉瘤

有宫旁组织转移倾向，较少发生淋巴结及肺转移。大体见子宫球状增大，有颗粒或小团块状突起，质如橡皮，富有弹性。切面见肿瘤呈息肉状或结节状，自子宫内膜突向宫腔或侵入肌层，有时息肉有长蒂可达宫颈口外。瘤组织呈鱼肉状，均匀一致，呈黄色。镜下瘤细胞侵入肌层肌束间，细胞形态大小一致，胞浆少，核分裂象少（＜10/10 HP）。

2. 高度恶性子宫内膜间质肉瘤

恶性度较高，预后差。大体见肿瘤多发生在子宫底部的内膜，呈息肉状向宫腔突起，质软而碎，常伴有出血坏死。切面呈灰黄色，鱼肉状。当侵入肌层时，肌壁则呈局限性或弥漫性增厚。镜下肿瘤细胞分化程度差，细胞大小不一致，核深染，异型性明显，核分裂象多（＞10/10 HP）。

（三）恶性中胚叶混合瘤（MMMT）

含癌及肉瘤两种成分，又称癌肉瘤。但肉瘤为子宫异源成分，如横纹肌、骨、软骨、脂肪等组织。肿瘤的恶性程度很高，多见于绝经后妇女。大体见肿瘤呈息肉状生长，突向宫腔，常为多发性或分叶状。晚期可侵入肌层或周围组织。肿瘤质软，表面光滑。切面灰白色，有出血坏死。镜下见癌和肉瘤两种成分，并可见过渡形态。

二、临床表现

（一）症状

早期症状不明显，随着病情发展可出现下列表现。

（1）阴道不规则流血：最常见，量多少不等。

（2）腹痛：肉瘤生长快，子宫迅速增长或瘤内出血、坏死、子宫肌壁破裂引起急性腹痛。

（3）腹部包块：患者常诉下腹部块物迅速增大。

（4）压迫症状及其他：可有膀胱或直肠受压出现尿频、尿急、尿潴留、大便困难等症状。晚期患者全身消瘦、贫血、低热或出现肺、脑转移相应症状。宫颈肉瘤或肿瘤自宫颈脱垂至阴道内常有大量恶臭分泌物。

（二）体征

子宫增大，外形不规则；宫颈口有息肉或肌瘤样肿块，呈紫红色，极易出血；继发感染后有坏死及脓性分泌物。晚期肉瘤可累及盆侧壁，子宫固定不活动，可转移至肠管及腹腔，但腹水少见。

三、诊断

因子宫肉瘤临床表现与子宫肌瘤及其他恶性肿瘤相似，术前诊断较困难。对绝经后妇女及幼女的宫颈赘生物、迅速长大伴疼痛的子宫肌瘤均应考虑有无肉瘤的可能。辅助诊断可选用阴道彩色脉冲多普勒超声检查，CT、磁共振、PET-CT、宫腔镜等，但目前尚无一种影像学检查能为患者提供可靠的依据，MRI 检查目前被认为是最有用的鉴别诊断的方法之一，阴性预测值较高。诊断性刮宫对恶性中胚叶混合瘤和子宫内膜间质肉瘤有较大的诊断价值，但对平滑肌肉瘤敏感性低于 20%。

四、治疗

治疗原则以手术为主。同时手术有助于了解肿瘤侵犯，病理分期、类型及分化程度，以决定下一步治疗方案。根据 2012 年 NCCN 子宫肉瘤临床实践指南，治疗前大致可把子宫肉瘤分为局限在子宫或已经扩散到子宫外。

（一）局限在子宫

能行手术者则行全子宫＋双附件切除，不能手术的患者可选择：①盆腔放疗±阴道近距离放疗和（或）②化疗或③激素治疗。

（二）已知或怀疑子宫外病变

根据症状和指征行 MRI 或 CT 检查，是否手术要根据症状、病变范围、病灶的可切除性来决定，能手术者行全宫双附件切除和（或）转移病灶的局部切除。不能手术者：①子宫内膜间质肉瘤：Ⅰ期可仅观察或激素治疗；Ⅱ、Ⅲ和Ⅳa期行激素治疗±肿瘤靶向放疗；Ⅳb 期行激素治疗±姑息性放疗。②子宫平滑肌肉瘤或未分化肉瘤。Ⅰ期可选择：观察或考虑化疗或考虑盆腔放疗和（或）阴道近距离放疗；Ⅱ和Ⅲ期可选择：考虑肿瘤靶向放疗或考虑化疗；Ⅳa 期行化疗和（或）放疗；Ⅳb 期行化疗±姑息性放疗。

五、术后随访

前 2 年每 3 个月体检 1 次，以后每半年或 1 年体检 1 次；胸片或肺 CT 每 6～12 个月 1 次，共维持 5 年。有临床指征者行 CT/MRI检查。无临床指征行其他影像学检查。

六、复发的治疗

子宫平滑肌肉瘤是侵袭性较强的恶性肿瘤，预后较差，即使早期发现，其复发率仍可高达 53%～71%。

（一）经 CT 检查胸、腹、盆腔均阴性的阴道局部复发

既往未接受放疗者，可选择①手术探查加病灶切除±术中放疗或②肿瘤靶向放疗。若选择方案①，根据术中情况确定补充治疗，病灶仅局限在阴道时，术后行肿瘤靶向放疗＋阴道近距离放疗。病灶扩散到阴道外，但仅限于盆腔时，术后行肿瘤靶向放疗。若已扩散至盆腔外，可行化疗，子宫内膜间质肉瘤可行激素治疗；局部复发既往曾接受放疗者，可选择①手术探查加病灶切除±术中放疗±化疗或②化疗或③激素治疗（仅限于子宫内膜间质肉瘤）或④肿瘤靶向放疗。

（二）孤立转移灶

可切除者可考虑手术切除加术后化疗或激素治疗（仅限于子

宫内膜间质肉瘤），或化疗±姑息性放疗，或激素治疗（仅限于子宫内膜间质肉瘤）；不可切除病灶者行化疗±姑息性放疗，或激素治疗（仅限于子宫内膜间质肉瘤）。

（三）播散性转移

子宫内膜间质肉瘤行激素治疗或支持治疗，其他肉瘤行化疗±姑息性放疗或支持治疗。

（四）全身治疗

包括化疗和激素治疗。化疗药物可单用或联合，推荐药物包括多柔比星、吉西他滨/多西紫杉醇，其他可选择的单药有达卡巴嗪、多西紫杉醇、表柔比星、吉西他滨、异环磷酰胺、脂质体阿霉素、紫杉醇、替莫唑胺等。激素治疗仅适用于子宫内膜间质肉瘤，包括醋酸甲羟孕酮、醋酸甲地孕酮、芳香酶抑制剂、GnRH拮抗剂、他莫昔芬。

第六节　子宫内膜癌

子宫内膜癌是发生于子宫内膜的一组上皮性恶性肿瘤，以来源于子宫内膜腺体的腺癌最常见。为女性生殖道三大恶性肿瘤之一，占女性全身恶性肿瘤 7%，占女性生殖道恶性肿瘤 20%～30%。近年来发病率在世界范围内呈上升趋势。

一、发病相关因素

（1）雌激素长期持续增高：子宫内膜长期受雌激素刺激而无孕酮拮抗，可能导致内膜癌的发生。内源性雌激素：无排卵性功血、多囊卵巢综合征、功能性卵巢瘤等合并存在。外源性雌激素：是指使用雌激素替代疗法时使用的雌激素。随着选用雌激素剂量的增加和使用时间的延长，危险性增加。

（2）常伴有子宫内膜增生过长。

（3）体质因素：肥胖、高血压、糖尿病、未婚、少产是内膜癌的高危因素，为宫体癌综合征。内膜癌患者绝经年龄平均晚6年。

（4）遗传因素：家庭子宫内膜癌、乳癌、结肠癌史。

二、病理

（一）巨检

宫内膜癌大体病理可分为弥漫型、局限型。

1. 弥漫型

病变可累及全部或大部内膜，并突向宫腔，常伴有出血、坏死，较少有肌层浸润。晚期发展到一定阶段可向肌层侵犯，甚至浸润到子宫浆膜并可转移到卵巢、子宫旁、直肠与膀胱等。晚期肿瘤表面坏死、溃疡，常继发感染。

2. 局限型

较少见。局限型可表现为息肉状或菜花状、结节状。癌肿的范围局限，仅累及一部分子宫内膜，外观与弥漫型相同。表面的癌变范围不大，而往深部侵犯肌层，致使子宫体增大或坏死感染形成宫壁溃疡，甚至穿通。晚期同样有周围侵蚀或转移。

（二）镜检

有多种组织类型。

1. 内膜样腺癌

占 $80\%\sim90\%$。镜下见内膜腺体增多，大小不一，排列紊乱，呈明显背靠背现象。癌细胞较大、不规则，核大呈多形性改变、深染，细胞质少，分裂象多，间质少伴炎性细胞浸润。分化差的腺癌则见腺体少，结构消失，成为实性癌块。国际妇产科协会（FIGO，1988）提出内膜癌组织学 3 级分类法：G1（分化好腺癌）为非鳞状或桑葚状实性生长区域 $\leqslant5\%$；G2（中度分化腺癌）为非鳞状或桑葚状实性生长区域占 $6\%\sim50\%$；G3（低分化腺癌）为非鳞状或桑葚状实性生长区域 $>50\%$。但是当核异型性显著、组织异型性显著的 G1 或 G2 相应升高一个分级。

2. 腺癌伴鳞状上皮分化

腺癌组织中有时含鳞状上皮成分，伴化生鳞状上皮成分者称棘腺癌（腺角化癌），伴鳞癌者称鳞腺癌，介于两者之间称腺癌伴鳞状上皮不典型增生。

3. 浆液性腺癌

又称子宫乳头状浆液性腺癌（UPSC），占 1%～9%。癌细胞异形性明显，多为不规则复层排列，呈乳头状或簇状生长，1/3 可伴砂粒体。恶性程度高，易有深肌层浸润和腹腔、淋巴及远处转移，预后极差。无明显肌层浸润时，也可能发生腹腔播散。

4. 透明细胞癌

占 1%～9%。多呈实性片状，腺管样或乳头状排列，癌细胞胞浆丰富、透亮核呈异形性，或靴钉状，恶性程度高，易早期转移。

三、转移途径

多数子宫内膜癌生长缓慢，局限于内膜或宫腔内时间长，部分特殊病理类型（浆液性乳头状腺癌，鳞腺癌）和低分化癌可发展很快，短期内出现转移。其主要转移途径为直接蔓延、淋巴转移，晚期可有血行转移。

（一）直接蔓延

癌灶初期沿子宫内膜蔓延生长，向上可沿子宫角延至输卵管，向下可累及宫颈管及阴道。若癌瘤向肌壁浸润，可穿透子宫肌壁，累及子宫浆膜层，广泛种植于盆腹腔，直肠子宫陷凹及大网膜。

（二）淋巴转移

为子宫内膜癌主要转移途径。当癌肿累及宫颈、深肌层或分化不良时易早期发生淋巴转移。转移途径与癌肿生长部位有关；宫底部癌灶常沿阔韧带上部淋巴管网，经骨盆漏斗韧带转移至卵巢，向上至腹主动脉旁淋巴结。子宫角或前壁上部病灶沿圆韧带淋巴管转移至腹股沟淋巴结。子宫下段或已累及子宫颈癌灶，其淋巴转移途径与宫颈癌相同，可累及宫旁、闭孔、髂内外及髂总淋巴结。子宫后壁癌灶可沿宫骶韧带转移至直肠淋巴结。约 10％内膜癌经淋巴管逆行引流累及阴道前壁。

（三）血行转移

少见，晚期经血行转移至肺、肝、骨等处。

四、临床表现

（一）症状

极早期无明显症状，以后出现阴道流血、阴道排液、疼痛等。

1. 阴道流血

主要表现为绝经后阴道流血。量一般不多、尚未绝经者表现为月经增多、经期延长或月经紊乱。

2. 阴道排液

多为血性液体或浆液性分泌物，合并感染则有脓血性排液，恶臭。因阴道排液异常就诊者约占 25％。

3. 下腹疼痛及其他

若癌肿累及宫颈内口，可引起宫腔积脓，出现下腹胀痛及痉挛样疼痛。晚期浸润周围组织或压迫神经可引起下腹部及腰骶部疼痛。晚期可出现贫血、消瘦及恶病质等症状。

（二）体征

早期子宫内膜癌妇科检查无异常发现。晚期可有子宫明显增大，合并宫腔积脓时可有明显触痛，宫颈管内偶有癌组织脱出，触之出血。癌灶浸润周围组织时，子宫固定或宫旁扪及不规则结节状物。

五、诊断

除根据临床表现和体征外，病理组织学检查是确诊的依据。

（一）病史及临床表现

对于绝经后阴道流血、绝经过渡期月经紊乱均应排除内膜癌后再按良性疾病处理。对于以下情况妇女要密切随诊：①有子宫内膜癌发病高危因素者如肥胖、不育、绝经延迟者。②有长期应用雌激素、他莫昔芬或雌激素增高病史者。③有乳癌、子宫内膜癌家族史者。必要时进行分段诊刮送组织病理学检查。

（二）B超检查

经阴道B超检查可以了解子宫大小、宫腔形状、宫腔内有无赘生物、子宫内膜厚度、肌层有无浸润及深度，为临床诊断及处理提供参考。子宫内膜癌超声图像为子宫增大，宫腔内有实质不均回声区，或宫腔线消失，肌层内有不规则回声紊乱区等表现。彩色多普勒显像可见混杂的斑点或棒状血流信号，流速高、方向不定，频谱分析为低阻抗血流频谱。

（三）分段诊刮

最常用最有价值的诊断方法、分段诊刮的优点能鉴别子宫内膜癌和宫颈管腺癌；也可明确子宫内膜癌是否累及宫颈管，为制定治疗方案提供依据。

（四）其他辅助诊断方法

1. 宫颈管搔刮及子宫内膜活检

对绝经后阴道流血，宫颈管搔刮可协助鉴别有无宫颈癌；若B超检查确定宫腔内有明显病变，作宫腔内膜活检也可明确诊断。

2. 细胞学检查

宫颈刮片、阴道后穹隆涂片及宫颈管吸片取材作细胞学检查，辅助诊断子宫内膜癌的阳性率不高，分别为50％、65％、75％。近年来宫腔冲洗、宫腔刷或宫腔吸引涂片等准确率高，但操作复杂，阳性也不能作为确诊依据，故应用价值不高。

3. 宫腔镜检查

可直接观察宫腔及宫颈管内有无癌灶存在，大小及部位，直视下取材活检，减少对早期子宫内膜癌的漏诊。但可能促进癌细胞扩散。

4. 其他

MRI、CT及CA125测定可协助诊断病变范围，有子宫外癌播散者其血清CA125明显升高。目前认为动态增强MRI是评估子宫肌层和盆腔内局部浸润的最佳方法。

六、鉴别诊断

（一）绝经过渡期功血

以月经紊乱如经量增多、延长或不规则阴道流血为主要表现。妇科检查无阳性体征，应作分段诊刮明确诊断。

（二）老年性阴道炎

血性白带，检查时可见阴道黏膜变薄、充血或有出血点、分泌物增加等表现，治疗后好转，必要时可先抗感染治疗后再作诊刮排除子宫内膜癌。

（三）子宫黏膜下肌瘤或内膜息肉

有月经过多或经期延长症状，可行 B 超检查、宫腔镜及分段诊刮确定诊断。

（四）宫颈管癌、子宫肉瘤及输卵管癌

均可有阴道排液增多或不规则流血；宫颈管癌因癌灶位于宫颈管内，宫颈管变粗、硬或呈桶状；子宫肉瘤的子宫明显增大、质软、输卵管癌可有间歇性阴道排液、流血、下腹隐痛为主要症状，可有附件包块。

七、治疗

主要治疗方法为手术、放疗及药物（化学药物及激素）治疗。应根据患者全身情况、癌变累及范围及组织学类型选用和制定适宜的治疗方案。早期患者以手术为主，按手术－病理分期的结果及存在的复发高危因素选择辅助治疗；晚期则采用手术、放疗、药物等综合治疗。

（一）手术治疗

为首选的治疗方法。手术目的：一是进行手术－病理分期、确定病变的范围及预后相关的重要因素，二是切除癌变的子宫及其他可能存在的转移病灶。术中首先进行全面探查，对可疑病变部位取样作冰冻切片检查；并留腹水或盆腹腔冲洗液进行细胞学检查。剖视切除的子宫标本，判断有无肌层浸润。手术切除的标本应常规进行病理学检查，癌组织还应行雌、孕激素受体检测，作为术后选用辅助治疗的依据。

Ⅰ期患者占 75%，根据复发风险和生存时间分为 3 组。低危组：Ⅰa/b，G1/2，内膜样癌。中危组：Ⅰa/b，G3 内膜样癌。高危组：Ⅰa/b，浆液性/透明细胞/小细胞/未分化。

（1）Ⅰ期患者若不能耐受手术者选择肿瘤靶向放疗并进行后续检测；可手术者应行筋膜外全子宫切除及双附件切除术加盆腔及腹主动脉旁淋巴结清扫术。

鉴于子宫内膜乳头状浆液性癌恶性程度高，早期出现淋巴转移及盆腹腔转移，其临床Ⅰ期手术范围应与卵巢癌相同，除分期探查、切除子宫及双附件，清扫腹膜后淋巴结外，并应切除大网膜及阑尾。低危组：术后不需辅助治疗。中危组：辅助性盆腔放疗可显著降低局部复发，≥60 岁患者中，ⅠC 和 G1/2，Ⅰa/b 和 G3，局部复发率>15%，推荐辅助放疗。高危组：推荐盆腔放疗以增加局部控制率；辅助性铂类为基础的化疗显著改善预后。

（2）Ⅱ期不能耐受手术患者选择肿瘤放射治疗并进行后续检测；可手术应行广泛子宫切除及双附件切除术，同时行盆腔及腹主动脉旁淋巴结清扫。若宫颈活检或者 MRI 阳性发现或者肉眼见受侵者可行根治性子宫及双附件切除＋盆腔及腹主动脉旁淋巴结清扫。高危患者或仅行全子宫切除术者推荐进行辅助性盆腔放疗±近距离照射。

（3）Ⅲ期和Ⅳ期的晚期患者：①病灶在腹腔内，包括腹水、大网膜、淋巴结、卵巢、腹膜肿瘤细胞阳性者行筋膜外全子宫及双附件切除术＋细胞学＋最大限度肿瘤减灭或盆腔、腹主动脉旁淋巴结切除。②病灶在子宫外盆腔，包括阴道、膀胱、结肠/直肠、宫旁出现浸润者，行盆腔放疗或手术＋近距离放疗或化疗。③腹膜外膜腔/肝脏发现病灶者考虑姑息性子宫双附件切除或放疗或激素治疗或化疗。

腹腔镜手术现在越来越多应用于子宫内膜癌的治疗，尤其是对于肥胖妇女和高危妇女的术前诊断，而且研究表明腹腔镜手术并没有增加手术并发症的发生率。

（二）放疗

放疗是治疗子宫内膜癌有效的方法之一，分腔内照射及体外照射两种。腔内照射多用后装腔内照射，高能放射源为 60 Co 或 137 Cs。体外照射常用 60 Co 或者直线加速器。

1. 单纯放疗

仅用于有手术禁忌证或无法手术切除的晚期内膜癌患者。腔内总剂量为 45～50 Gy。体外照射总剂量 40～45 Gy。对 I 期 G1，不能接受手术治疗者可选用单纯腔内照射外，其他各期均应采用腔内腔外照射联合治疗。

2. 术前放疗

可缩小癌灶，创造手术条件。对于 II、III 期患者根据病灶大小，可在术前加用腔内照射或外照射。放疗结束后 1～2 周进行手术。但自广泛采用 FIGO 手术－病理分期以来，术前放疗已经很少使用。

3. 术后放疗

术后放疗是内膜癌最主要的术后辅助治疗，可明显降低局部复发，提高生存率。对已有深肌层浸润、淋巴结转移、盆腔及阴道残留病灶的患者术后均需加用放疗。根据目前最新的研究发现单纯阴道近距离放疗对控制子宫内膜癌阴道转移非常有效，而且比体外放疗的胃肠道不良反应更小，因此认为单纯阴道近距离放疗应该作为复发高危人群的重要辅助治疗之一。

（三）孕激素治疗

对晚期或复发癌、早期要求保留生育功能患者可考虑孕激素治疗。其机制可能是孕激素作用于癌细胞并与孕激素受体结合形成复合物进入细胞核，延缓 DNA 和 RNA 复制。抑制癌细胞生长、孕激素以高效、大剂量、长期应用为宜，至少应用 12 周以上方可评定疗效。孕激素受体阳性者有效率可达 80%。常用药物：口服甲羟孕酮 200～400 mg/d；己酸孕酮 500 mg，肌内注射每周 2 次，长期使用可有水钠潴留、水肿或药物性肝炎等不良反应，停药后即可恢复。据文献报道孕激素不但可以逆转子宫内膜不典型增生，成功率高达 80%～90%，而且对原发性子宫内膜癌治疗有效率达 50%～70%。

（四）抗雌激素制剂治疗

适应证与孕激素相同。他莫昔芬（TAM）为非甾体类抗雌激素药物，亦有弱雄激素作用。他莫昔芬与雌激素竞争受体，抑制雌激素对内膜增生作用；并可提高孕激素受体水平；大剂量可抑制癌细胞有丝分裂。常用剂量为 20～40 mg/d，可先用他莫昔芬 2 周使孕激素受体含量上升后再用孕激素治疗，或与孕激素同时应用。不良反应有潮热、急躁等类绝经期综合征表现等。

（五）化疗

为晚期或复发子宫内膜癌综合治疗措施之一；也有用于术后有复发高危因素患者的治疗以减少盆腔外的远处转移。常用化疗药物有顺铂、阿霉素、紫杉醇、环磷酰胺、氟尿嘧啶、丝裂霉素、依托泊苷等。可单独应用或联合应用，也可与孕激素合并使用。临床常用的联合化疗方案是顺铂（50 mg/m^2）、阿霉素（50 mg/m^2）和环磷酰胺（500 mg/m^2），即 PAC 方案，总的有效率可达 31%～81%，大多数为部分缓解，缓解时间 4～8 个月，但改善 5 年生存率的效果不明显。子宫乳头状浆液性腺癌术后应给予化疗，方案同卵巢上皮癌。

第七节　卵巢肿瘤

卵巢肿瘤是常见的女性生殖器官肿瘤，可发生于任何年龄，组织学类型复杂。卵巢恶性肿瘤是妇科三大恶性肿瘤之一，因缺乏特异性症状和有效实用的早期诊断手段，70% 以上的患者确诊时已届晚期。卵巢上皮性癌总体预后不良，病死率位居妇科恶性肿瘤首位。卵巢生殖细胞肿瘤对化疗敏感，预后明显提高。

一、卵巢上皮性肿瘤

(一) 概述

卵巢上皮性肿瘤是最常见的卵巢肿瘤，约占卵巢良性肿瘤的50%，上皮性卵巢癌占卵巢原发恶性肿瘤的85%～90%。发病率约为57/100 000。诊断时的中位年龄约为63岁，其中大约70%就诊时已是晚期。浸润型卵巢上皮癌的高发年龄是56～60岁，绝经后妇女患卵巢肿瘤中30%是恶性，绝经前妇女7%是恶性。交界性肿瘤患者的平均年龄大约是46岁。

(二) 流行病学

1. 发病情况

普通妇女一生中罹患卵巢癌的风险为1.4%（1/70），死于卵巢癌的风险为0.5%。在美国，上皮性卵巢癌是妇科恶性肿瘤患者的首位死因，也是该国妇女第五常见的恶性肿瘤死亡原因。2010年美国预计新发卵巢癌21 900例，死亡13 900例，长期存活率不足40%。

卵巢癌的发病率随年龄增长而上升，患者诊断时的中位年龄约为63岁。40～44岁的年龄标化发病率为15～16/100 000，而80～89岁则升为57/100 000，达到发病高峰。有研究表明：在全球范围内，欧洲和北美洲的发病率最高，分别为33.5/100 000和31/100 000；而亚洲和非洲最低，分别为6.1/100 000和4.8/100 000；我国的上海、广州和中山的发病率分别为7.1/100 000、5.5/100 000和4.1/100 000。在过去15年中，美国、加拿大的卵巢癌发病率正逐年递减，相反，我国香港及韩国的卵巢癌则逐年递增。这种时间变化趋势可能与环境、饮食及预防等多方面因素有关，值得我们进一步去探索。

2. 发病危险因素

流行病学研究已经证实了某些特殊因素可能与卵巢上皮性肿瘤的发生相关，但并不适用于其他类型的卵巢肿瘤，如生殖细胞肿瘤和特异性索—间质肿瘤。具体相关因素有以下几个方面。

（1）生殖内分泌因素。①月经史：月经初潮早（<12 岁来潮）、绝经晚等增加卵巢癌的危险性。②生育史：妊娠对卵巢癌的发病有保护性作用。随着妊娠次数的增加，卵巢癌发病的危险性进行性下降。未生育或 35 岁以后生育，患癌风险上升。与未生育妇女相比，妊娠可以使发生卵巢癌的危险性下降 30％～60％。③哺乳：有研究发现哺乳能减低卵巢癌发生的危险性，尤其是产后半年，累积哺乳时间越长，保护性作用越强。④不孕症及促排卵药物的应用：应用促排卵药物可增加卵巢癌发生的危险性。研究发现应用促排卵药物的妇女患卵巢浸润癌的相对危险性为无不孕妇女的 2.8 倍，而发生交界性肿瘤的相对危险性为无不孕妇女的 4 倍。另外，不管是否应用促排卵药物，不孕症妇女卵巢癌发生的危险性均增加。⑤外源性激素的应用：口服避孕药可抑制排卵进而降低卵巢癌的危险性，且服药时间越长，下降越明显。使用 5 年及以上的口服避孕药，可以使卵巢癌发病危险降低约 50％。更年期及绝经期雌激素替代疗法（HRT）可增加患卵巢癌的风险。国外研究证明，雌激素使用 19 年以上妇女卵巢癌发生的相对危险度是 3.2，10 年以上卵巢癌死亡率增加 2.2 倍。口服避孕药则对卵巢癌的发生有保护作用。

（2）个体因素。①年龄：绝经后妇女多见，卵巢上皮癌约 80％发生于绝经后，50％发生于 65 岁以上的老年妇女。另有研究发现 20 岁组妇女发病率为 2/10 万，70 岁组妇女发病率为 55/10 万。②饮食：经常食用动物脂肪、饮用咖啡及低碘饮食的人相对发生卵巢癌的比例较高；而食用富含纤维素、维生素 A、维生素 C、维生素 E 及胡萝卜素的蔬菜水果，饮用茶及低脂牛奶可降低卵巢癌的发生危险。③体重指数（BMI）：BMI 与卵巢癌的发生危险性呈正相关。与正常妇女相比，BMI 超过 15％～35％者，危险性仅增加 3％；超过 65％～85％，危险性增加 50％；BMI 超过 85％，危险性可达 90％。④其他：吸烟、染发、精神状态失衡（紧张、抑郁、焦虑）等因素均可增加卵巢癌的发生危险。

（3）遗传因素：目前认为遗传因素与卵巢癌的发生有密切的

关系。国外研究发现有 5%～10% 的卵巢癌有遗传相关性，有报道单卵双胎姐妹患卵巢癌，她们各有一个女儿也发生卵巢癌。亦有报道家族中若有卵巢癌、乳腺癌或结肠癌患者，成员患卵巢癌危险性就增加。目前研究证实有 4 种遗传综合征表现有遗传性基因突变。①遗传性乳癌—卵巢癌综合征（HBOC）：占卵巢癌遗传性病例的 85%～90%，其发生主要与 BRCA1（位于 17 号染色体）和 BRCA2（位于 13 号染色体）基因突变有关，属于常染色体显性遗传。②Ⅱ型 Lynch 综合征：即家族性对子宫内膜、乳腺、卵巢和结肠癌易感的综合征，占卵巢癌遗传性病例的 9%～12%。发生与 MMR 基因突变有关。此类患者的发病年龄多在 46 岁以前。③遗传性卵巢癌综合征/部位特异性卵巢癌综合征（HOC）：指家族中卵巢癌为遗传相关的唯一肿瘤，主要为上皮性癌，亦与 BRCA1 和 BRCA2 基因突变有关。此类基因突变者发病风险为 5%，约为一般人群的 3 倍（1.4%～1.5%）。④其他：包括 Gorlin 综合征（即 2 基底细胞癌综合征，与 Patch 基因突变有关）、Ollier 病（即多发性内生骨疣，与 STK11 基因突变有关）、P-J 综合征（即遗传型胃肠道息肉病伴黏膜皮肤色素沉着症，与 EXTs 基因突变有关）。这些基因突变者发病风险不足 2%。

（4）其他因素。①种族因素：Ashkenazi 犹太人后裔妇女和冰岛妇女中，BRCA1 和 BRCA2 突变基因的携带率较高，美洲和非洲的白人远较黑人发病率高。②地域因素：卵巢癌的发病率以北欧、西欧及北美发病率最高，而在亚洲印度、中国及日本最低。③环境因素：卵巢癌的发病在工业化发达的西方国家较高，在发展中国家城市的发病率较高，说明工业化环境与其发病率有关。④职业因素：国外研究发现干洗工、话务员、搬运工和绘图油漆工卵巢癌的发病率明显高于其他行业的工人，认为接触有机粉尘、滑石粉、芳香胺和芳香族碳氢化学物等是卵巢癌的致病因素之一。

（三）发病机制

目前卵巢上皮性肿瘤的发生发展机制仍然不详。以往多数学者认为，卵巢上皮性肿瘤起源于卵巢表面上皮及其内陷形成的包涵体。腹膜的上皮、卵巢的表面上皮和副中肾管皆来自体腔上皮，认为卵巢表面上皮有向副中肾管分化的潜能，向输卵管上皮分化则为浆液性肿瘤，向子宫内膜分化则为内膜样肿瘤，向子宫颈黏液上皮分化则为黏液性肿瘤，向移行上皮分化则为 Brenner 瘤。

但近年来，人们对卵巢癌细胞起源的认识发生了重大变化。卵巢表面上皮起源假说已被基本否定，诞生了卵巢上皮性癌的卵巢外起源新学说。该学说主要认为高级别卵巢浆液性癌很可能起源于输卵管伞端；子宫内膜样癌和透明细胞癌可能来源于异位的子宫内膜；黏液性癌和移行细胞癌则有可能来源于输卵管伞与腹膜交界的移行细胞巢。

（四）病理类型

1. 卵巢浆液性肿瘤

占上皮性肿瘤的 46%，最为常见。其中，良性约占 60%，交界性约占 10%，恶性约占 30%。系卵巢表面上皮重演输卵管上皮的一类肿瘤。肿瘤细胞具有输卵管上皮的形态结构特征，构成较大囊腔，并向腔内折叠，形成分支状乳头，乳头一般较短粗，间质很宽，瘤腔内为富含血清蛋白质的浆液。可分为良性、交界性和恶性。

（1）单房性浆液性囊腺瘤：因其表现为单房壁薄的囊肿，故又称为单纯性囊肿。肿瘤直径一般 5～10 cm，多呈球形，外表光滑。切面为单个囊腔，有时可见散在扁平乳头，囊壁薄，仅有单层能分泌黏液的柱状或立方上皮细胞构成，部分细胞带纤毛，与输卵管上皮极为相似。

（2）多房性浆液性囊腺瘤：肿瘤为多房囊性，直径数厘米至数十厘米不等，外表光滑，呈球形。囊内充满淡黄色浆液，内壁光滑，内衬单层立方或矮柱状上皮，细胞排列整齐而较一致，核膜规则，染色均匀，无核分裂象。部分细胞游离缘可见纤毛。

（3）卵巢浆液性乳头状囊腺瘤：特征是有乳头生长，可为单房或多房，多房者表面呈结节状或分叶状。切面呈单房或多房，囊腔由纤维组织分割而成，内壁可见到乳头生长，乳头分支较粗，乳头状突起之间或其内常见小钙化体，即所谓的砂粒体，乳头中心的间质为纤维结缔组织，乳头表面大部分为输卵管上皮，细胞均匀一致，无或少细胞核分裂象。

（4）浆液性表面乳头状瘤：较少见，一般较小，多为双侧，乳头大小不等，全呈外生型，镜下可见卵巢间质或纤维组织，被覆上皮由单层立方或矮柱状上皮细胞构成，部分细胞有纤毛。此类肿瘤的乳头表面上皮细胞可脱落，种植于腹膜或盆腔器官表面，引起腹腔种植，甚至出现腹水，从生物学行为看，应属交界性肿瘤。

（5）腺纤维瘤和囊性腺纤维瘤：来自卵巢及其间质，腺纤维瘤以纤维间质为主，多实性，有散在小囊腔；囊性纤维瘤以实质为主，形成较大囊腔。两者多为单侧，囊壁和腔隙的上皮主要为浆液性单层立方或柱状上皮，排列整齐，无显著不典型。

（6）交界性浆液性囊腺瘤：也称低度恶性潜能的肿瘤，约占所有卵巢浆液性肿瘤的10%，50%发生于40以下妇女。约10%卵巢浆液性交界性肿瘤伴有卵巢外种植，组织学分为浸润型种植和非浸润型种植。非浸润型种植的特点为非典型细胞的乳头状增生累及腹膜表面，形成光滑的内陷；浸润型种植病灶更像分化好的浆液性癌，可见不典型细胞形成边界清楚的不规则腺体。腹膜表面有浸润性种植表现的患者预后相对较差。

（7）卵巢浆液性腺癌：占卵巢上皮癌的40%～60%，约2/3为双侧，直径数厘米至数十厘米不等。肿瘤常为多房，表面光滑或有多个乳头状突起。分化差的（高级别癌）肿瘤为实性、糟脆、出血坏死、多结节状。分化好的（低级别癌）常呈囊实性，囊内或表面有柔软而融合的乳头。少数肿瘤为表面乳头性。镜下均可见卵巢间质浸润。高分化浆液性癌有明显的乳头和腺体结构，低分化癌则为致密排列的多层细胞，细胞核形态多样，细胞排列无极性，核异型深染，有明显核仁，分裂象活跃；中分化癌介于两者之间。80%浆液性癌可见分层的钙化沙粒体。如果有大量沙粒体形成，且细胞分化较好，称为浆液性沙癌，为卵巢浆液性癌的一种罕见变异，通常预后较好，临床特点与浆液性交界性肿瘤相似。目前认为浆液性癌的两种分化程度可能代表了两种不同的癌肿，分化好的低级别癌生长缓慢，预后良好，被称为Ⅰ型癌；分化差的高级别癌，侵袭性强，预后不良，被称为Ⅱ型癌。两种不同的类型具有不同的分子通路。

2. 黏液性肿瘤

约占卵巢上皮性肿瘤的 8％～10％，以良性为主，恶性少见。肿瘤上皮多数类似于肠黏膜上皮，少数类似于宫颈管黏膜上皮，两者亦可同时并存。囊内容物为富含酸性黏多糖及黏蛋白的黏稠液体。良性肿瘤的上皮形态与结构与正常宫颈腺体十分相似，交界性及恶性肿瘤则表现为不同程度的不典型性，上皮复层化及乳头生长，黏液分泌也表现异常，有的细胞分泌亢进，有的分泌减少，甚至缺如。少数肿瘤内出现类似肠黏膜上皮的细胞，如杯状细胞、嗜银细胞，可能为卵巢表面上皮的化生性转化。

(1) 卵巢黏液性囊腺瘤：多见，约占卵巢黏液性肿瘤的 80％，多为单侧多房，体积较大，外表光滑，少见乳头，约有 3％～5％合并皮样囊肿。镜下见囊壁被覆单层高柱状黏液上皮，细胞核位于基底部，有宫颈管黏膜上皮或肠型上皮。囊壁和房间隔为纤维结缔组织。

(2) 交界性黏液瘤：约占卵巢黏液性肿瘤的 12％。多为多房，囊壁较厚，囊壁内面可平滑，但多有乳头。乳头细小呈片状或反复分支呈息肉状。它的特点：①上皮复层化，达 2～4 层，常伴乳头及（或）上皮簇。②上皮轻到中度不典型增生，细胞核不规则，深染，伴黏液分泌异常，可见杯状细胞。③核轻度异型性，核分裂象少见，<1/1 HP。④可有腹膜表面种植。⑤无间质或肿瘤包膜浸润。按上皮分化，其可分为肠型和宫颈内膜型两个亚型。肠型上皮成分类似于肠上皮，没有破坏性间质浸润，几乎全部含有杯状细胞。常见神经内分泌细胞，少见潘氏细胞。宫颈内膜型可伴有微乳头结构、微浸润、腹膜种植和累计淋巴结。肿瘤细胞类似于宫颈内膜上皮，核有轻度异型性，乳头内或细胞外游离漂浮

区有许多急性炎症细胞。

（3）卵巢黏液性囊腺癌：少见，占卵巢上皮癌的 6%～10%。双侧性占 8%～10%。95%～98% 的黏液病变局限在卵巢内。切面常呈多房囊性，有出血坏死、乳头和实性区，腔内含浑浊黏液。镜下见上皮复层化超过 3 层伴有乳头及上皮簇形成，上皮重度不典型增生，细胞排列无极性，有明显异型性，核分裂活跃，黏液分泌异常，腺体背靠背、共壁及筛状结构形成，间质内有恶性上皮无秩序的侵入。由于绝大多数卵巢黏液性癌含有肠型细胞，临床上仅凭组织学无法与胃肠道来源的转移癌进行鉴别。

（4）卵巢黏液性囊性肿瘤伴附壁结节或腹膜假黏液瘤：少数黏液性肿瘤壁上有一个或几个实性结节，一般 2～3 cm，大者可达 12 cm，常为黄色、粉红或红色，伴出血坏死。镜下与肿瘤的其他部位显著不同，可有多样化的组织学改变。黏液性肿瘤可以是良性、交界性、恶性；附壁结节可以是反应性（肉瘤样型，如龈瘤样型、梭形细胞型、组织细胞型）、良性（平滑肌瘤）、恶性（肉瘤、间变性癌、癌肉瘤等）等，预后与附壁结节性质有关。卵巢黏液性囊性肿瘤伴腹膜假黏液瘤为肠型交界性肿瘤，也可是良性、交界性或恶性。在伴良性或交界性上皮细胞时，被称为"播散性腹膜腺黏液"；当上皮细胞表现为恶性时，多呈浸润性生长，被称为"腹膜黏液性癌"，常来源于阑尾或其余胃肠道原发性肿瘤。

3. 子宫内膜样肿瘤

占卵巢上皮性肿瘤的 6%～8%。具有子宫内膜（上皮和/或间质）的组织学特点，有研究表明可与子宫内膜异位症病灶并存，可能提示了其组织起源。

（1）良性子宫内膜样肿瘤：主要是生育期妇女。肿瘤常有明显的纤维间质，呈腺纤维瘤或囊腺纤维瘤结构。中等大小，表面光滑，往往为一个或多个息肉样物。切面可见大小不等囊腔，囊壁光滑为致密结缔组织，少数有乳头状突起，囊内被覆单层立方或矮柱状上皮，核分裂象少见，伴有内膜样间质，似正常宫内膜。有的腺上皮见鳞化，称为腺棘纤维瘤。

（2）交界性子宫内膜样肿瘤：少见，临床预后好。属良性结构，伴瘤细胞不典型增生，缺乏间质浸润。包括腺瘤、囊腺瘤、腺纤维瘤和囊腺纤维瘤。多为单侧，呈多房囊性腺纤维瘤改变，表面被膜增厚，切面为致密实性区中散在大小不等的囊腔，腔内含透明液体，囊壁内可见绒毛腺管状及乳头状突起。镜检见腺上皮增生的形态相似于子宫内膜非典型改变，上皮复层和异型性，见核分裂象，鳞状上皮灶状化生，无间质浸润。腺体排列紧密，背靠背或筛状排列，腺上皮为假复层或复层，间质为致密纤维结缔组织。

（3）恶性子宫内膜样肿瘤：患者常较年轻，占卵巢上皮性癌的 $10\% \sim 20\%$，其中肿瘤在同侧卵巢或盆腔其他部位合并的约占 42%。$15\% \sim 20\%$ 病例合并子宫体的内膜癌。子宫内膜癌转移至卵巢患者的 5 年生存率为 $30\% \sim 40\%$，它具有子宫内膜癌的全部亚型，包括以下 3 种亚型。①癌：腺癌、棘腺癌、恶性腺纤维瘤和囊腺纤维瘤。②子宫内膜样肉瘤。③中胚叶混合瘤（癌肉瘤）：同质的或异质的。肿瘤一般体积较大，单房或多房，实性或囊实性，柔软，质脆，囊壁厚薄不均，囊壁内面可见乳头或瘤结节突起。

4. 透明细胞肿瘤

多为恶性，良性和交界性罕见。透明细胞癌多为单侧。瘤体以实性结节为主，镜下为体积均匀的多边形或圆形的透明细胞和大而圆鞋钉样细胞，也可有嗜酸性细胞、印戒样细胞及立方状细胞。由于胞浆内富含糖原，故空而透明，团状、索状或乳头状排列，瘤细胞核异型性明显，深染；间质为梭形或纤维样细胞，呈极细的束，夹在腺管或细胞索之中。

5. 移行细胞肿瘤

约占卵巢肿瘤的 2%，可分为良性、交界性、恶性 Brenner 瘤和移行细胞癌。肿瘤多数为良性 Brenner 瘤，无包膜，但与卵巢肿瘤分界清，多为实性，灰白、旋涡编织状，镜下为散在的上皮巢及周围环绕以致密的梭形间质细胞，两者界限清楚。瘤细胞多边形或呈非角化性鳞状上皮样型，胞浆透明。交界性瘤少见，囊实性，囊腔为含有乳头被覆 8～20 层或更多分化好的移行上皮，瘤细胞轻至重度异型，核分裂象少，无间质浸润。恶性 Brenner 瘤极罕见，体积较大，囊实性，伴间质浸润，常有钙化。移行细胞癌约占卵巢癌的 6%，指不含良性或交界性 Brenner 瘤成分的恶性移行细胞肿瘤，有明显间质浸润，常伴有 Mullerian 上皮瘤其他成分。

6. 鳞状细胞肿瘤

为非生殖细胞来源的卵巢鳞状上皮肿瘤，包括鳞状上皮囊肿和鳞状上皮细胞癌。其可能继发于子宫内膜异位症或 Brenner 瘤，可以与 Brenner 瘤合并存在，亦可独立存在。

7. 混合性肿瘤

由上述 2 型或 2 型以上卵巢上皮性肿瘤成分构成的肿瘤。其中最少的成分应占肿瘤的 10% 以上，如少于 10%，应按主要成分归类。

8. 未分化及未分类肿瘤

未分化癌分化极差，镜下见未分化小细胞，圆形或梭形，核分裂象多见，细胞弥散排列，尚有成巢倾向，间质成分一般较丰富，预后极差。未分类肿瘤指不能按上述各亚型的特点明确分类的原发性卵巢上皮性肿瘤，很少见。

（五）治疗

治疗原则是以手术为主，恶性者常规辅以铂类和紫杉醇为主的联合化疗，免疫和生物治疗可作为辅助治疗措施。

1. 手术治疗

（1）卵巢良性肿瘤：若卵巢直径＜5 cm，疑为卵巢瘤样病变，可作短期观察。一经确诊，则应手术治疗。手术应根据肿瘤单侧还是双侧、年龄、生育要求等综合考虑。年轻、未婚或未生育者，一侧卵巢囊性肿瘤，应行患侧卵巢囊肿剥除术或卵巢切除术，尽可能保留正常卵巢组织和对侧正常卵巢。正常者缝合保留，隐蔽的良性肿瘤则行剥除术。双侧良性肿瘤，亦应争取行囊肿剥除术，保留正常卵巢组织。围绝经期妇女可行单侧附件切除或子宫及双附件切除。术中剖开肿瘤肉眼观察区分良恶性，必要时做冰冻切片组织学检查明确性质，确定手术范围。若肿瘤较大或可疑恶性，尽可能完整取出肿瘤，防止囊液流出及瘤细胞种植于腹腔。巨大囊肿可穿刺放液，待体积缩小后取出，穿刺前须保护穿刺周围组织，以防囊液外溢，放液速度应缓慢，以避免腹压骤降发生休克。良性肿瘤手术可以开腹或腹腔镜下行卵巢囊肿剥除术，阴式卵巢囊肿剥除术及超声引导下卵巢囊肿穿刺术应用较少。

（2）卵巢交界性肿瘤：手术是其主要治疗手段。对渴望保留生育功能的Ⅰ期年轻患者，若肿瘤只侵犯一侧卵巢，并且只限于卵巢组织，可在全面分期手术时只切除患侧附件，术后需严密观察随访。无生育要求的Ⅰ期患者可在全面分期手术时行全子宫、双侧附件、大网膜、阑尾切除。对于Ⅱ～Ⅳ期患者，2010 年NCCN 指南认为要求保留生育功能患者，亦可行保守治疗。交界性肿瘤可晚期复发，对复发病例也应积极手术。对于交界性肿瘤术后化疗，尚有争议。一般认为早期患者不需要化疗，对于交界性透明细胞癌、晚期尤其是有浸润种植者和 DNA 为非整倍体者，术后可实行 3～6 个疗程化疗（方案同卵巢上皮癌）。术后需定期观察随访，对于选择保留生育功能的妇女，若有必要应当行超声监测，生育完成后应当考虑完成全面手术治疗。

（3）卵巢上皮癌：初始手术治疗的目的主要有以下几点。①最终确定卵巢癌的诊断。②准确判断病变的范围，进行全面的手术病理分期。③最大限度切除肿瘤，实行卵巢癌肿瘤细胞减灭术。

2. 化学治疗

GOG 等多项临床研究结果显示Ⅰ期低危患者术后辅助治疗不改善生存期，不建议术后辅助治疗。低分化、高风险的Ⅰ期卵巢上皮癌患者应接受辅助化疗。给予卡铂和紫杉醇联合化疗 3～6 个周期，年龄较大的患者可接受卡铂和紫杉醇单药短疗程化疗。晚期卵巢上皮癌患者的推荐治疗方案为紫杉醇和卡铂 6～8 个周期的联合化疗。

(1) 2010 年 NCCN 指南推荐的上皮性卵巢癌的静脉化疗方案如下所述。①紫杉醇联合卡铂（TC）：紫杉醇（T），剂量 175 mg/m²，静脉输注 3 h，之后联合卡铂，剂量为曲线下面积（AUC）5～7.5，每 3 周重复（Ⅰ类）。②多西他赛联合卡铂：多西他赛，剂量 60～75 mg/m²，1 h 静脉输注，联合卡铂，剂量 AUC 5～6，每 3 周重复（Ⅰ类）。

(2) 2010 年 NCCN 指南推荐的上皮性卵巢癌的腹腔化疗方案如下所述。①紫杉醇联合顺铂：紫杉醇，剂量 135 mg/m²，静脉输注 24 h，1 d；顺铂 75～100 mg/m² 腹腔化疗（同时水化），于紫杉醇静脉用药结束之后，2 d。②紫杉醇 60 mg/m²（体表面积上限为 2 m²）腹腔化疗，8 d。每 3 周重复，共 6 周期（Ⅰ类）。

卵巢癌肉瘤（恶性混合型米勒瘤 MMMT）患者，全面的手术分期后确诊为Ⅱ～Ⅳ期者术后必须接受化疗，Ⅰ期术后也可考虑应用化疗。目前尚无明确数据使用哪种方案最佳，可考虑采用异环磷酰胺为主的化疗方案。对于Ⅱ～Ⅳ期 MMMT 或者复发病例，常采用上皮性卵巢癌的推荐方案进行治疗。

3. 放射治疗

上皮性癌对放射治疗有一定的敏感性。主要适用于术后患者，目的在于继续杀灭残存肿瘤，特别是当残余肿瘤直径＜2cm 时可提高疗效。随着化疗药物的应用，放疗多用于晚期的姑息治疗，以期杀灭肿瘤，延长生存期，但须注意潜在的并发症。

（六）预后

卵巢上皮癌的预后主要与患者的年龄、分期、病理分级、残余肿瘤大小、二探术的结果、对化疗药物敏感程度以及一般情况等相关。其中，最重要的因素是肿瘤的分期，期别越早，预后越好。有国外报道认为不同期别的 5 年生存率分别为：Ⅰ期 76%～93%（取决于肿瘤的分化程度）、Ⅱ期 60%～74%、Ⅲa 期 41%、Ⅲb 期 25%、Ⅲc 期 23%、Ⅳ期 11%。患者年龄越高、分化越低、残余肿瘤越大、二探术所见病变越大、对化疗药物不敏感、一般情况越差，其 5 年生存率越低。

三、卵巢性索—间质肿瘤

（一）概述

卵巢性索—间质肿瘤是由颗粒细胞、卵泡膜细胞、支持细胞、Leydig 细胞和间质起源的成纤维细胞构成的肿瘤，可以是单一成分，或是不同成分的组合。该类肿瘤约占卵巢肿瘤的 8％，其中，恶性性索—间质肿瘤约占所有卵巢恶性肿瘤的 5％～8.5％。颗粒细胞分泌雌激素，支持细胞分泌雄激素，卵泡膜细胞分泌雄激素、孕激素和雌激素，Leydig 细胞分泌雄激素。纤维细胞瘤偶尔分泌甾体类激素。这些激素导致卵巢性索—间质肿瘤往往伴有各种内分泌症状。

（二）病理类型

1. 颗粒—间质细胞瘤

肿瘤含颗粒细胞、卵泡膜细胞或与纤维母细胞相似的间质细胞，肿瘤可为几种细胞的混合。

（1）颗粒细胞肿瘤组：肿瘤内可单纯为颗粒细胞或至少有 10％的颗粒细胞，颗粒细胞常位于纤维卵泡膜瘤的背景中。颗粒细胞瘤约占卵巢所有肿瘤中的 1.5％（0.6％～3％）。约占卵巢性索—间质肿瘤的 69.6％，患者的发病年龄范围很大，可以是新生儿，也可以是绝经后妇女。约 5％的病例发生于青春期前，约 60％的病例发生与绝经后。此类肿瘤分成人型、幼年型两种。①成人型颗粒细胞瘤：为低度恶性肿瘤。发病年龄高峰一般为 45～55 岁，半数发生于绝经后，发生于青春期前者少于 5％。多数患者以性激素紊乱为首发症状。约 75％生育年龄患者表现为雌激素异常增多，月经不规则或痛经，月经周期延长或乳房胀痛。绝经后患者可出现阴道流血。青春期前患者 75％出现性早熟。由于雌激素分泌增多，25％～50％患者伴发子宫内膜增生，5％～13％发生子宫内膜癌。少数患者表现为孕激素增多，个别患者出现男性化表现，如闭经、多毛、痤疮、体重增加及乳房萎缩等，切除肿瘤后症状均消失。无内分泌症状患者常表现为腹痛腹胀，甚至胸腹水，肿瘤倾向于内出血，可有发热。偶尔因肿瘤破裂出现急腹症，常出现于孕妇或年轻妇女。②幼年型颗粒细胞瘤：较少见，约占5%。发病年龄从新生儿到67岁不等，平均13岁，其中20岁以下占87%以上。妊娠期诊断的颗粒细胞瘤多属此型。80%以上的青春期患者表现同性假性性早熟，出现初潮提前，合并乳腺增大、外阴丰满、阴毛腋毛生长等，也可有身高、骨龄过度超前发育等，并因此而就诊。较年长患者可有腹痛腹胀，月经过多或闭经。约10%患者伴有腹水，另约10%患者可因肿瘤破裂导致急腹症。本病可伴发 Oliver 病（多发性内生骨疣）、Maffucci 综合征（内生骨疣和血管瘤）或性腺发育异常。

（2）卵泡膜—纤维瘤组：肿瘤从完全由纤维母细胞所构成，并产生胶原纤维到主要由卵泡膜细胞所构成形成一个连续的谱。①卵泡膜细胞瘤：肿瘤由含脂质的，类似于内层卵泡膜细胞的细胞及多少不等的纤维母细胞所构成。黄素化的卵泡膜细胞瘤在卵泡膜纤维的背景中含有黄素化细胞。基本上为有内分泌功能的良性卵巢肿瘤，个别黄素化卵泡膜瘤可能呈恶性。②纤维瘤和富于细胞的纤维瘤：纤维瘤为由梭形、卵圆形及圆形细胞所构成的可产生胶原纤维的间质肿瘤。约占性索—间质肿瘤的76.5%，占卵巢所有肿瘤的4%，属于良性细胞。富于细胞的纤维瘤瘤细胞丰富，排列紧密，胶原纤维稀少，核分裂象增多。③纤维肉瘤：罕见，是卵巢最常见的肉瘤，可发生于任何年龄，老年妇女多见，大部分为恶性，预后差。④伴少量性索样成分的间质肿瘤：罕见。肿瘤直径1~10 cm。含散在的性索成分的纤维卵泡膜瘤，性索成分必须少于肿瘤成分的10%。肿瘤可发生于任何年龄，一般没有激素增高的表现，但偶尔有报道患者伴有子宫内膜增生过长和腺癌。肿瘤呈实性，与卵泡膜瘤或纤维瘤不可区分。⑤硬化性间质瘤：较少见，约占卵巢间质肿瘤的2%~6%，80%以上的肿瘤发生于20~40岁的年轻妇女。患者多以为月经紊乱或腹部不适为主诉，很少有激素紊乱的症状，偶尔肿瘤可产生雌激素及雄激素。

妊娠妇女可有男性化。⑥印戒细胞间质肿瘤：好发于成人，较罕见，临床无功能。为良性肿瘤。

2. 支持—间质细胞瘤

由分化程度不等的支持细胞、类纤维母细胞类卵巢网上皮细胞、及莱迪（Leydig）细胞中一种或几种成分按不同比例混合而成。其中网状型类似睾丸网，多与其他类型支持—间质细胞瘤混合存在。20％该类肿瘤中含有异源性成分（胃肠道黏液上皮、平滑肌、骨、软骨、类癌、脂肪等）。

（1）支持-Leydig细胞瘤：亦称为男性母细胞瘤或睾丸母细胞瘤，是支持—间质细胞瘤中最多见的一种，占所有卵巢肿瘤的0.2％。好发年龄11～45岁，平均25岁。约75％患者有男性化症状，程度因肿瘤类型不同而有较大差别。少数患者有家族史，这些患者常合并甲状腺异常如甲状腺肿和腺瘤。

（2）支持细胞瘤：指肿瘤完全和几乎完全由形成小管的支持细胞构成的肿瘤。多见于年轻妇女，属于良性肿瘤。有的患者可伴有Peutz-Jeghers综合征。典型病理特点为管状结构，可找到细胞异型性明显和核分裂活跃区域。

（3）间质-Leydig细胞瘤：在卵巢罕见，属于良性，大多数有雄激素增多表现，但10％～20％有雌激素增多表现。

3. 混合型或未分类性索—间质细胞瘤

（1）环管状性索肿瘤：肿瘤特征为出现简单的或复杂的环状小管结构，中央为圆的透明样沉积物。一类伴Peutz-Jeghers综合征（遗传性错构瘤性肠息肉病和黏膜、口唇、指/趾色素沉着），表现为多灶性钙化性微小瘤结，一般为双侧，属良性病变。一类不伴Peutz-Jeghers综合征，肿瘤大，半数以上患者伴有雌激素增高症状，约20％为恶性。

（2）两性母细胞瘤：指由具备Call-Exner小体结构的颗粒细胞和中空的支持细胞小管共同组成的分化较好或中等的卵巢和睾丸的混合性性索—间质肿瘤。而这两种性索间质成分必须相互混杂在一起，而不是相互独立的成分，故罕见，以往病例多属误诊。

诊断时应注明成分如成年型颗粒细胞瘤或幼年型颗粒细胞瘤，以及支持—间质细胞瘤分化程度及亚型等。

4. 类固醇细胞瘤

由类似睾丸间质细胞、黄体细胞和肾上腺皮质细胞的瘤细胞组成，分 3 型。本组肿瘤较少见，占卵巢肿瘤≤0.1%。Scully 指出本组肿瘤中，凡瘤细胞有显著异型性或核分裂象众多，肿瘤最大直径＞8 cm 者有恶性可能。若瘤细胞有典型林克氏结晶者，多属良性。

（1）间质黄体瘤：约占本类肿瘤的 25%。肿瘤来源自黄素化的间质细胞。Scully 认为卵巢受垂体释放的黄体生成素的持续刺激，促使间质黄素细胞增殖，并随年龄增长而显著，呈瘤样增生结节而形成的卵巢间质黄体瘤。患者以中老年妇女为主。因肿瘤分泌雌激素、雄激素和少量孕酮，故 60% 有高雌激素症状：阴道不规则流血、内膜息肉、子宫内膜高分化腺癌等；12% 伴有男性化症状。

（2）Leydig 细胞瘤：约占本类肿瘤的 25%。Scully 和 Young 认为，几乎全部卵巢间质细胞来自卵巢门细胞，为卵巢门细胞瘤，其组织学特性为瘤细胞内含林克（Reinke）结晶；少数间质细胞瘤位于卵巢门附近的卵巢间质内，称为非门细胞型间质细胞瘤。此类肿瘤常见于绝经期妇女，62% 患者表现为男性化症状，如面部多毛、痤疮、阴蒂肥大、月经稀发或闭经、不孕等。无林克结晶者可表现为高雌激素症状，如月经过多、绝经后阴道流血、子宫内膜增生过长等。生化检测血睾酮水平明显升高。

（3）非特异性类固醇细胞瘤：瘤细胞形态非特异，不能归入间质黄素细胞及间质细胞，但又具有本瘤共性，故列入非特异性类固醇细胞瘤，约占类固醇细胞瘤 60%。平均发病年龄 43 岁，早于其他类固醇肿瘤。52% 有男性化症状。8% 有高雌激素表现。6% 伴有 Cushing 综合征，血浆皮质醇升高。25% 无内分泌症状，在妇科查体或手术时发现。

（三）治疗

1. 手术治疗

根据肿瘤病理类型、FIGO 分期及患者的年龄，是否有生育要求等因素可考虑分别行卵巢肿瘤剥除术、患侧附件切除术及全面分期手术。

（1）良性性索—间质肿瘤：卵巢纤维瘤、卵泡膜细胞瘤、硬化性间质瘤、细胞型纤维瘤、间质黄体瘤、间质细胞瘤及部分非特异性类固醇细胞瘤等良性肿瘤，年轻单侧肿瘤患者，可行卵巢肿瘤剥除术或患侧附件切除术；双侧肿瘤争取行卵巢肿瘤剥除术；围绝经期妇女可考虑行全子宫＋双附件切除术。对于保留子宫的绝经前患者应行子宫内膜活检。

（2）恶性性索—间质肿瘤：颗粒细胞瘤、部分支持间质细胞肿瘤、部分非特异性类固醇细胞瘤为低度或潜在恶性。对没有生育要求的 I 期患者行全面分期手术，手术证实为 I 期的患者（低危）可予观察，不需要化疗。对高危的 I 期患者（肿瘤破裂、分化差、肿瘤直径超过 10～15 cm），处理建议包括观察或以铂类为基础的化疗。对接受观察的患者，如治疗前抑制素水平升高，应对抑制素水平进行随访。II～IV 期患者行肿瘤细胞减灭术，术后推荐的处理包括：对局限性病灶给予放疗或铂类为基础的化疗（PEB 或紫杉醇/卡铂方案首选）。对于 II～IV 期随后临床复发的患者，可以选择临床试验、化疗、亮丙瑞林或支持治疗，也可考虑行再次肿瘤细胞减灭术。贝伐单抗可以用于复发的颗粒细胞瘤患者。

（3）保留生育功能的问题：希望保留生育功能的 I a～I c 期卵巢支持间质肿瘤患者，应该行保留生育功能的全面分期手术。低危患者术后可严密观察，高危患者则可严密观察或放疗或辅以铂类化疗。国内外文献中有多例行保留生育功能手术后足月妊娠的报道。

2. 化学治疗

NCCN 指南推荐以铂类为基础的化疗。常用化疗方案如下所述。

（1）BEP：①博来霉素/平阳霉素（B）15 mg/m²/d×2 d，静滴。②依托泊苷（E）100 mg/m²/d×3 d，静滴。③顺铂（P）30～35 mg/m²/d×3 d，静滴，间隔3周。

注：博来霉素终生剂量 250 mg/m²，单次剂量不可超过 30 mg。注意肺功能的变化，尤其是弥散功能的变化，如果弥散功能不正常，应该核对有无贫血，如果有贫血，应该予以校正；如果校正后仍然不正常（如＜70%），应该停平阳霉素和博莱霉素。

（2）PAC：①顺铂（P）75 mg/m²×1 d，静滴。②阿霉素（A）50 mg/m²×1 d，静滴。③环磷酰胺（C）750 mg/m²×1 d，静滴。

（3）BVP：①博来霉素/平阳霉素（B）18 mg/m²，2 d，每周1次，深部肌内注射。②长春新碱（V）1～1.5 mg/m²/d×2 d，静注。③顺铂（P）20 mg/m²/d×5 d，静滴。

（4）其他：亦可采用紫杉醇/卡铂方案、多西他赛/卡铂方案，具体参考上皮性肿瘤部分。

四、卵巢生殖细胞肿瘤

（一）概述

卵巢生殖细胞肿瘤是一组起源于生殖细胞，含有从未分化状态、胚外结构，一直到未成熟和（或）成熟的各种组织的肿瘤。占所有卵巢肿瘤的 20%～25%，绝大部分（约 95%）为成熟性畸胎瘤。恶性肿瘤所占比例国内外差异较大，国内石一复等统计，卵巢恶性生殖细胞肿瘤占全部卵巢恶性肿瘤的 18.2%，而美国国家统计资料显示约占 2.4%，此种差异原因尚不清楚。

卵巢生殖细胞肿瘤来源于胚胎期性腺的原始生殖细胞。在胚胎发育过程中，原始生殖细胞经历了从卵黄囊向背侧肠系膜迁移，最后到达生殖嵴的过程，因此生殖细胞肿瘤可发生于性腺以外多个部位，如颅内、后腹膜腔等，但仍最常见于性腺。它常发生于儿童及青年妇女，仅偶见于绝经后妇女。据统计，卵巢肿瘤发病年龄＜20岁者，约60％～70％为生殖细胞瘤。且年龄越小，恶性肿瘤可能性越大。

卵巢恶性生殖细胞肿瘤的发病率仅为睾丸恶性生殖细胞肿瘤的10％，所以此类肿瘤的治疗方法往往从睾丸生殖细胞肿瘤的研究进展中借鉴而来。近年来，在治疗方面取得较大进展，预后显著改善。

（二）病理类型

1. 无性细胞瘤

此类肿瘤来源于尚未有性分化以前的原始生殖细胞，故命名无性细胞瘤。其病理形态及组织来源与睾丸精原细胞瘤相似。这是一种较为少见的肿瘤，占卵巢恶性肿瘤的2％～4％。在国外，是最常见的恶性生殖细胞肿瘤，占25％～40％；在国内，为第二常见的恶性生殖细胞肿瘤，约占25％。

症状与其他卵巢实性肿瘤类似，可见总论部分。但无性细胞瘤可发现于因原发闭经而就诊的患者。本瘤有发生于两性畸形及性染色体异常的个体的倾向，核型为46，XY或性染色体阴性。约5％的患者伴有性腺发育异常。纯型无性细胞瘤无内分泌症状，个别报道有β-HCG升高、性早熟或出现男性化症状，但有这些内分泌症状的患者往往伴有绒癌或性母细胞瘤成分。极少数患儿可能合并难以纠正的高钙血症，只有在切除肿瘤后才能恢复正常。

肿瘤10％～20％为双侧，右侧多见。肿瘤体积较大，圆形、卵圆形，常为实性，表面光滑，呈结节状或脑回状。切面呈灰白、灰黄或灰红色，质地为海绵状，可有出血、坏死，偶有囊性变或钙化。需在不同部位充分取材以除外合并其他混合成分。

镜下见肿瘤由大而一致的瘤细胞构成，呈饼状、岛状或带状排列，中间有较薄的纤维间质分隔。在间质内或肿瘤细胞团内常有散在或灶状淋巴样细胞浸润。瘤细胞胞浆丰富而淡染，核膜较清楚，核仁居中，核分裂象易见。产生β-HCG的无性细胞瘤中6％～8％可偶见有单个或丛状的合体，无细胞滋养细胞。除血中β-HCG升高外，一般对预后无影响。需注意无性细胞瘤可伴有畸胎瘤、内胚窦瘤、胚胎癌或绒癌。半数性腺母细胞瘤中可见无性细胞瘤成分。

2. 卵黄囊瘤

恶性程度高，预后差。最近 WHO 对卵巢肿瘤分类将通用名内胚窦瘤改为卵黄囊瘤。因为卵黄囊瘤指形态上为各种内胚层样结构（包括原肠和胚体外分化如卵黄囊泡以及胚体内胚层如小肠、肝）分化的畸胎瘤样原始内胚层肿瘤。相比之下，内胚窦瘤意味的病理形态比较局限，但仍保留内胚窦瘤名词为卵黄囊瘤的同义词。

卵黄囊瘤的发病率位居国内卵巢生殖细胞肿瘤首位，占 27%～41%，国外报道其发病率位居生殖细胞瘤第三位。其发病中位年龄 16～18 岁，约 1/3 患者诊断时在月经初潮前。

临床表现与临床实体瘤相似。但由于本瘤生长快，故常常起病急，出现症状时间短，半数病例出现症状仅 1 周或短于 1 周。约 75%患者主诉盆腹腔痛，约 10%患者以无症状的腹部包块或腹部膨大就诊，偶可表现为急腹症。

绝大多数内胚窦瘤分泌 AFP，可通过血清检测和免疫组化法在病理标本中检测到，一般患者 AFP 浓度很高，术前可达 14 000～200 000 μg/L，彻底手术后一般 5～7 d 降至正常，复发时又上升。故 AFP 浓度是诊断、治疗、监护时的主要标志。

肿瘤几乎全为单侧性，双侧一般提示转移。瘤体圆形，直径一般较大，小者 3 cm，大者可达 40 cm，可能分叶状。切面多实性、灰白或灰黄色，质软，部分伴有出血、坏死、囊性变和黏液变。瘤体外有包膜，但可因肿瘤体积过大而造成包膜破裂。

镜下结构多样，常见的特征是衬覆原始细胞的腔隙形成的网状结构，多种组织学形态混合存在，其中包括微囊、内胚窦样、黏液瘤样、实性、腺泡、腺管、肝样、多囊泡、乳头状、巨囊、原始内胚层型（肠型）等，一般以一种或两种为主。内胚窦样型由血管袖套结构（S-D 小体）构成，是鼠胎盘的胚胎性结构，人类无该结构。其特点是毛细血管周围有一窄的结缔组织带，外表面被覆立方的胚胎上皮样细胞，胞核较大，核仁明显，核分裂活跃。卵黄囊瘤的特征性结构包括 S-D 小体、疏网状腺样结构、嗜酸性透明小球。

卵黄囊瘤的变异型：黏液瘤样型（由纤细疏松的黏液瘤样组织构成，含有腺泡样腔隙）、肝样型（呈实性结构，瘤细胞与肝癌细胞相似，片状或巢状，胞浆丰富，含大量嗜酸性颗粒）、多囊泡卵黄囊型（由许多围以疏松细胞性建业组织的囊泡或囊腔组成）、原始内胚层型或腺性（一种分化较好，类似一般的或分泌型子宫内膜样腺癌，又称子宫内膜样型；一种含有原始肠上皮样细胞，呈筛状生长）。

3. 胚胎癌

胚胎癌是生殖细胞肿瘤中一种分化最差但具有多种分化潜能的类型，多与其他生殖细胞肿瘤共存。罕见，发生率仅占卵巢生殖细胞肿瘤的 0.2%。发病年龄较轻，4～28 岁。因其可能分泌雌激素，故常有内分泌症状，如假性性早熟、不规则阴道流血等。本病临床特征及大体病理与卵黄囊瘤类似。它能合成和分泌 AFP 和 β-HCG，是肿瘤检测和诊断治疗时的标志物。镜下肿瘤由成片或团块状较原始的多形细胞组成。瘤细胞可排列成腺样、小管样、乳头状和实性等形式，它们常形成合胞体细胞团块伴有中心坏死。本病恶性度高，侵袭性强，可盆腹腔广泛扩散和早期转移，预后不佳。

4. 多胚瘤

罕见，是一种胚胎原始分化状态的肿瘤，实际上是一种最不成熟的畸胎瘤。本病发病年龄小，常伴假性性早熟。血清 AFP 和 β-HCG 可检测病情变化。镜下瘤组织由大量早期胚胎的胚样小体组成。这种小体形态上类似于胚胎原节前的结构，多认为起源于多潜能的恶性胚胎性细胞。肿瘤常有少量畸胎瘤样成分分化，若所占比例不足 10%，则不归入混合型生殖细胞瘤。肿瘤高度恶性，多数伴有局部浸润和扩散，预后较差。

5. 非妊娠性绒毛膜癌

单纯型很少，一般为混合性生殖细胞肿瘤的一部分。绒毛膜癌是构成表面上皮—间质肿瘤的一部分，而不是来自生殖细胞。形态组织学及表现与妊娠性绒癌相同。发病年龄一般＜20岁。初潮前发病患者约有50％出现同性性早熟。本病恶性度高，发现时往往已有腹腔内播散。可经血行转移至全身脏器，常见于肺、肝、脑、肾、胃肠和盆腔脏器，亦可经淋巴转移。血清和尿中β-HCG可检测病情变化。预后差。

6. 混合性生殖细胞瘤

本病是指由一种以上生殖细胞肿瘤成分构成的肿瘤（不包括性腺母细胞瘤和混合性生殖细胞—性索间质肿瘤），其中至少一种是原发的。肿瘤体积较大，表面光滑，切面依其所含成分而不同。镜下最常见的成分是无性细胞瘤（80％），依次为卵黄囊瘤（70％）、未成熟畸胎瘤（53％）、绒癌（20％）和胚胎性癌（13％）。本病预后由恶性程度最高的肿瘤成分决定。

7. 畸胎瘤

卵巢畸胎瘤约占原发性卵巢肿瘤的15％，其中约95％为良性，约5％为恶性。它分为两类：①两胚层或三胚层畸胎瘤。②单胚层畸胎瘤。

（1）两胚层或三胚层畸胎瘤：是一组来源于生殖细胞并具有内、外及中胚层分化的肿瘤。大多数为良性，少数可以恶性变，也可以一起始即为恶性。多见于青少年，约占儿童卵巢肿瘤的50％。它可分为未成熟性畸胎瘤和成熟性畸胎瘤。①未成熟性畸胎瘤：发病率在卵巢恶性生殖细胞肿瘤中居第三位。约占恶性生殖细胞肿瘤的20.3％，仅次于卵黄囊瘤和无性生殖细胞瘤。好发于儿童和年轻妇女。在＜15岁发病的卵巢恶性肿瘤中，未成熟畸胎瘤占1/4。此类肿瘤有复发转移的潜能，这种潜能与所含神经上皮的数量和未成熟程度直接相关。②成熟性畸胎瘤：是生殖细胞肿瘤中最常见的一种肿瘤，分实性（1/3有腹膜成熟性神经胶质组织种植）、囊性（包括皮样囊肿）和胎儿型（外观似胎儿，需与胎中胎鉴别，后者不占据卵巢并含有更多的器官和组织）。其中卵巢囊性成熟性肿瘤发病率最高，占所有卵巢肿瘤的15％～25％，占生殖细胞肿瘤的 85%～95%。可发生于任何年龄，但以生育年龄妇女多见。

（2）单胚层畸胎瘤：肿瘤仅由一个胚层的某种单一组织为主发育而成，主要包括甲状腺肿瘤、类癌、神经外胚层肿瘤、皮脂腺肿瘤、黑色素细胞肿瘤、其他等。组织起源可能为与皮样囊肿有关的高度特征性分化。①卵巢甲状腺肿：最常见的单胚层畸胎瘤。甲状腺组织可见于大约 20% 的畸胎瘤，只有当其成为肿瘤的构成主体或大体肉眼可辨认时可称为卵巢甲状腺肿约 17%～30% 患者可伴有腹水或假 Meigs 综合征。约 5% 可出现与甲状腺相关的内分泌症状，在肿瘤切除后即可缓解。镜下主要表现为正常或各种甲状腺腺瘤的形式，免疫组化甲状腺球蛋白阳性。②类癌：组织类型以类似于胃肠道的类癌为主，是一组由多种分化好的神经内分泌细胞构成的肿瘤。大体上，肿瘤为单侧的棕黄结节，质韧，多与黏液性肿瘤、畸胎瘤、Brenner 瘤伴随，亦可独立存在。组织学图像分为岛状型、小梁型、黏液型甲状腺肿类癌。③神经外胚层肿瘤：罕见，以原始神经外胚层为主要成分。主要包括室管膜瘤、原始神经外胚层肿瘤、髓上皮瘤、多形性恶性胶质细胞瘤及其他。病理多可见鳞状上皮、毛发、皮脂腺、骨和软骨成分，有的合并皮样囊肿。④皮脂腺肿瘤：与各种皮脂腺肿瘤形态类似，绝大多数发生在皮样囊肿壁上。⑤黑色素细胞肿瘤：很少见，包括伴随表皮样囊肿的各种类型黑色素细胞痣，诊断则需排除转移性恶性黑色素瘤。⑥其他：包括癌类、肉瘤类、皮脂腺肿瘤、垂体型肿瘤、视网膜始基肿瘤等。

（三）治疗

1. 手术治疗

（1）良性生殖细胞肿瘤：主要包括成熟性畸胎瘤。此类患者的治疗主要为手术切除，如患者年轻，应行肿瘤剥除术，以保留正常卵巢组织。由于其双侧发生率可达 10%，故对侧需仔细探查。

（2）恶性生殖细胞肿瘤：主要包括无性细胞肿瘤、卵黄囊瘤和未成熟性畸胎瘤。患者多为年轻女性，应充分考虑其生育功能。

对于需要保留生育功能的患者，应做保留生育功能的全面分期手术。若不要求保留生育功能，Ⅰ期患者应行全面分期手术，具体参考概论手术治疗部分。而Ⅱ～Ⅳ期患者可做肿瘤减灭术。术后对于Ⅰ期无性细胞瘤或Ⅰ期、G1 的未成熟畸胎瘤可予以观察；胚胎瘤或卵黄囊瘤或Ⅱ～Ⅳ期无性细胞瘤或Ⅰ期、G2～G3 及Ⅱ～Ⅳ期未成熟畸胎瘤，均应采取 PEB 方案化疗 3～4 周期（若初次手术未完成全面分期则应先完成手术分期，再行化疗）。对于术前有肿瘤标记物（尤其 AFP 和 β-HCG）升高患者，术后每 2～4 个月需监测相应肿瘤标记物，共 2 年。

（3）保留生育功能的问题：卵巢生殖细胞肿瘤患者多为儿童和年轻妇女，故保留生育功能成为一个必须考虑的问题。对于有生育要求的所有患者，应行保留生育功能的全面分期手术，切除患侧附件，仔细检查对侧卵巢无异常后保留对侧附件和子宫。

无性细胞瘤容易双侧发病，而且有些转移尚处于亚临床阶段，故有必要剖检对侧卵巢，并对可疑部位进行活检。对于强烈要求保留生育功能的患者，即使对侧发生小的转移，也可以切除肿瘤而保留部分正常卵巢组织。但假如患者染色体核型有 Y 染色体，则必须切除双侧卵巢，子宫可以保留，将来可作胚胎移植。

未成熟性畸胎瘤可合并对侧成熟畸胎瘤，故亦需进行对侧探查。近年来。有学者提出卵巢的剖开探查及楔形切除将影响卵巢以后的功能或影响卵巢皮质的卵母细胞而造成以后的不孕，建议仔细视诊和触诊对侧卵巢。

2. 化学治疗

（1）无性细胞瘤：首选 PEB 方案化疗（具体参考性索—间质肿瘤化疗部分）。对经选择的ⅠB～Ⅲ期无性细胞肿瘤患者，为减少化疗毒性反应，可以用 3 个周期的依托泊苷/卡铂化疗：①卡铂，剂量为曲线下面积（AUC）5～6，1 d。②依托泊苷，剂量 120 mg/m²，1～3 d。每 4 周为 1 周期，共 3 个周期。

复发的无性细胞瘤患者或者博来霉素已达终身剂量者可应用 PVE 方案，具体如下：①顺铂（P）20 mg/m²，1～5 d，静滴。

②长春新碱（V）1～1.5 mg/m²，1～2 d，静脉注射。③依托泊苷（E）100 mg/m²，1～5 d，静滴。

（2）卵黄囊瘤：此类患者均需化疗。足量和正规的化疗非常重要，能明显改善预后。Williams 总结了美国 MD Anderson 癌瘤中心和印第安纳州医学院各自采用 PEB 和 PVB 方案治疗恶性生殖细胞肿瘤，发现两者疗效近似，但 PEB 毒性较低，故认为 PEB 最好。具体 PEB 方案和 PVB 方案参见性索—间质肿瘤化疗部分。

（3）未成熟性畸胎瘤：在联合化疗问世之前，未成熟畸胎瘤的存活率仅约 20%～30%，应用联合化疗后存活率大大提高。目前认为Ⅰ期、G1 的患者预后好，不需要辅助化疗，可随访观察。而对于Ⅰ期、G2～3 或Ⅱ～Ⅳ期的未成熟畸胎瘤均需化疗，首选 PEB 方案。对于应用此方案化疗后肿瘤标记物仍持续性增高者，可选用 TIP 方案（紫杉醇、异环磷酰胺、顺铂）或大剂量化疗。由于未成熟畸胎瘤生长速度很快，术后应尽可能早开始化疗，一般应在 7～10 d 以内。

3. 放射治疗

无性细胞瘤对放疗高度敏感。照射剂量为 2500～3500 cGy，效果良好。但是放疗往往会造成生育功能的丧失以及其他较严重的毒副反应。所以放疗并不是无性细胞瘤的一线治疗方法。放射治疗时应覆盖对侧卵巢部位，使其不受照射，以避免放疗对正常组织的破坏作用。其他类型的卵巢生殖细胞肿瘤很少应用放疗，只有经过化疗后尚有持续性局限性病灶存在情况下才被使用。

五、卵巢生殖细胞—性索间质肿瘤

肿瘤由大的生殖细胞（似无性细胞、精原细胞瘤细胞）和小的性索间质细胞（类似不成熟的支持细胞和 Leydig 细胞）构成。

（一）性腺母细胞瘤

分单纯性（多良性）及混合性（合并其他生殖细胞成分）两种。患者多较年轻，并伴有染色体异常引起的性腺发育不全，合并激素异常等症状。镜下两型细胞密切混杂，呈界限完好的细胞巢状，每个巢由厚的基底膜包被且包埋于纤维结缔组织间质中。瘤细胞亦可排列成卵泡状、弥散分布或花冠状。

(二) 生殖细胞—性索间质混合瘤

由生殖细胞和性索成分混合组成，亦可含有间质分化成分。此类肿瘤可见于各年龄阶段，以婴儿、儿童多见。患者染色体多为正常核型，无性腺发育不全等，可有内分泌紊乱，假性性早熟，亦可发生肿瘤蒂扭转致急腹症表现。镜下可见肿瘤细胞呈短梭形，类似性索间质细胞，排列成细长分支条索或宽柱，期间混杂单个或成堆生殖细胞，部分区域出现 Call-Exner 小体样结构；或呈岛状及实心管状结构，被细纤维组织分隔，混杂数量不等生殖细胞；性索间质样细胞呈网状排列，可混杂单个或众多生殖细胞。

六、卵巢网肿瘤

包括腺瘤、囊腺瘤和囊腺癌，发生于卵巢门。患者可伴有男性化症状。肿瘤囊壁上无或少有纤毛，有一层肥厚的平滑肌和/或增生的门细胞，而内壁上有裂隙样凹陷。

七、其他各种肿瘤

(一) 小细胞癌

分两型：高血钙型和肺型。

1. 高血钙型

多见于 10～42 岁，平均发病年龄 23 岁。60%～75%患者有高钙血症，绝大多数单侧。典型特征为滤泡状结构和核内出现明显核仁，某些区域可出现含丰富嗜酸性胞浆和明显核仁的大细胞区。也可见到充满黏液的良性或恶性外观的细胞。

2. 肺型

多见于 28～85 岁，平均发病年龄 59 岁。可伴发表面上皮—间质肿瘤，具有神经内分泌特征，无高钙血症，镜下似肺小细胞癌，滤泡样结构少见，细胞核染色质均匀散布，核仁常不明显。一半以上病例具有内膜样癌或 Brenner 瘤成分。而由肺转移至卵巢的肺型小细胞癌多不累及卵巢的表面，两者是不同的肿瘤。

此类肿瘤侵蚀性强、恶性程度高。治疗原则是手术为主，辅以放疗、化疗。手术方式多采用肿瘤细胞减灭术，个别报道年轻患者可行保留生育功能的手术。术后可选化疗方案有 PEB（顺铂、鬼臼乙叉、平阳霉素）、PAC（顺铂、阿霉素、环磷酰胺）、VAC（长春新碱、放线菌素 D、环磷酰胺）、PVB（顺铂、长春新碱、平阳霉素）、VP-16＋P（鬼臼乙叉貳＋顺铂）。强调多药联合应用，3～4 种，甚至 5～6 种药同时采用。此类肿瘤疗效不理想，易复发，预后差。

（二）大细胞神经内分泌癌

一种大细胞性恶性肿瘤，患者临床多表现为神经内分泌特征。

（三）肝样癌

多发生于老人，AFP 阳性，肿瘤类似肝细胞癌，可与浆液性癌混合，起源于表面上皮，而非生殖细胞。瘤细胞具备肝细胞癌的特征，瘤巨细胞和奇异细胞多见。此类患者需与肝样卵黄囊瘤相鉴别，后者患者多为青年女性，肿瘤可伴有其他生殖细胞成分，肿瘤细胞相对均匀，可见玻璃样小体。

（四）午非管肿瘤

一般为良性上皮性肿瘤，排列形式多种多样，可呈筛状、弥漫分布、中空小管、实性小管等。

（五）黏液瘤

肿瘤良性但可复发。外观良性的梭形和星形细胞分布于血管丰富的黏液样背景中，瘤中可有小灶平滑肌或纤维瘤组织。

（六）非卵巢特异性软组织肿瘤

近代卵巢胚胎发生学指出卵巢的髓质系泌尿生殖嵴上皮下间叶细胞形成，而卵巢皮质则起源于该嵴的米勒上皮，因而卵巢间质可区分为非特殊的支持组织及特殊的性腺间质，由支持组织产生的肿瘤称为非卵巢特异性软组织肿瘤。此类肿瘤更常见于身体的其他部位，而非特异性的发生于肿瘤者较为罕见。包括：纤维组织、肌肉、血管和淋巴管、骨和软骨、神经、脂肪、间皮、卵巢其他间叶组织等来源肿瘤。

第八节　输卵管肿瘤

胚胎 12 周时，女性胎儿副中肾管分化完毕：其两侧头段分别发育成两侧的输卵管，两侧中段融合形成子宫、末段形成子宫颈和阴道上段。

输卵管壁由浆膜层、肌层及黏膜层组成。

（1）浆膜层：即阔韧带上缘腹膜延伸包绕输卵管而成。

（2）肌层：为平滑肌，分外、中、内 3 层。外层纵行排列；中层环行，与环绕输卵管的血管平行；内层又称固有层，从间质部向外伸展 1 cm 后，内层便呈螺旋状。肌层有节奏地收缩可引起输卵管由远端向近端的蠕动。

（3）黏膜层：由单层高柱状上皮组成。黏膜上皮可分纤毛细胞、无纤毛细胞、楔状细胞及未分化细胞。4 种细胞具有不同的功能：纤毛细胞的纤毛摆动有助于输送卵子；无纤毛细胞可分泌对碘酸—雪夫反应（PAS）阳性的物质（糖原或中性粘多糖），又称分泌细胞；楔形细胞可能为无纤毛细胞的前身；未分化细胞又称游走细胞，为上皮的储备细胞。

输卵管的血供来自子宫动脉和卵巢动脉。子宫动脉的输卵管支沿子宫角部入阔韧带内与卵巢动脉的输卵管支相吻合。静脉与动脉平行，回流入卵巢静脉。输卵管壁的淋巴管伴随在卵巢静脉的外侧。右侧的淋巴液注入右侧肾静脉及下腔静脉的淋巴结区。左侧淋巴引流至左侧卵巢静脉和左侧肾静脉之间的淋巴结。两侧的淋巴结都引流入骶前及髂总淋巴结。因此，输卵管的恶性肿瘤早期即可以扩散到盆腔以外的区域。

输卵管肌肉的收缩和黏膜上皮细胞的形态、分泌及纤毛摆动均受卵巢激素影响，有周期性变化。

输卵管肿瘤少见，输卵管良性肿瘤更少见，可以发生于上皮、间质或其他组织。其种类繁多，但由于缺乏特异性症状及体征，临床上易发生漏诊和误诊。

一、输卵管良性肿瘤

输卵管肿瘤占女性生殖系统肿瘤的 $0.5\%\sim1.1\%$，其中良性肿瘤罕见。来源于副中肾管或中肾管。大致可分为以下 4 种肿瘤。

（1）上皮细胞肿瘤：腺瘤、乳头瘤。

（2）内皮细胞肿瘤：血管瘤、淋巴管瘤。

（3）间皮细胞肿瘤：平滑肌瘤、脂肪瘤、软骨瘤、骨瘤。

（4）混合性畸胎瘤：囊性畸胎瘤。

（一）输卵管腺瘤样瘤

为最常见的一种输卵管良性肿瘤。以生育期年龄妇女为多见。80% 以上伴有子宫肌瘤，未见恶变报道。腺瘤样瘤由 Golden 和 Ash 于 1945 年首先报道并命名，它的组织发生一直有争议，近几年的免疫组化和超微结构研究均支持肿瘤起源于多能性间叶细胞。

输卵管良性肿瘤无特异症状，多数患者是以其并发疾病如子宫肌瘤、慢性输卵管炎的症状而就诊，易被其他疾病所蒙蔽，临床极少有确诊病例，常在妇科手术时无意中被发现者居多，造成大体标本检查易忽略而漏诊，导致检出率低。肿瘤体积较小，直径约 $1\sim3$ cm，位于输卵管肌壁或浆膜下。大体形态为实性，灰白色或灰黄色，与周围组织有分界，但无包膜。镜下可见紧密排列的腺体，呈隧道样、微囊样或血管瘤样结构，被覆低柱状上皮，核分裂象罕见。间质由纤维、弹力纤维及平滑肌组成。肿瘤可以浸润性的方式生长到管腔皱襞的支持间质中去。诊断有困难时组织化学和免疫组化可帮助诊断，AB 阳性，CK、Vim、SMA、Calretinin 阳性即可确诊。治疗为手术切除患侧输卵管。预后良好。

（二）输卵管乳头状瘤

输卵管乳头状瘤多发生于生育期妇女，与输卵管积水并发率较高，偶尔亦与输卵管结核或淋病并存。

肿瘤直径一般 $1\sim2$ cm。一般生长在输卵管黏膜，突向管腔，呈疣状或菜花状，剖面见肿瘤自输卵管黏膜长出。镜下典型特点：见乳头结构，大小不等，表面被覆无纤毛细胞或少数纤毛细胞，细胞扁平，立方或柱形，核有中等程度的多形性但是核分裂象很少见，组织学上需要将这种良性病变与输卵管腺癌进行鉴别。输卵管周围及管壁内可见少量的嗜碱性粒细胞和淋巴细胞为主的炎症细胞浸润。

肿瘤早期无症状，患者常常合并输卵管周围炎，常因不孕、腹痛等原因就诊，随肿瘤发展逐渐出现阴道排液，无臭味，合并感染时呈脓性。管腔内液体经输卵管伞端流向腹腔即形成盆腔积液，当有多量液体向阴道排出时，可出现腹部绞痛。盆腔检查可触及附件形成的肿块，超声检查和腹腔镜可协助诊断，但最后诊断有赖于病理检查。治疗为手术切除患侧输卵管，如有恶变者按输卵管癌处理。

（三）输卵管息肉

输卵管息肉可发生于生育年龄和绝经后，一般无症状，多在不孕患者行检查时发现。输卵管息肉的发生不明，多位于输卵管腔内，与正常黏膜上皮有连续，镜下可无炎症证据。宫腔镜检查和子宫输卵管造影均可发现，但前者优于后者。乳头瘤和息肉的鉴别是前者具有乳头结构。

（四）输卵管平滑肌瘤

较少见。查阅近年国内外文献共报道 20 例左右。输卵管平滑肌瘤的发生与胃肠道平滑肌瘤相似，而与雌激素无关。同子宫平滑肌瘤，亦可发生退行性病变。临床上常无症状，多在行其他手术时偶尔发现。肿瘤较小，单个，实质，表面光滑。肿瘤较大时可压迫管腔而致不育及输卵管妊娠，亦可引起输卵管扭转而发生腹痛。处理可手术切除患侧输卵管。

（五）输卵管成熟性畸胎瘤

比恶性畸胎瘤还少见。文献上仅有少数病例报道，大多数为良性，其来源于副中肾管或中肾管，认为可能是胚胎早期，生殖细胞移行至卵巢的过程中，在输卵管区而形成。一般病变多为单侧，双侧少见，常位于输卵管峡部或壶腹部，以囊性为主，少数为实性病变，少数位于输卵管肌层内或缚于浆膜层，肿瘤体积一般较小，1～2 cm，也有直径达 10～20 cm 者，镜下同卵巢畸胎瘤所见，可含有 3 个胚层成熟成分。

患者年龄一般在 21～60 岁。常见症状为盆腔或下腹部疼痛、痛经、月经不规则及绝经后流血，由于无典型的临床症状或无症状，因此术前很难作出诊断。输卵管畸胎瘤可合并输卵管妊娠，治疗仅行肿瘤切除或输卵管切除。

（六）输卵管血管瘤

罕见。有学者认为女性性激素与血管瘤有关。但一般认为在输卵管内的扩张海绵样血管是由于扭转、损伤或炎症引起。

血管瘤一般较小。肿瘤位于浆膜下肌层内，分界不清，可见很多不规则小血管空隙，上覆扁平内皮细胞。血管被疏松结缔组织及管壁平滑肌纤维分隔。临床通常无症状，常在行其他手术时发现，偶可因血管瘤破裂出血而引起腹痛。处理可作患侧输卵管切除术。

二、输卵管恶性肿瘤

（一）原发性输卵管癌

原发性输卵管癌是少见的女性生殖道恶性肿瘤。发病高峰年龄为 52～57 岁，超过 60% 的输卵管癌发生于绝经后妇女，占妇科恶性肿瘤的 0.1%～1.8%。在美国每年的发病率 3.6/10 万。其发生率排列于子宫颈癌、卵巢癌、宫体癌、外阴癌和阴道癌之后居末位。在临床上常容易与卵巢癌发生混淆，而造成临床和病理诊断上的困难。子宫与输卵管皆起源于副中肾管，原发性输卵管癌由于早期诊断困难，其 5 年生存率一直较低，过去仅为 5% 左右。目前随着治疗措施的改进，生存率为 50% 左右。

肉眼所见的原发性输卵管癌与卵巢癌的比例在 1：50 左右。最近，上皮性卵巢癌的卵巢外起源学说认为输卵管浆液性癌可能是卵巢高级别浆液性癌的先期病变，所谓的"原发性"上皮性浆液性卵巢癌很可能是原发性输卵管癌的继发性种植病变。很多卵巢高级别浆液性癌病例经严格标准的输卵管病理取材，可见到输卵管上皮内癌或早期癌病变。临床上见到的单纯输卵管癌可能是由于输卵管炎症粘连阻碍了输卵管癌播散形成浆液性卵巢癌。因此，输卵管癌的真正发病率可能远高于传统概念上的数字，预计将来输卵管癌和卵巢癌的诊断及分期病理标准可能将会发生变化。

1. 病因

病因不明，慢性输卵管炎通常与输卵管癌并存，多数学者认为慢性炎症刺激可能是原发的诱因。由于慢性输卵管炎患者相当多见，而原发输卵管癌患者却十分罕见，因此两者是否有病因学联系尚不清楚。另外，患输卵管结核者有时亦与输卵管癌并存，这是否由于在输卵管结核基础上，上皮过度增生而导致恶变，但两者并发率不高。此外，遗传因素可能在输卵管癌的病因中扮演着重要角色，输卵管癌可能是遗传性乳腺癌—卵巢癌综合征的一部分，与 BRCA1、BRCA2（乳癌易感基因）变异有关。输卵管癌患者易并发乳腺癌、卵巢癌等其他妇科肿瘤，发病年龄及不孕等一些特点也与卵巢癌、子宫内膜癌相似，常有 c-erbB-2、P53 基因变异，故认为其病因可能与卵巢癌、子宫内膜癌的一些致病因素相关。

2. 病理

（1）巨检：一般为单侧，双侧占 10％～26％。病灶多见于输卵管壶腹部，其次为伞端。早期输卵管外观可正常，多表现为输卵管增粗，直径在 5～10 cm，类似输卵管积水、积脓或输卵管卵巢囊肿，局部呈结节状肿大，形状不规则呈腊肠样，病灶可呈局限性结节状向管腔中生长，随病程的进展向输卵管伞端蔓延，管壁变薄，伞端常闭锁。剖面上可见输卵管腔内有灰白色乳头状或菜花状组织，质脆，可有坏死团块。晚期癌内有肿瘤组织可由伞端突出于管口外。亦可穿出浆膜面。当侵入卵巢时能产生肿块，与输卵管卵巢炎块相似，常合并有继发感染或坏死，腔内容物呈浑浊脓性液体。

（2）显微镜检查：90％以上的输卵管癌是乳头状腺癌，其中 50％为浆液性癌。其他类型包括透明细胞癌、子宫内膜样癌、鳞癌、腺鳞癌、黏液癌等。其组织病理分级如下所述。

组织病理分级：①Gx。组织分级无法评估。②G1。高分化（乳头状）。③G2。中分化（乳头状—囊泡状）。④G3。低分化（囊泡状—髓样）。

（3）组织学分型：可分3级。①Ⅰ级（即乳头状癌）：肿瘤分化较好，呈分枝乳头状，乳头覆以单层或多层异型上皮，呈柱状或立方状，细胞大小不等，核浓染，核分裂象少见。通常癌组织从输卵管壁呈乳头状向管腔内生长。乳头轴心为多少不等的血管纤维组织，较少侵犯输卵管肌层。可见到正常黏膜上皮和癌组织过渡形态。因而有学者将其称为原位癌，此型癌为临床预后最好的类型。②Ⅱ级（即乳头状腺癌）：分化程度较乳头状癌低，癌组织形成乳头或腺管状结构。癌细胞异型间变明显，核分裂象增多，常侵犯输卵管壁。③Ⅲ级（即腺泡状髓样癌）：分化程度最差。癌细胞排列成实性条索或片块状，某些区域呈腺泡状结构。癌细胞间变及异型性明显，可出现巨细胞。核分裂象多见，并易见病理性核分裂象。管壁明显浸润，常侵犯淋巴管，临床预后差。

3. 转移途径

原发性输卵管癌的转移方式主要有3种方式，血行转移较少见。

（1）直接扩散：癌细胞可经过输卵管伞端口或直接穿过管壁而蔓延到腹腔、卵巢、肝脏、大网膜等处。经过输卵管子宫口蔓延到子宫腔，甚至到对侧输卵管。穿透输卵管浆膜层扩散到盆腔及邻近器官。

（2）淋巴转移：近年来已注意到淋巴结转移的重要性。输卵管癌可循髂部、腰部淋巴结至腹主动脉旁淋巴结，亦常见转移至大网膜。因子宫及卵巢与输卵管间有密切的淋巴管沟通，故常被累及。偶亦可见沿阔韧带及腹股沟淋巴结。淋巴结是复发病灶最常见的部位。癌细胞充塞输卵管的淋巴管后，淋巴回流将癌细胞带到对侧输卵管形成双侧输卵管癌。

（3）血性转移：晚期癌症患者可通过血行转移至肺、脑、肝、肾、骨等器官。

4. 诊断

（1）病史。①发病年龄：原发性输卵管癌 2/3 发生于绝经期后，以 40～60 岁的妇女多见。其发病年龄高于宫颈癌，低于外阴癌而与卵巢上皮癌和子宫内膜癌相近。Peters 和 Eddy 报道的输卵管癌的发病年龄分别为 36～84 岁和 21～85 岁。②不育史：原发性输卵管癌患者的不育率比一般妇女要高，约 1/3～1/2 病例有原发或继发不育史。

（2）临床表现：临床上常表现为阴道排液、腹痛、盆腔包块，即所谓输卵管癌"三联症"。在临床上表现为这种典型的"三联症"患者并不多见，约占 11%。输卵管癌的症状及体征常不典型或早期无症状，故易被忽视而延误诊断。①阴道排液或阴道流血：阴道排液是输卵管癌最常见且具有特征性的症状。其排泄液为浆液性稀薄黄水，有时呈粉红色血清血液性，排液量多少不一，一般无气味。液体可能由于输卵管上皮在癌组织刺激下所产生的渗液，由于输卵管伞端闭锁或被肿瘤组织阻塞而通过宫腔从阴道排出。当输卵管癌有坏死或浸润血管时，可产生阴道流血。水样阴道分泌物占主诉的第三位，分泌物多时个别患者误认为尿失禁而就医。有时白带色黄类似琥珀色（个别患者在输卵管黏膜内含有较多胆固醇，但胆固醇致白带色黄的机制不清），有时为血水样或较黏稠。②下腹疼痛：为输卵管癌的常见症状，约有半数患者发生。多发生在患侧，常表现为阵发性、间歇性钝痛或绞痛。阴道排出水样或血样液体，疼痛可缓解。经过一阶段后逐渐加剧而呈痉挛性绞痛。其发生的机制可能是在癌肿发展的过程中，管腔伞端被肿瘤堵塞，输卵管腔内容物潴留增多，内压增加，引起输卵管蠕动增加，克服输卵管部分梗死将积液排出。③下腹部或盆腔肿块：妇科检查时可扪及肿块，亦有患者自己能扪及下腹部肿块，但很少见。肿块可为癌肿本身，也可为并发的输卵管积水或广泛盆腔粘连形成的包块。常位于子宫的一侧或后方，活动受限或固定不动。④外溢性输卵管积液：即患者经阴道大量排液后，疼痛减轻，盆腔包块缩小或消失的临床表现，但不常见。当管腔被肿瘤堵塞，分泌物郁积至一定程度，引起大量的阴道排液，随之管腔内压力减少，腹痛减轻，肿块缩小。由于输卵管积水的病例也可出现此现象，因此该症状的出现对关注输卵管疾病有价值，但并不是输卵管癌的特异症状。⑤腹水：较少见，约10%的病例伴有腹水。其来源有二：a. 管腔内积液经输卵管伞端开口流入腹腔。b. 因癌瘤种植于腹膜而产生腹水。⑥其他：当输卵管癌肿增大或压迫附近器官或癌肿广泛转移时可出现腹胀、尿频、肠功能紊乱及腰骶部疼痛等，晚期可出现腹水及恶液质。

（3）辅助检查。①细胞学检查：若阴道脱落细胞内找到癌细胞，特别是腺癌细胞，而宫颈及子宫内膜检查又排除癌症存在者，则应考虑输卵管癌的诊断。但按文献报道阴道脱落细胞的阳性率都较低，在50%以下，其原因可能是因为腺癌细胞在脱落和排出的过程中易被破坏变形，也可能与取片方式有关。对于有大量阴道排液的患者，癌细胞可能被排出液冲走，导致细胞学阴性，需重复涂片检查。可行阴道后穹隆穿刺和宫腔吸出液的细胞学检查，亦可用子宫帽或月经杯收集排出液，增加阳性率，以提高输卵管恶性肿瘤的诊断。当肿瘤穿破浆膜层或有盆腹腔扩散时可在腹水或腹腔冲洗液中找到恶性细胞。②子宫内膜检查：黏膜下子宫肌瘤、子宫内膜癌、宫体癌、宫颈癌均可出现阴道排液增多的症状，因此宫腔探查及全面的分段诊刮很必要。若宫腔探查未发现异常，颈管及子宫内膜病理检查阴性，则应想到输卵管癌的可能。若内膜检查发现癌灶，虽然首先考虑子宫内膜癌，但亦不能排除输卵管癌向宫腔转移的可能。③宫腔镜及腹腔镜检查：通过宫腔镜检查，可观察子宫内膜情况的同时，还可以看到输卵管开口，并吸取液体做脱落细胞学检查；通过腹腔镜检查可直接观察输卵管及卵巢情况，对可疑的病例，可通过腹腔镜检查以明确诊断，早期输卵管癌可见到输卵管增粗，如癌灶已穿破输卵管管壁或已转移至周围脏器，并伴有粘连，则不易与卵巢癌鉴别。④B超检查及CT扫描：B超检查是常用的辅助诊断方法，B超及CT扫描均可确定肿块的部位、大小、形状和有无腹水，并了解盆腔其他脏器及腹膜后淋巴结有无转移的情况。⑤血清 CA125 测定：到目前为止，CA125 是输卵管癌仅有的较有意义的肿瘤标志物，CA125 可作为诊断和随诊原发性输卵管癌的指标。亦有报道 CA125 结果阳性的病例术后临床分期均为Ⅲ、Ⅳ期，术后一周检查 CA125 值明显降低，甚至达正常范围，提示 CA125 可能对中、晚期输卵管癌术后监测有参考意义，并对预后判断有指导意义。⑥子宫输卵管碘油造影：对输卵管恶性肿瘤的诊断有一定的价值，但有引起癌细胞扩散的危险，也难以区分输卵管肿瘤、积水、炎症，故一般不宜采用。

（4）鉴别诊断。①继发性输卵管癌：要点有以下 3 点。a. 原发性输卵管癌的病灶，大部分存在于输卵管的黏膜层，继发性输卵管癌的黏膜上皮基本完整而病灶主要在间质内。b. 原发性输卵管癌大多数都能看出乳头状结构，肌层癌灶多为散在病灶。c. 原发性输卵管癌的早期癌变处可找到正常上皮到癌变的过渡形态。②附件炎性肿块：输卵管积水或输卵管卵巢囊肿都可表现为活动受限的附件囊性包块，在盆腔检查时很难与原发性输卵管癌区分并且两者均有不孕史，如患者年龄偏大，且有阴道排液，则应要考虑输卵管癌，并进一步作各项辅助检查，以协助诊断。③卵巢肿瘤：无输卵管癌的典型症状，输卵管癌多表现为阴道排液，而卵巢癌常为不规则阴道流血。盆腔检查时，卵巢良性肿瘤一般可活动，而输卵管癌的肿块多固定；卵巢癌表面常有结节感，若伴有腹水者多考虑卵巢癌，还可辅以 B 超及 CT 等检查以协助鉴别。④子宫内膜癌：多以不规则阴道流血为主诉，可因有阴道排液而与输卵管恶性肿瘤相混淆。通过诊刮病理以鉴别。

5. 治疗

输卵管癌的治疗原则应与卵巢癌一致，即进行手术分期、肿瘤细胞减灭术、术后辅助治疗等。至于早期患者是否应行淋巴结清扫术，现仍有争议。输卵管癌的治疗以手术治疗为主，化学治疗等为辅的原则，应强调首次治疗的彻底性。

（1）手术治疗：彻底的手术切除是输卵管癌最根本的治疗方法。手术原则应同于上皮性卵巢癌。早期患者行全面的分期手术，包括全子宫、双侧附件、大网膜切除和腹膜后淋巴结清扫；晚期病例行肿瘤细胞减灭术，手术时应该尽可能切净原发病灶及其转移病灶。由于输卵管癌的播散方式与卵巢癌相同，即盆腹腔的局部蔓延和淋巴结转移。输卵管癌的双侧发生率为 $17\%\sim26\%$，子宫及卵巢转移常见，盆腹膜转移率高，故手术应该采用正中切口，进行以下操作：仔细评估整个盆、腹腔，全面了解肿瘤的范围；全子宫切除，两侧输卵管卵巢切除；盆腔、腹主动脉旁淋巴结取样；横结肠下大网膜切除；腹腔冲洗；任何可疑部位活检，包括腹腔和盆腔腹膜。①早期输卵管癌的处理。a. 原位癌的处理：患者手术治疗如前所述范围切除肿瘤。输卵管原位癌手术切除后不提倡辅助治疗。b. FIGO Ⅰ期、FIGO Ⅱ期的处理：此期患者应该进行手术分期。若最终的组织学诊断为腺癌原位癌或Ⅰ期，分化Ⅰ级，手术后不必辅助化疗。其他患者，应该考虑以铂为基础的化疗。偶然发现的输卵管癌（例如，患者术前诊断为良性疾病，术后组织学诊断含有恶性成分）应该再次手术分期，若有残留病灶，要尽可能行细胞减灭术，患者应该接受以铂类为基础的化疗。②晚期输卵管癌的处理。a. FIGO Ⅲ期的处理：除非另有论述，所有输卵管癌都指腺癌，和卵巢癌类似，应该采用以铂类为基础的化疗。患者接受减灭术后应该行以铂类为基础的化疗。若患者初次诊断时因为医学禁忌证而未行理想的减灭术，应该接受以铂为基础的化疗，然后再重新评估。化疗 3 个周期以后，再次评估时可以考虑二次探查，如有残留病灶，应该行二次细胞减灭术。然而，这种治疗未经任何前瞻性研究证实。b. FIGO Ⅳ期的处理：患者若有远处转移，必须有原发病灶的组织学证据。手术时应尽可能切出肿瘤病灶，如果有胸膜渗出的症状，术前要抽胸水。患者如果情况足够好，像卵巢癌那样，应该接受以铂类为基础的化疗。其他患者情况不能耐受化疗，应该对症治疗。③保留生育功能的手术：少数情况下，患者年轻、希望保留生育功能，只有在分期为原位癌的情况下，经过仔细评估和充分讨论，可以考虑保守性手术。然而，如果双侧输卵管受累的可能性很大，则不提倡保守性手术。确诊的癌症，不考虑保守手术。

（2）化学治疗：化疗应与手术治疗紧密配合，是主要的术后辅助治疗，输卵管癌的化学治疗与卵巢癌相似。紫杉醇和铂类联合化疗在卵巢癌的成功应用现在也用于输卵管癌的化疗。很多回顾性分析提示，对于相同的组织学类型，这个方案的疗效优于烷化剂和铂类的联合。因此，目前紫杉醇和铂类联合的化疗方案是治疗输卵管癌的一线用药。

（3）内分泌治疗：由于输卵管上皮源于副中肾管，对卵巢激素有反应，所以可用激素药物治疗。若输卵管癌肿瘤中含有雌、孕激素受体，可应用抗雌激素药物如他莫昔芬及长期避孕激素如己酸孕酮、甲羟孕酮等治疗。但目前对激素的治疗作用还没得到充分的肯定。

（4）放射治疗：放疗仅作为输卵管癌的综合治疗的一种手段，一般以体外放射为主。对术时腹水内找到癌细胞者，可在腹腔内注入 32P。对于 II、III 期手术无肉眼残留病灶，腹水或腹腔冲洗液细胞学阴性，淋巴结无转移者，术后可辅以全腹加盆腔放疗或腹腔内同位素治疗。对不能切除的肿瘤患者，放疗可使癌块缩小，粘连松动，以便争取获得再次手术机会，但残留病灶者效果不及术后辅助化疗。盆腔照射量不应低于 5000～6000 cGy/4～6 周；全腹照射剂量不超过 3000 cGy/5～6 周。有学者认为在外照射后再应用放射性胶体 32P 则效果更好。在放疗后可应用化疗维持。

（3）复发的治疗：在综合治疗后的随诊过程中，如出现局部盆腔复发或原有未切除的残留癌灶经化疗后可考虑第二次手术。

6. 预后

原发性输卵管癌预后差，但随着对输卵管癌的认识、诊断及治疗措施的提高和改进，其 5 年生存率明显提高。因此对晚期的患者术后积极地放、化疗，虽不能根除癌瘤，但能延长生存期。输卵管癌的预后更多地取决于期别，因此分期和区分肿瘤是原发性抑或转移性更为重要。转移性输卵管癌远远多于原发性输卵管癌。

影响预后的因素包括以下内容。

(1) 临床分期：是重要的影响因素，期别愈晚期预后愈差。随期别的提高生存率逐渐下降。Peter 等研究了 115 例输卵管癌患者，发现管壁浸润越深，预后越差，术后残留病灶大者预后差。

(2) 初次术后残存瘤的大小：也是影响预后的重要因素。Eddy 分析了 38 例输卵管癌病理，初次手术后未经顺铂治疗的患者中，肉眼无瘤者的 5 年生存率为 29%，残存瘤≥2 cm 者仅为 7%。初次手术后用顺铂治疗的病例，肉眼无瘤者的 5 年生存率为 83%，残存瘤≥2 cm 者的为 29%。

(3) 输卵管浸润深度：肿瘤仅侵犯黏膜层者预后好，相反穿透浆膜层则预后差。

(4) 辅助治疗：是否接受辅助治疗对其生存率的影响有显著性差别，接受了以顺铂为主的化疗患者其生存时间明显高于没有接受化疗者。

(5) 病理分级：关于肿瘤病理分期对预后的影响尚有争议，近年来多数研究报道病理分期与预后无明显关系，其对预后的影响不如临床分期及其他重要。

(二) 其他输卵管恶性肿瘤

1. 原发性输卵管绒毛膜癌

本病极为罕见，多数发生于妊娠后妇女，和体外受精（IVF）有关，临床表现不典型，故易误诊。输卵管绒毛膜癌大多数来源于输卵管妊娠的滋养叶细胞，少数来源于异位的胚胎残余或具有形成恶性畸胎瘤潜能的未分化胚细胞。来源于前者的绒癌发生于生育期，临床症状同异位妊娠或伴有腹腔内出血，常误诊为输卵管异位妊娠而手术；来源于后者的绒癌，多数在 7～14 岁发病，可出现性早熟症状，由于滋养叶细胞有较强的侵袭性，能迅速破坏输卵管壁，在早期就侵入淋巴及血管而发生广泛转移至肺脏、肝脏、骨及阴道等处。

肿瘤在输卵管表面呈暗红色或紫红色，切面见充血、水肿、管腔扩张，腔内充满坏死组织及血块。镜下见细胞滋养层细胞及合体滋养层细胞大量增生，不形成绒毛。

诊断主要依据临床症状及体征，结合血、尿内绒毛膜促性腺激素（HCG）的测定，X 线胸片等检查，但最终确诊有待病理结果。本病应与以下疾病鉴别。

（1）子宫内膜癌：可出现阴道排液，但主要临床症状为不规则阴道流血，诊刮病理可鉴别。

（2）附件炎性包块：有不孕或盆腔包块史，妇检可在附件区触及活动受限囊性包块。

（3）异位妊娠：两者均有子宫正常，子宫外部规则包块，均可发生大出血，但宫外孕患者 HCG 滴度增高程度低于输卵管绒癌，病理有助确诊。

治疗同子宫绒毛膜癌。可以治愈。先采用手术治疗，然后根据预后因素采用化疗。如果肿瘤范围局限，希望保留生育功能者可以考虑保守性手术，如输卵管绒毛膜癌来源于输卵管妊娠的滋养叶细胞，其生存率约 50%，如来源于生殖细胞，预后很差。

2. 原发性输卵管肉瘤

罕见，其与原发性输卵管腺癌之比为 1∶25。迄今文献报道不到 50 例。主要为纤维肉瘤和平滑肌肉瘤。肿瘤表面常呈多结节状，可见充满弥散性新生物，质软，大小不等的包块。本病可发生在任何年龄妇女，临床症状同输卵管癌，主要为阴道排液，呈浆液性或血性，继发感染时排出液呈脓性。部分患者亦以腹胀、腹痛或下腹部包块为症状。由于肉瘤生长迅速常伴有全身乏力、消瘦等恶病质症状。此病需与以下疾病相鉴别。

（1）附件炎性包块：均可表现腹痛、白带多及下腹包块，但前者有盆腔炎症病史，抗感染治疗有效。

（2）子宫内膜癌：有阴道排液的患者需要与子宫内膜癌鉴别，分段诊刮病理可确诊。

（3）卵巢肿瘤：多无临床症状，伴有腹水，B 超可协助诊断。

治疗参考子宫肉瘤治疗方案，以手术为主，再辅以化疗或放疗，预后差。

3. 输卵管未成熟畸胎瘤

极少见。可是本病却可以发生在有生育要求的年轻女性，虽然治愈率高，但进展较快，因此早期诊断早期治疗十分重要，输卵管未成熟畸胎瘤预后较差。虽然直接决定患者的预后因素是临床分期，但肿瘤组织分化程度、幼稚成分的多少和预后有密切关系。治疗采用手术治疗，然后根据相关预后因素采用化疗。如果要保留生育功能，任何期别的患者均可以行保守性手术。化疗方案采用卵巢生殖细胞肿瘤的化疗方案。

4. 转移性输卵管癌

较多见，约占输卵管恶性肿瘤的 $80\%\sim90\%$。其主要来自卵巢癌、子宫体癌、子宫颈癌，远处如直肠癌、胃癌及乳腺癌亦可转移至输卵管。临床表现因原发癌的不同而有差异。镜下其病理组织形态与原发癌相同。其诊断标准如下所述。

（1）癌灶主要在输卵管浆膜层，肌层、黏膜层正常或显示慢性炎症。若输卵管黏膜受累，其表面上皮仍完整。

（2）癌组织形态与原发癌相似，最多见为卵巢癌、宫体癌和胃肠癌等。

（3）输卵管肌层和系膜淋巴管内一般有癌组织存在，而输卵管内膜淋巴管很少有癌细胞存在。

治疗按原发癌已转移的原则处理。

（赵骏达）

第五章　女性生殖内分泌疾病

第一节　痛　经

痛经为月经期出现的子宫痉挛性疼痛，可伴腰酸、下腹坠痛或其他不适，严重者可影响生活和工作。1980年全国妇女月经生理常数协作组抽样调查结果表明，痛经发生率为33.9%，其中严重影响工作的约为占1/10。痛经分为原发性与继发性两种；原发性痛经是无盆腔器质性病变的痛经，发生率占36.06%，痛经始于初潮或其后不久；继发性痛经通常是器质性盆腔疾病的后果。本节仅介绍原发性痛经。

一、病因

原发性痛经的病因和病理生理并未完全明了，目前有以下几种解释。

（一）前列腺素合成与释放异常

目前已知前列腺素（PGs）可影响子宫收缩：$PGF_2\alpha$可刺激子宫平滑肌收缩，节律性增强，张力升高；PGE_2能抑制子宫收缩，使宫颈松弛。孕酮能促进子宫内膜合成前列腺素，分泌期子宫内膜$PGF_2\alpha$的量高于PGE_2，故引起子宫平滑肌过强收缩，甚至痉挛而出现痛经。因此，原发性痛经仅发生在有排卵的月经周期。$PGF_2\alpha$进入血循环可引起胃肠道、泌尿道和血管等处的平滑肌收缩，从而引发相应的全身症状。

（二）子宫收缩异常

子宫平滑肌不协调收缩及子宫张力变化可使子宫供血不足，导致子宫缺血和盆腔神经末梢对前列腺素、endoperoxides 的高度敏感，从而降低物理和化学刺激引起的疼痛阈值。

（三）其他

黄体退化时，孕酮合成减少，细胞内溶酶体释放磷脂酶 A，后者水解磷脂产生花生四烯酸。花生四烯酸通过环氧化酶途径生成前列腺素；也可通过 5-脂氧化酶途径生成白三烯，后者可刺激子宫收缩。

垂体后叶加压素也可能导致子宫肌层的高敏感性，减少子宫血流，引起原发性痛经。还有研究表明原发性痛经的发生还受精神、神经因素的影响，另外与个体痛阈及遗传因素也有关。

二、临床表现

于月经来潮前数小时即感疼痛，经时疼痛逐步或迅速加剧，历时数小时至 2～3 d 不等。疼痛常呈阵发性或痉挛性，通常位于下腹部，放射至腰骶部或大腿内侧。50％患者有后背部痛、恶心呕吐、腹泻、头痛及乏力；严重病例可发生晕厥而急诊就医。一般妇科检查无异常发现。有时可见子宫发育不良、子宫过度前屈、后屈以及子宫内膜呈管状脱落的膜样痛经等情况。

三、诊断与鉴别诊断

根据初潮后一段时间月经转规律后，出现经期下腹坠痛，基础体温测定证实痛经发生在排卵周期，妇科检查排除器质性疾病，临床即可诊断。须与子宫内膜异位症，子宫腺肌病，盆腔感染、黏膜下子宫肌瘤及宫腔粘连症等引起的痛经相鉴别。三合诊检查、子宫输卵管碘油造影、腹腔镜及宫腔镜有助于鉴别诊断。

四、治疗

主要目的是缓解疼痛及其伴随症状。

（一）一般治疗

应重视精神心理治疗，阐明月经期轻度不适是生理反应。必要时可给予镇痛、镇静、解痉治疗。

（二）药物治疗

1. 抑制排卵药物

通过抑制下丘脑—垂体—卵巢轴，抑制排卵、抑制子宫内膜生长，降低前列腺素和加压素水平，从而缓解痛经程度。口服避孕药疗效可达 90％以上。主要适用于要求避孕的患者。

2. 抑制子宫收缩药物

（1）前列腺素合成酶抑制剂：通过抑制前列腺素合成酶的活性，减少 PG 的产生，防止过强子宫收缩和痉挛，降低子宫压力，从而达到治疗的目的，有效率 60％～90％。适用于不要求避孕或对口服避孕药效果不好的原发性痛经患者。月经来潮或痛经出现后连续服药 2～3 d。消炎痛栓剂 100 mg 肛塞或消炎痛片剂 25 mg，3～4 次/d 口服。布洛芬、酮洛芬、甲氯灭酸、甲灭酸是被美国食品和药品管理委员会（FDA）批准的用于治疗痛经的药物。布洛芬 200～400 mg，3～4 次/d；或酮洛芬 50 mg，3～4 次/d。该类药物的主要不良反应为胃肠道症状及变态反应。胃肠道溃疡者禁用。

（2）钙拮抗剂：可干扰钙离子通过细胞膜，并阻止钙离子由细胞释放，降低子宫肌细胞周围的钙离子浓度，使子宫收缩减弱。常用硝苯地平 10 mg，3 次/d，痛时舌下含服。主要不良反应为血压下降，心动过速，血管扩张性头痛及面部潮红。

（三）手术治疗

1. 宫颈管扩张术

适用于已婚宫颈狭窄的患者。用扩张棒扩张宫颈管至 6～8 号，利于经血流畅。

2. 神经切除术

对顽固性痛经还可考虑经腹腔镜骶前神经切除手术治疗，效果良好，但手术有一定的并发症。

第二节　闭　经

闭经为月经从未来潮或异常停止。闭经可分生理性闭经和病理性闭经。本节仅介绍病理性闭经。

病理性闭经分为两类：原发性闭经和继发性闭经。原发性闭经是指女性年逾 14 岁，而无月经及第二性征发育，或年逾 16 岁，虽有第二性征发育，但无月经，约占 5％。继发性闭经为曾有月经，但现停经时间超过 6 个月，或≥原 3 个月经周期的时间，约占 95％。

病理性闭经是一种常见症状，可由多种原因所致，应仔细寻找病因，正确诊断和及时治疗。

一、分类

正常月经的建立和维持，有赖于下丘脑－垂体－卵巢轴的神经内分泌调节，以及子宫内膜（靶器官）对性激素的周期性反应和下生殖道通畅性，其中任何一个环节发生障碍均可导致闭经。

（一）按病变部位分类

可分为 4 种：①子宫性闭经。②卵巢性闭经。③垂体性闭经。④中枢神经－下丘脑性闭经。

（二）按促性腺激素水平分类

有高促性腺激素闭经和低促性腺激素闭经。由于两者性腺功能均处低落状态，故亦称高促性腺激素性腺功能低落和低促性腺激素性腺功能低落。

1. 高促性腺激素性腺功能低落

指促性腺激素 FSH≥30 IU/L 的性腺功能低落者，提示病变环节在卵巢。

2. 低促性腺激素性腺功能低落

指促性腺激素 FSH 和 LH 均<5 IU/L 的性腺功能低落者，提示病变环节在中枢（下丘脑或垂体）。

（三）按卵巢功能障碍的程度分类

将闭经分为两度闭经。

1. Ⅰ度闭经

子宫内膜已受一定量的雌激素作用，用孕激素后有撤退性子宫出血，提示卵巢具有分泌雌激素功能。

2. Ⅱ度闭经

子宫内膜未受雌激素影响，用孕激素后不出现撤退性子宫出血，提示卵巢分泌雌激素功能缺陷或停止。

二、病因和病理生理

原发性闭经多由先天性疾病和生殖道畸形，或功能失调及继发疾病发生于青春期前所致。继发性闭经常由器官功能障碍或肿瘤引起。本节按下丘脑－垂体－卵巢－子宫轴解剖部位介绍引起闭经的相关病变。

（一）中枢神经－下丘脑性闭经

包括精神应激性、体重下降、神经性厌食、过度运动、药物等引起的下丘脑分泌 GnRH 功能失调或抑制；另外，尚有先天性疾病或脑发育畸形及肿瘤引起的下丘脑 GnRH 分泌缺陷。

1. 精神应激性

环境改变、过度紧张或精神打击等应激引起的应激反应，最重要的是促肾上腺皮质激素释放激素（CRH）和皮质素分泌的增加。CRH 可能通过增加内源性阿片肽分泌，抑制垂体促性腺激素分泌而导致闭经。

2. 下丘脑多巴胺分泌下降

多巴胺为下丘脑分泌的垂体催乳激素抑制因子。下丘脑多巴胺分泌的下降可引起垂体催乳激素病理性分泌增加，从而产生对生殖轴的抑制。

3. 体重下降、神经性厌食

神经性厌食起病于强烈惧怕肥胖而有意节制饮食；体重骤然下降将导致促性腺激素低下状态，原因未明。当体重降至正常体重的 15% 以上时，即出现闭经，继而出现进食障碍和进行性消瘦及多种激素改变；促性腺激素逆转至青春期前水平。此症多发生于 25 岁以下年轻女性，是一种威胁生命的疾患，死亡率高达 9%。

4. 运动性闭经

竞争性的体育运动以及强运动和其他形式的训练，如芭蕾和现代舞蹈，可引起闭经，称运动性闭经，系因体内脂肪减少及应激本身引起下丘脑 GnRH 分泌受抑制。最近的研究还提示强运动的同时不适当地限制能量摄入（低能量摄入）比体脂减少更易引起闭经。现认为，体内脂肪下降及营养低下引起瘦素下降是生殖轴功能抑制的机制之一。

5. 嗅觉缺失综合征

一种下丘脑 GnRH 先天性分泌缺陷，同时伴嗅觉丧失或嗅觉减退的低促性腺激素性腺功能低落，称嗅觉缺失综合征。临床表现为原发性闭经，性征发育缺如，伴嗅觉减退或丧失。

6. 药物性闭经

口服避孕药或肌内注射甲羟孕酮避孕针引起继发性闭经，是由于药物对下丘脑 GnRH 分泌的抑制。另外，尚有一些药物如氯丙嗪、利血平等通过抑制下丘脑多巴胺使垂体分泌催乳激素增加引起闭经。药物性闭经是可逆的，但若在停药后 6 个月仍不能恢复月经者，应注意排除其他问题。

7. 肿瘤

颅咽管瘤是最常见的下丘脑肿瘤，发生于蝶鞍上的垂体柄漏斗部前方。该肿瘤沿垂体柄生长可压迫垂体柄，影响下丘脑 GnRH 和多巴胺向垂体的转运，从而导致低促性腺激素闭经伴垂体催乳激素分泌增加。

（二）垂体性闭经

指垂体病变使促性腺激素分泌降低引起的闭经。有先天性和获得性两大类，先天性很少见。常见的获得性垂体病变如下所述。

1. 垂体肿瘤

位于蝶鞍内的腺垂体各种腺细胞均可发生肿瘤，最常见的是分泌催乳激素的腺瘤。若肿瘤压迫分泌促性腺激素的细胞可使促性腺激素分泌减少引起闭经。肿瘤过多分泌催乳激素使血循环中催乳激素升高，可激发下丘脑多巴胺而抑制 GnRH 分泌；同时，催乳激素的升高可降低卵巢对促性腺激素敏感性。闭经程度与催乳激素对下丘脑 GnRH 分泌的抑制程度呈正相关：微量的垂体催乳激素有时也可引起闭经。

2. 空蝶鞍综合征

由于蝶鞍隔先天性发育不全或肿瘤及手术破坏蝶鞍隔，而使充满脑脊液的蛛网膜下腔向垂体窝（蝶鞍）延伸，使腺垂体逐渐被脑脊液压扁，蝶鞍被脑脊液充盈，称空蝶鞍。由于脑脊液对垂体柄的压迫使下丘脑 GnRH 和多巴胺经垂体门脉循环向垂体的转运受阻，临床表现为闭经，可伴溢乳。实验室检查催乳激素可高于正常。

3. 希恩综合征

由于产后出血和休克导致腺垂体急性梗塞和坏死，使腺垂体丧失正常功能引起一系列腺垂体功能低下的症状，包括产后无乳，脱发，阴毛腋毛脱落，低促性腺激素闭经，以及肾上腺皮质、甲状腺功能减退症状，如低血压、畏寒、嗜睡、胃纳差、贫血、消瘦等。

（三）卵巢性闭经

指卵巢先天性发育不全，或卵巢功能衰退或继发性病变所引起的闭经。

1. 性腺先天性发育不全

性腺条索状或发育不全，性腺内卵泡缺如或少于正常。临床多表现为性征幼稚的原发性闭经，性腺发育不全者由于性激素分泌功能缺陷故促性腺激素升高，属高促性腺激素闭经。占原发性闭经的 35%，分为染色体正常和异常两类。性腺发育不全者，75%患者存在染色体异常；25%患者染色体正常。染色体正常的性腺体发育不全称单纯性性腺发育不全。原发性闭经性腺发育不全最常见的核型异常为 45，XO（50%）；其次为 45，XO 的嵌合型（25%）和46，XX（25%）；少见的尚有46，XY单纯性腺发育不全和45，XO/46，XY嵌合型性腺发育不全。继发性闭经性腺发育不全最常见的核型为46，XX，按发生频率尚有45，XO嵌合型、X短臂和长臂缺失、47，XXX及45，XO。

45，XO患者除性腺发育不全发生高促性腺激素低雌激素闭经外，尚具有一系列体格发育异常特征：如身材矮小（不足150 cm），蹼颈，盾状胸，肘外翻，称Turner综合征。

46，XY单纯性腺发育不全（Swyer综合征）：具有女性生殖系统，但无青春期性发育，表现为性幼稚型原发性闭经。性腺可在任何年龄发生肿瘤，因此一旦确诊必须切除性腺。

2. 抵抗性卵巢综合征或称不敏感卵巢

特征为卵巢具有多数始基卵泡及初级卵泡，形态饱满，但对促性腺激素不敏感，故卵泡不分泌雌二醇，促性腺激素升高。临床表现为原发性闭经，但性征发育接近正常。其维持性征发育的雌激素来源于卵巢间质在高LH刺激下产生的雄烯二酮在外周组织的转化。

3. 卵巢早衰

40岁前由于卵巢内卵泡耗竭或被破坏，或因手术切除卵巢而发生的卵巢功能衰竭，称卵巢早衰。卵巢外观呈萎缩状。由于卵巢分泌性激素功能衰竭，促性腺激素升高，80%以上患者有潮热等绝经过渡期症状。多数患者无明确诱因，属特发性。部分患者由自身免疫性疾病的自身免疫性卵巢炎所致。另外，盆腔放射及全身化疗对卵母细胞有损害作用，儿童期腮腺炎病毒可破坏卵巢卵母细胞可发生卵巢早衰。

（四）子宫性闭经

由先天性子宫畸形或获得性子宫内膜破坏所致闭经。

1. 先天性无子宫

因双侧副中肾管形成子宫段未融合，退化所致，常合并无阴道。卵巢发育正常。

2. Asherman 综合征

Asherman 综合征是指子宫内膜破坏引起继发性闭经。一般发生于产后或流产后过度刮宫引起的子宫内膜基底层损伤和粘连；粘连可使宫腔、宫颈内口、宫颈管或上述多处部位部分或全部阻塞，从而引起子宫内膜不应性或阻塞性闭经，称 Asherman 综合征或宫腔粘连。

3. 其他

子宫内膜结核可破坏子宫内膜引起闭经。此外，也有宫内节育器引起宫内感染发生闭经的报道。

（五）先天性下生殖道发育异常

包括处女膜无孔、阴道下 1/3 段缺如，均可引起经血引流障碍而发生闭经，其特点是周期性腹痛伴阴道积血和子宫积血或腹腔积血。此类患者一经发现，需做引流及矫治术。

三、诊断

（一）病史

包括月经史、婚育史、服药史、子宫手术史、家族史以及发病可能起因和伴随症状，如环境变化、精神心理创伤、情感应激、运动性职业或过强运动、营养状况及有无头痛、溢乳等。原发性闭经者应了解青春期生长和第二性征发育进程。

（二）体格检查

包括智力、身高、体重，第二性征发育状况，有无体格发育畸形，甲状腺有无肿大，乳房有无溢乳，皮肤色泽及毛发分布。原发性闭经性征幼稚者还应检查嗅觉有无缺失，头痛或溢乳者还应行视野测定。

（三）妇科检查

内、外生殖器发育情况及有无畸形；外阴色泽及阴毛生长情况；已婚妇女可用阴道窥器暴露阴道和宫颈，通过检查阴道壁皱褶多少及宫颈黏液了解体内雌激素的水平。

（四）实验室辅助检查步骤

已婚妇女月经停止必须首先排除妊娠；通过病史及体格检查应对闭经病变环节及病因应有初步印象。辅助检查的目的是通过选择项目的检查以确定诊断。

1. 评估雌激素水平以确定闭经程度

（1）宫颈评分法：根据宫颈黏液量、拉丝度、结晶及宫颈口开张程度评分；每项 3 分，共 12 分。见表 5-1。

表 5-1　Insler 宫颈雌激素作用程度评分法

项目	评分			
	0	1	2	3
黏液量	无	颈管内	颈管口见黏液	溢出宫颈口
拉丝度	无	达阴道 1/4	达阴道 1/2	达阴道口
结晶	无	少许细条结晶	羊齿结晶	典型结晶
宫颈口	无	裂隙	部分开张	开张（瞳孔样）

（2）阴道上皮脱落细胞检查：根据阴道上皮脱落细胞中伊红染色或角化细胞所占比例了解雌激素影响程度。

（3）孕激素试验：肌内注射黄体酮 100 mg（每日 20 mg，连用 5 d，或 100 mg 一次注射）。停药后有撤退流血者表明体内有一定内源性雌激素水平，为Ⅰ度闭经；停药后无撤退性流血者可能存在两种情况：①Ⅱ度闭经，内源性雌激素水平低落。②子宫病变所致闭经。

2. 雌激素试验

每日口服己烯雌酚 1 mg 或妊马雌酮 1.25 mg 或雌二醇 2 mg，共服 20 d。最后 5～7 d 口服甲羟孕酮，每日 10 mg。停药后有撤退性流血者可排除子宫性闭经；无撤退性流血者则应再重复上述用药方法，停药仍无撤退性流血者可确定子宫性闭经。但如病史及妇科检查已排除子宫性闭经及下生殖道发育异常，此步骤可省略。

3. 激素测定

（1）催乳激素（PRL）的测定：①PRL 升高者，测定 TSH。

TSH升高者，为甲状腺功能减退所致闭经。TSH正常，PRL＞100 ng/mL时应行头颅及蝶鞍部位磁共振显像（MRI）或CT以明确蝶鞍或蝶鞍以上部位肿瘤或空蝶鞍；MRI对颅咽管肿瘤、蝶鞍肿瘤及肿瘤向蝶鞍以外部位延伸和空蝶鞍的检测优于CT。②PRL正常者，测定促性腺激素值。

（2）促性腺激素测定：以区分以下情况闭经。①孕激素试验阴性者：FSH＜5 IU/L为低促性腺激素性腺功能低落，提示病变环节在下丘脑或垂体。FSH＞30 IU/L为高促性腺激素性腺功能低落，提示病变环节在卵巢，应行染色体检查，明确遗传学病因。②孕激素试验阳性者：LH＞FSH且LH/FSH的比例＞3时提示多囊卵巢综合征。LH、FSH正常范围者为下丘脑功能失调性闭经。

（3）垂体兴奋试验：又称GnRH刺激试验。通过静脉注射GnRH测定LH和FSH，以了解垂体LH和FSH对GnRH的反应性。将戈那瑞林25 μg溶于生理盐水2 mL，在静息状态下经肘静脉快速推入，注入后30、90 min采血测定LH和FSH。临床意义：①LH正常反应型。注入后30 min LH高峰值比基值升高2～4倍。②LH无反应或低弱反应。注入后30 min LH值无变化或上升不足2倍，提示垂体功能减退。如希恩综合征、垂体手术或放射线严重破坏正常组织时。③LH反应亢进型。30 min时刻LH高峰值比基值升高4倍以上，此时须测定FSH反应型以鉴别多囊卵巢综合征与卵巢储备功能降低两种不同的生殖内分泌失调。多囊卵巢综合征时LH反应亢进，但FSH反应低下；30 min，90 min FSH峰值＜10 IU/L。卵巢储备功能降低（卵巢功能衰退）时LH、FSH反应均亢进；30 min，90 min FSH峰值＞20 IU/L。

（4）其他激素测定：肥胖或临床上存在多毛、痤疮等高雄激素体征时尚须测定胰岛素、雄激素（血睾酮，硫酸脱氧表雄酮；尿17酮等）和17羟孕酮，以确定是否存在胰岛素拮抗、高雄激素血症或先天性21羟化酶缺陷所致的青春期延迟或闭经。必要时还应行卵巢和肾上腺超声或MRI检查以排除肿瘤。

4. 其他辅助检查

（1）基础体温测定：了解卵巢排卵功能。

（2）子宫内膜活检：了解子宫内膜有无增生性病变。

（3）子宫输卵管造影：了解有无子宫腔病变和宫腔粘连。

（4）宫腔镜检查：诊断宫腔粘连较子宫造影精确，且能发现轻度宫腔粘连。

超声/腹腔镜检查：对诊断多囊卵巢综合征及卵巢肿瘤有价值。

四、治疗

确定闭经病因后，根据病因给予治疗。

（一）一般处理

疏导神经精神应激起因的精神心理，以消除患者精神紧张、焦虑及应激状态。低体重或因节制饮食消瘦致闭经者应调整饮食，加强营养，以期恢复标准体重。运动性闭经者应适当减少运动量及训练强度，必须维持运动强度者，应供给足够营养及纠正激素失衡。因全身性疾病引起闭经者应积极治疗。

（二）内分泌药物治疗

根据闭经的病因及其病理生理机制，采用天然激素及其类似物或其拮抗剂，补充机体激素不足或拮抗其过多，以恢复自身的平衡而达到治疗目的。

1. 抑制垂体催乳激素过多分泌

（1）溴隐亭：为多巴胺激动剂，与多巴胺受体结合后，起到类似多巴胺作用，直接抑制垂体 PRL 分泌，从而降低循环中 PRL，恢复排卵。还可直接抑制垂体分泌 PRL 肿瘤细胞的生长和肿瘤细胞 PRL 的分泌。无肿瘤的功能性催乳激素分泌过多，口服剂量为每日 2.5～5 mg，一般在服药的第 5～6 周能使月经恢复。垂体肿瘤患者每日口服溴隐亭 5～7.5 mg，敏感患者在服药的后 3 个月可见肿瘤明显缩小。不良反应为胃肠道不适，应餐中服。不良反应重者，可经阴道给药（睡前），阴道给药较口服吸收完全，且避免药物肝脏首过效应，不良反应小。溴隐亭长效针剂，肌内注射，作用较口服迅速，适合于大肿瘤对视野有急性损害者。

（2）甲状腺粉：适用于甲状腺功能减退所致的高催乳激素血症。

2. 诱发排卵药物

见本章第六节。

3. 雌、孕激素替代治疗

（1）雌孕激素人工周期替代疗法：用于低雌激素性腺功能低落患者。其重要性：①维持女性生殖健康及全身健康，包括神经系统、心血管、骨骼（维持骨矿含量）和皮肤等。②维持性征和引起月经。③维持子宫发育为诱发排卵周期作受孕准备。方法：补佳乐 1 mg 或倍美力 0.625 mg，于月经期第 5 日口服，每晚 1 次，连服 21 d，至服药第 11～16 日，每日加用醋酸甲羟孕酮片 10 mg口服，或地屈孕酮 10 mg，每日 2 次口服。停药后 3～7 d 月经来潮，此为 1 周期。

（2）孕激素后半周期疗法：适合于体内有一定内源性雌激素的Ⅰ度闭经患者，以阻断雌激素对内膜持续作用引起的增生，并引起子宫内膜功能层剥脱性出血。于月经周期后半期（撤药性出血的第 16～25 日）口服地屈孕酮片 10 mg/d，每日 2 次，共 10 d，或微粒化孕酮 200～300 mg/d，5～7 d，或醋酸甲羟孕酮10 mg/d，连用 10 d，或肌内注射黄体酮 20 mg/d，共 5 d。

（3）短效口服避孕药：适用于Ⅰ、Ⅱ度闭经、同时短期内无生育要求者。其机制是雌、孕激素联合可抑制垂体 LH 的合成和分泌，从而减少对卵巢的过度刺激。另外，避孕药中的雌激素（炔雌醇）具有升高循环中性激素结合蛋白的作用，从而降低循环中的游离雄激素。方法：去氧孕烯炔雌醇片（妈富隆）、复方孕二烯酮片（敏定偶）或复方醋酸环丙孕酮（达英-35），每日 1 片，计 21 d

（三）手术治疗

针对器质性病因，采用相应的手术治疗。

1. 生殖道畸形

经血引流障碍阻塞部位行切开术，并通过手术矫正（成形术）建立通道。

Asheman 综合征：手术分解宫颈及宫腔粘连，既往采用宫颈扩张器和刮宫术分解粘连，现采用宫腔镜下直视的机械性（剪刀）切割或激光切割粘连带，效果比盲目操作为佳。需生育者还应服用大剂量雌激素，每日口服结合雌激素 2.5 mg/d，连服 3 周后加用如地屈孕酮 10 mg/d 或甲羟孕酮 4～8 mg/d，共 10～12 d；连用 2～3 个周期。

2. 肿瘤

卵巢肿瘤一经确诊应手术切除。颅内蝶鞍部位肿瘤应根据肿瘤大小、性质及是否有压迫症状决定治疗方案。垂体催乳激素肿瘤可口服溴隐亭，除非肿瘤过大产生急性压迫症状或对药物不敏感，一般不需手术治疗。颅咽管肿瘤属良性肿瘤，手术可能损伤下丘脑，无压迫症状者也不需手术，至于肿瘤对生殖轴功能的影响可采用激素替代治疗。高促性腺激素闭经、染色体含 Y 者性腺易发生肿瘤，一经确诊应立即行性腺切除术。

第三节　性早熟

青春期为第二性征开始发育和获得性生殖能力的时期。女性第二性征发育以乳房发育为先，继而出现阴毛、腋毛。月经初潮通常晚于第二性征发育，此时已具有生育能力。

性早熟是指第二性征出现的年龄比预计青春期发育年龄早 2.5 个标准差，女性性早熟表现为 8 岁以前出现任何一种第二性征的发育或月经来潮。女性发病率为男性的 5 倍。性早熟可以引起患儿的社交心理问题，应特别重视。

一、病因和发病机制

根据病因和发病机制，基本分为两大类：GnRH 依赖性性早熟和非 GnRH 依赖性性早熟。

（一）GnRH 依赖性性早熟

一些病变或目前尚未明了的因素过早激活下丘脑－垂体－性腺轴，启动与正常青春期发育程序相同的第二性征的发育，又称为中枢性性早熟、真性性早熟或完全性性早熟。GnRH 依赖性性早熟可由器质性病变所致，也可以是全面检查未能发现任何相关病因。前者病变包括分泌 GnRH/LH 的肿瘤、下丘脑异（错）构瘤、中隔－视神经发育不良、鞍上囊肿、脑炎、颅脑损伤、原发性甲状腺功能减低症、某些遗传代谢病以及长期性甾体激素接触。后者又称特发性性早熟。

（二）非 GnRH 依赖性性早熟

为其他途径促使第二性征提前发育，并非下丘脑－垂体－性腺轴过早激活。非 GnRH 依赖性性早熟有两类：同性性早熟和异性性早熟。同性性早熟可由分泌雌激素的卵巢肿瘤和肾上腺皮质瘤、异位分泌 HCG 的肿瘤及长期接触外源性雌激素等所致。异性性早熟可由分泌雄激素的疾病和肿瘤等引起。

二、临床表现

包括女性性早熟的共性表现以及不同病因出现的相应症状和体征。

（一）女性性早熟的临床表现

主要为过早的第二性征发育、体格生长异常或月经来潮。

1. 第二性征的过早出现

8 岁以前出现第二性征发育，如乳房初发育、阴毛或腋毛出现，或月经来潮。临床上偶见第二性征单一过早发育，如单纯乳房发育、单纯阴毛过早发育，或孤立性月经提早初现，而无其他性早熟的表现。单纯乳房发育可早在患儿 3 岁或更早时发生，发育乳房多为 Tanner Ⅲ期。单纯阴毛过早发育常由肾上腺雄激素通路过早启动引起，也可由 21-羟化酶缺乏以及罕见的 11-羟化酶缺乏所致。

2. 体格生长异常

发育年龄提前，初起因雌激素作用于长骨，患儿高于正常发育者。但由于长骨骨骺的提前融合，最终成年身高低于正常发育者。

（二）不同病因伴随的主要临床表现

1. GnRH 依赖性性早熟

占女性性早熟的 80％以上，包括特发性性早熟与中枢神经系统异常所致的性早熟。

（1）特发性性早熟：占 80％～90％，无特殊症状。

（2）中枢神经系统异常：占 7％左右，可由下丘脑、垂体肿瘤，脑积水等先天畸形以及颅部手术、外伤及感染等引起。性早熟常是肿瘤早期仅有的表现，随之可有颅内压增高和肿瘤压迫视神经症状或癫痫发作等。

2. 非 GnRH 依赖性性早熟

占女性性早熟的 17％左右，包括同性性早熟与异性性早熟。

（1）同性性早熟：①卵巢肿瘤，约占 11％，由分泌雌激素的卵巢肿瘤（良性或恶性）所致。检查可见 80％的患者有盆腔肿块。②McCune-Albright 综合征，又称多发性、弥漫性囊性骨病变，占 5％。临床特点：易骨折、皮肤色素沉着、出现奶咖斑、卵巢囊肿、甲状腺功能亢进、肾上腺皮质功能亢进或软骨病。③肾上腺肿瘤，可分泌雌激素的肾上腺肿瘤，占 1％。④分泌 HCG 的卵巢肿瘤，约占 0.5％，其中最常见的有卵巢绒毛膜上皮性癌和无性细胞瘤，患者有盆腔肿块。⑤原发性甲状腺功能减退症，可出现甲状腺功能减退的相应表现。

（3）异性性早熟：分泌雄激素的肾上腺及卵巢肿瘤，可有多毛、无排卵、高胰岛素血症，或肾上腺肿块及盆腔肿块。先天性肾上腺皮质增生症（CAH）是女孩异性性早熟的多见原因，可出现不同程度男性化表现，表现为痤疮多毛，包括性毛和体毛增多，伴阴蒂肥大。

三、诊断

性早熟的诊断首先应了解是否有器质性病变（如神经系统、卵巢、肾上腺等部位的肿瘤）及非内分泌异常引起的阴道流血。

（一）病史

（1）注意性发育变化，特别是第二性征变化的时间顺序，生长是否加快，月经发生的时间。

（2）是否接触外源性性激素制剂如药物（避孕药）、化妆品、食物（添加催长剂的动植物）等。

（3）神经系统、视觉、行为的变化。

（4）智力学习情况。

（5）家族中的青春发育年龄史。

（二）体格检查

记录身高、体重及性发育 Tanner 分期，内、外生殖器发育情况及腹部、盆腔检查了解是否有占位性病变。全身检查应注意有无皮肤斑块，甲状腺功能减退的特有的体征或男性化体征以及有无神经系统异常。

（三）辅助检查

1. 激素检测

包括：①血浆生殖激素测定。测定 FSH、LH、E_2、HCG，必要时测定硫酸脱氢表雄酮、睾酮、孕酮。血 LH、FSH 基础值增高提示中枢性性早熟，女孩 LH/FSH>1 更有意义。②TSH、T_3、T_4 测定有助于甲状腺功能的判断。③疑及先天性肾上腺皮质增生或肿瘤时，应查血皮质醇、11-脱氧皮质醇、17α-羟孕酮、24 h尿 17-酮类固醇等。④GnRH 激发试验。正常 LH 峰值出现在 15~30 min，激发后 LH 峰值>15 U/L，或者较基础值增加 3 倍以上提示为特发性性早熟，LH/FSH>0.66~1 更有意义。

2. 影像学检查

（1）腕部摄片了解骨龄，超过实际年龄 1 岁以上视为提前。

（2）CT、MRI 和 B 超检查，了解有无颅内肿瘤，腹部及盆腔超声了解卵巢及肾上腺有无肿瘤。

3. 阴道上皮细胞检查

能较好地反映卵巢分泌 E_2 水平。在性早熟治疗过程中，该检查对疗效监测作用较检测 E_2 敏感。

四、鉴别诊断

首先分辨类型（依赖性或非依赖性），然后寻找病因（器质性；非器质性）。GnRH 依赖性性早熟，特别是特发性者，可出现一系列第二性征、性激素升高、GnRH 激发试验反应强烈；非 GnRH 依赖性性早熟常为性腺、肾上腺疾病和外源性性激素所致，无排卵；单纯乳房、阴毛发育者常无其他性征（表 5-2）。

表 5-2　性早熟疾病的辅助检查结果

	性腺大小	基础 FSH/LH	E_2	DHAS	睾酮	GnRH 反应
特发性	增大	升高	升高	升高	升高	增高
中枢性	增大	升高	升高	升高	升高	增强
性腺性	增大	不高	升高	不高	可高	无反应
Albright	增大	不高	升高	可高	可高	无反应
肾上腺性	小	不高	升高	升高	可高	无反应

五、治疗

性早熟的治疗原则主要包括：①去除病因。②抑制性发育至正常青春期年龄。③延缓及遏制性早熟体征。④促进生长，改善最终成人身高。⑤正确心理引导及性教育。

（一）病因治疗

首先应查明病因，进行相应治疗。肿瘤可采用手术、化疗或放疗；脑积水进行引流减压。先天性肾上腺疾病和甲状腺功能减退者可进行激素替代治疗。外源性激素使用者，应停止服用相应药物或食品。

（二）药物治疗

1. GnRH 类似物（GnRHa）

治疗中枢性性早熟（特别是特发性者）的首选药物。治疗目的是停止或减慢第二性征发育，延缓骨成熟的加速，改善最终身高。目前多采用 GnRH 类似物的缓释型制剂。起始剂量 50～80 $\mu g/kg$，维持量为 60～80 $\mu g/kg$。每 4 周 1 次。治疗至少两年，一般建议用至 12 岁时停药。

2. 甲状腺素替代治疗

可治疗甲状腺功能减退引起的性早熟。

3. 肾上腺皮质激素替代治疗

CAH 者需要终生使用。

（三）外科矫形

外生殖男性化者应酌情作矫形手术，即缩小增大的阴蒂，扩大融合的会阴。早手术对患者心理创伤较少。

第四节　经前期综合征

经前期综合征（PMS）是指月经前周期性发生的影响妇女日常生活和工作、涉及躯体精神及行为的症候群，月经来潮后可自然消失。伴有严重情绪不稳定者称为经前焦虑障碍（PMDD）。

一、病因和发病机制

PMS 的病因尚无定论，目前有以下几种学说。

（一）脑神经递质学说

研究发现一些与应激反应及控制情感有关的神经递质，如 5-羟色胺、阿片肽、单胺类等，在月经周期中对性激素的变化敏感。雌、孕激素通过对神经递质的影响在易感人群中引起 PMS。

（二）卵巢激素学说

PMS 症状与月经周期黄体期孕酮的撤退变化相平行，因而认

为中、晚黄体期孕酮水平的下降或雌/孕激素比值的改变可能诱发
PMS。但近年的研究并未发现 PMS 患者卵巢激素的产生与代谢存
在异常。

（三）精神社会因素

临床上 PMS 患者对安慰剂的治愈反应高达 30％～50％，接受
精神心理治疗者也有较好疗效，表明患者精神心理因素与 PMS 的
发生有关。另外，个性及社会环境因素对 PMS 症状的发生也极为
重要。PMS 患者病史中常有较明显的精神刺激，可能都是产生经
前情绪变化的重要因素。

（四）前列腺素作用

前列腺素可影响钠潴留、精神行为、体温调节及许多 PMS 的
有关症状，前列腺素合成抑制剂能改善 PMS 躯体症状，但对精神
症状的影响尚不肯定。

（五）维生素 B_6 缺陷

维生素 B_6 是合成多巴胺和 5-羟色胺的辅酶，对减轻抑郁症状
有效，因此认为 PMS 患者可能存在维生素 B_6 缺陷。

PMS 的病理生理存在多种因素的相互影响，卵巢激素是 PMS
的必要因素，但其本身不足以引起 PMS。PMS 的易感因素可能与
患者本身的神经敏感体质或其他异常如维生素 B_6 缺陷等有关。在
易感患者一些脑神经递质活性的改变是引起 PMS 的可能原因。

二、临床表现

典型 PMS 症状出现于经前 1～2 周，逐渐加重，至月经前最
后 2～3 d 最为严重，月经来潮后迅速减轻直至消失。有些患者症
状消退时间较长，逐渐消退，直至月经开始后 3～4 d 才完全消失。

本病多见于 25～45 岁妇女，主要表现为周期性出现的易怒、
抑郁和疲劳，伴有腹部胀满、四肢水肿、乳房触痛。主要症状归
纳为 3 方面：①躯体症状，表现为头痛、乳房胀痛、腹部胀满、
肢体浮肿、体重增加、运动协调功能减退。②精神症状，易怒、
焦虑、抑郁、情绪不稳定、疲乏以及饮食、睡眠、性欲改变。

③行为改变，思想不集中、工作效率低、意外事故倾向，易有犯罪行为或自杀意图。

三、诊断

根据经前期出现的周期性典型症状，PMS 的诊断多无困难。PMDD 的诊断可采用美国精神病协会推荐的标准。

对患者 2～3 个月周期所记录的症状作前瞻性评估。在黄体期的最后一个星期存在 5 种（或更多种）下述症状，并且在经后消失，其中至少有一种症状必须是（1），（2），（3）或（4）。

（1）明显的抑郁情绪，自我否定意识，感到失望。

（2）显焦虑、紧张，感到"激动"或"不安"。

（3）情感不稳定，比如突然伤感、哭泣或对拒绝增加敏感性。

（4）持续和明显易怒或发怒，或与他人的争吵增加。

（5）对平时活动（如工作、学习、友谊、嗜好）的兴趣降低。

（6）主观感觉注意力集中困难。

（7）嗜睡、易疲劳或能量明显缺乏。

（8）食欲明显改变，有过度摄食或产生特殊的嗜食渴望。

（9）失眠。

（10）主观感觉不安或失控。

（11）其他躯体症状，如乳房触痛或肿胀，头痛、关节或肌肉痛、肿胀感，体重增加。

这些失调务必是明显干扰工作或学习或日常的社会活动及与他人的关系（如逃避社会活动、生产力和工作学习效率降低），不是另一种疾病加重的表现（加重型抑郁症、恐慌症、恶劣心境或人格障碍）。

诊断 PMDD 的要求：连续 3 次月经前具有上述 11 种症状中的 5 种，月经来潮 4 d 内缓解，无症状期持续到周期第 13 日；5 种症状中必须至少包括 1 种精神症状（如易怒、情绪波动、焦虑或抑郁）；具有的多种躯体症状仅作为 1 种症状评估。

四、鉴别诊断

PMS 的症状为非特异性，需与其他疾病鉴别，包括各种精神病、心肝肾疾病引起的水肿、特发性水肿及经前期加重的疾病。周期性出现症状是 PMS 的典型特点，而精神病在整个月经周期中症状不变，严重程度也缺乏规律性。其次，经前期加重的疾病在卵泡期也有症状，经前期加重。而 PMS 卵泡期则无症状。有与 PMS 同时出现的精神障碍患者，均应首先由精神病学专家诊断，排除精神病后再按照 PMS 进行治疗。

五、治疗

先采用心理疏导及饮食治疗，若无效可给予药物治疗。

（一）心理疏导

帮助患者调整心理状态，认识疾病和建立勇气及自信心，这种精神安慰治疗对相当一部分患者有效。

（二）饮食

应选择：①高碳水化合物低蛋白饮食。②限制盐。③限制咖啡。④补充维生素 E、维生素 B_6 和微量元素镁。

（三）药物治疗

1. 抗抑郁剂

可选用①选择性 5-羟色胺再摄入抑制剂。对 PMS 有明显疗效，是治疗 PMS 的一线药物，如氟西汀 20 mg/d，整个月经周期服用，无明显不良反应。②三环类抗抑郁剂。氯丙咪嗪每日 25～75 mg，对控制 PMS 有效。

2. 抗焦虑剂

适用于明显焦虑及易怒的患者。阿普唑仑经前用药，起始剂量为 0.25 mg，每日 2～3 次，逐渐递增，最大剂量为每日 4 mg，一直用至月经来潮的第 2～3 日。

3. 前列腺素抑制剂

吲哚美辛 25 mg，每日 3 次。可缓解头痛、痛经。

4. 促性腺激素释放激素类似剂（GnRH-a）

通过降调节抑制垂体促性腺激素分泌，造成低促性腺激素、低雌激素状态，缓解症状。有一定不良反应，不宜长期应用，且费用较高。

5. 达那唑

每日 200 mg，能减轻乳房疼痛，对情感、行为改变有效。但有雄激素特性和肝功能损害作用，只用于其他治疗无效，且症状严重时。

6. 溴隐亭

1.25～2.5 mg，每日 2 次，经前 14 d 起服用，月经来潮时停药。主要对经前乳房疼痛有效。

7. 醛固酮受体拮抗剂

螺内酯 25 mg，每日 2～3 次。不仅可减轻水钠潴留症状，对精神症状也有效。

8. 维生素 B_6

可调节自主神经系统与下丘脑—垂体—卵巢轴的关系，还可抑制催乳激素的合成。每日口服 100 mg 可改善症状。

第五节　多囊卵巢综合征

多囊卵巢综合征（PCOS）是一种以高雄激素血症、排卵障碍以及多囊卵巢为特征的病变。1935 年 Stein 和 Leventhal 首次报道，故又称 Stein-Leventhal 综合征。至今，多囊卵巢综合征的定义和诊断标准尚未被广泛接受。因此，其发生率亦不相同。一般认为，多囊卵巢综合征在青春期及育龄期妇女中发生率均较高，为 5%～10%，无排卵性不孕妇女中约为 75%，多毛妇女可高达 85% 以上。

一、发病相关因素

病因至今尚不十分清楚，其发病相关因素仍以胰岛素抵抗为主。其他的相关因素有遗传学因素和非遗传学因素。

（一）胰岛素抵抗和高胰岛素血症

胰岛素促进器官、组织和细胞吸收、利用葡萄糖的效能下降时称胰岛素抵抗。为维持正常的血糖水平，机体代偿性分泌更多的胰岛素，形成高胰岛素血症。高水平的胰岛素可促进肾上腺和卵巢产生雄激素，另可使性激素结合球蛋白量下降，从而增加循环血中的有生物活性的雄激素，导致高雄激素血症。

（二）遗传因素

部分 PCOS 患者存在明显的家族聚集性，主要以常染色体显性遗传方式遗传。研究提示 PCOS 的候选基因位于 19p13.3，而位于 15q24.1 的 CYP11A1 基因可能与 PCOS 患者的高雄激素血症相关。此外 LH-β 基因突变也可能与 PCOS 有关。但临床上患 PCOS 的单卵双胎的同胞不一定患病，故 PCOS 的发病可能与遗传因素和必要的环境因素共同作用有关。

二、病理生理

PCOS 的发病机制非常复杂，有关研究仍在发展过程中。目前已认识到 PCOS 是涉及内分泌、代谢和遗传等许多因素的内分泌与代谢紊乱的疾病。PCOS 是高度异质性的临床症候群，不同患者的病理生理特征差异较大，包括高雄激素血症、胰岛素抵抗和高胰岛素血症、高 LH 水平伴有正常或低水平的 FSH、无周期性波动的雌激素水平且雌酮（E_1）＞雌二醇（E_2）等。

（一）胰岛素抵抗

胰岛素抵抗是指外周组织对胰岛素敏感性降低，使胰岛素的生物效能低于正常。胰岛素通过细胞内的信号传导途径发挥对卵巢的作用，包括调节葡萄糖代谢的促代谢途径和引起卵巢细胞分裂增殖作用的促分裂途径。胰岛素和胰岛素样生长因子通过共享细胞内蛋白激酶或信号蛋白机制，实现作用的相互交叉。40%~60% PCOS 患者（特别是肥胖者）存在胰岛素抵抗，其原因包括胰岛素受体丝氨酸残基的过度磷酸化从而减弱了信号传导，或胰岛素受体基因突变、受体底物-I（IRS-I）或受体后葡萄糖转运的缺陷。胰岛素抵抗因促代谢作用途径受损，机体代偿性升高胰岛素水平形成高胰岛素血症，细胞内胰岛素/类胰岛素样生长因子的促分裂途径的作用因而放大，导致卵泡膜细胞和间质细胞的过度增殖，生成更多的雄激素，加重高雄激素血症。高胰岛素血症又通过抑制肝脏的性激素结合球蛋白合成，使体内游离性激素增加，促进其生物学作用。而雄激素在外周组织转化为 E_1，更增加垂体 LH 的分泌，过多的 LH 和胰岛素共同刺激卵巢的卵泡膜细胞和间质细胞。促分裂作用的加强使卵泡的募集增加，而 FSH 的相对不足，卵泡发育停滞，卵泡的选择障碍，导致无排卵和多囊卵巢形成。

（二）下丘脑—垂体—卵巢轴调节功能紊乱

PCOS 患者的雄激素过多，其中的雄烯二酮在外周脂肪组织转化为 E_1，又由于卵巢内多个小卵泡而无主导卵泡形成，持续分泌较低水平的 E_2，因而 $E_1 > E_2$。外周循环这种失调的雌激素水平使下丘脑 GnRH 脉冲分泌亢进，主要使垂体分泌过量 LH，雌激素对 FSH 的负反馈使 FSH 相对不足，升高的 LH 刺激卵巢卵泡膜细胞和间质细胞产生过量的雄激素，进一步升高雄激素的水平，从而形成"恶性循环"。FSH 的相对不足以及异常的激素微环境，使卵泡发育到一定程度即停滞，导致多囊卵巢形成，并出现 PCOS 患者特征性的生殖内分泌改变。高雄激素则导致多毛、痤疮等临床表现。

三、临床表现

PCOS 常发病于青春期，生育期，以无排卵、不孕和肥胖、多毛等典型临床表现为主；中老年则出现因长期的代谢障碍导致的高血压、糖尿病、心血管疾病等。因此，未得到恰当处理的 PCOS

可影响患者的一生。

（一）月经失调

患者的初潮年龄多为正常，但常在初潮后即出现月经失调，主要表现为月经稀发、经量少或闭经。临床上可见从月经稀发（周期逐渐延长）至闭经的发展过程。少数患者表现为月经过多或不规则出血。

（二）不孕

PCOS患者由于持续的无排卵状态，导致不孕。异常的激素环境可影响卵子的质量、子宫内膜的容受性、甚至胚胎的早期发育，即使妊娠也易发生流产。

（三）男性化表现

在高雄激素的影响下，PCOS女性呈现不同程度的多毛，发生率为17%～18%。多毛以性毛（阴毛和腋毛）浓密为主，尤其是阴毛，分布呈男性型，甚至下延及肛周，上及腹股沟或腹中线。毛发也可分布于面部口周、乳周、下颌、大腿根部等处。多毛的程度与血雄激素升高并不平行，白种患者更为常见。过多的雄激素转化为活性更强的双氢睾酮后，刺激皮脂腺分泌过盛，可出现痤疮。痤疮多分布在额部、颧部及胸背部，伴有皮肤粗糙、毛孔粗大，具有症状重、持续时间长、顽固难愈、治疗反应差的特点。另外，还可有阴蒂肥大、乳腺萎缩等。极少数病例有男性化征象如声音低沉、喉结突出。

（四）肥胖

PCOS患者中40%～60%的体重指数（BMI）≥25。可能是由于雄激素过多或长期的雌激素刺激，或其他内分泌、代谢紊乱和遗传特征，引起脂肪的堆积，不但腹壁，而且腹腔内脏器官间也出现脂肪堆积。后者的危害更大，更易导致代谢异常、心血管疾病等远期合并症。肥胖的发生与PCOS的发生发展存在相互促进的作用，肥胖患者的胰岛素抵抗及高胰岛素血症促进PCOS的发展。

（五）黑棘皮症

PCOS 患者可出现局部皮肤或大或小的天鹅绒样、片状、角化过度、呈灰棕色的病变，常分布在颈后、腋下、外阴、腹股沟等皮肤皱褶处，称黑棘皮症，与高雄激素和胰岛素抵抗及高胰岛素血症有关。

（六）卵巢增大

盆腔检查有时可触及一侧或双侧增大的卵巢。B 超检查可见一侧或双侧卵巢直径 2～9 mm 的卵泡≥12 个，和（或）卵巢体积≥10 cm^3。

（七）内分泌改变

1. 雄激素水平高

血清 T、A 水平升高，少数患者 DHEA 和 DHEAS 升高，SHBG 水平降低。

2. 雌激素改变

PCOS 分泌雌酮（E_1）明显增多，雌二醇（E_2）相当于早、中卵泡期水平。E_1 除了与 E_2 之间的相互转化外，大部分来自 A 在外周组织局部芳香化酶作用下的转化，无周期性变化，这些患者体内总体雌激素处于较高水平。

3. 促性腺激素变化

LH 水平升高较恒定地维持在正常妇女月经周期中卵泡期上下水平，而 FSH 则相当于早卵泡期水平，因此 LH/FSH 比值多升高。

4. 胰岛素抵抗及高胰岛素血症

50%～60%PCOS 患者呈现高胰岛素分泌和 IR，有发展为糖耐量受损和 2 型糖尿病的危险。

5. 血清催乳素（PRL）水平升高

10%～15%PCOS 患者表现为轻度的高催乳素血症，其可能为雌激素持续刺激所致。明显的高催乳素血症或催乳素瘤是 PCOS 的鉴别诊断之一。

（八）远期合并症

1. 肿瘤

持续的、无周期性的、相对偏高的雌激素水平和升高的雌酮与雌酮/雌二醇比值对子宫内膜的刺激，又无孕激素拮抗，可增加子宫内膜癌和乳腺癌发病率。

2. 心血管疾病

血脂代谢紊乱易引起动脉粥样硬化，从而导致冠心病、高血压等。

3. 糖尿病

胰岛素抵抗和高胰岛素血症、肥胖，易发展为隐性糖尿病或糖尿病。

四、诊断

不同专家组认可的诊断标准不一：美国 NIH 1990 年的诊断标准为高雄激素血症和月经稀发或闭经；2003 年欧洲人类生殖和胚胎与美国生殖医学学会的（ESHRE/ASRM）鹿特丹专家会议诊断标准为月经稀发或闭经、高雄激素血症以及超声检查诊断多囊卵巢 3 项指标中任何 2 项；而 Androgen Excess Society 2006 年指南为高雄激素血症加上月经稀发或闭经和超声检查诊断多囊卵巢 2 项指标中任何 1 项。但一致认为，诊断时首先需排除高雄激素血症的其他原因。

（一）推荐的诊断标准

目前，中华医学会妇产科分会推荐采用 2003 年欧洲人类生殖和胚胎与美国生殖医学学会的（ES HRE/ASRM）鹿特丹专家会议推荐的标准。

1. 稀发排卵或无排卵

临床表现为闭经、月经稀发、初潮 2～3 年不能建立规律月经以及基础体温呈现单相。有时，月经规律者却并非有排卵性月经。

2. 高雄激素的临床表现和（或）高雄激素血症

临床表现有痤疮、多毛。高雄激素血症者血清总睾酮、游离睾酮指数或游离睾酮高于检测单位实验室参考正常值。

3. 卵巢多囊性改变

B 超检查可见一侧或双侧卵巢直径 2～9 mm 的卵泡≥12 个，和（或）卵巢体积≥10 cm³。

符合上述 3 项中任何 2 项者，即可诊断 PCOS。

（二）辅助检查

2009 年美国妇产科医师协会（ACOG）建议，若疑及 PCOS 时，可采用以下辅助检查，以便正确诊断、恰当治疗。

1. 体格检查

测定血压、确定 BMI、腰围，了解有无高血压和肥胖，确定肥胖类型。

2. 实验室测定

了解是否存在生化高雄激素血症、代谢综合征以及下丘脑性闭经。

（1）总睾酮、生物活性睾酮或游离睾酮、性激素结合蛋白测定：PCOS 患者血清睾酮、双氢睾酮、雄烯二酮水平升高，性激素结合蛋白（SHBG）水平下降，部分患者表现为血清总睾酮水平不高、但血清游离睾酮升高。由肾上腺产生的脱氢表雄酮或硫酸脱氢表雄酮正常或轻度升高。

（2）TSH、PRL，17-羟孕酮测定：以排除甲状腺功能异常和高催乳素血症引起的高雄激素血症。尿 17-酮皮质类固醇升高时提示肾上腺功能亢进。

（3）2 h 口服葡萄糖耐量试验：空腹血糖值：正常为＜110 mg/dL；损害为 110～150 mg/dL；2 型糖尿病则＞126 mg/dL。口服 75 mg 葡萄糖后 2 h 血糖值：正常糖耐量为＜140 mg/dL；糖耐量损害为 140～199 mg/dL；2 型糖尿病则＞200 mg/dL。

（4）空腹血脂、脂蛋白测定：正常者：高密度脂蛋白＞50 mg，甘油三酯＜150 mg。

根据患者情况，可选择以下测定。

（1）促性腺激素测定：PCOS 患者 FSH 正常或偏低，约 60％ 的患者 LH 升高，LH/FSH≥2。如 LH/FSH≥3 以上，更有助于诊断。约 95％患者的 LH/FSH 升高。GnRH 刺激后，LH 反应亢进，FSH 反应偏低。

（2）空腹胰岛素水平：年轻 PCOS 患者、接受促排卵治疗 PCOS 患者以及具有胰岛素抵抗或高雄激素血症临床特征者应测定空腹胰岛素水平。

（3）24 h 尿游离皮质醇测定或低剂量地塞米松抑制试验：适用于晚发型 PCOS 患者或库欣综合征患者。

3.B 超检查

卵巢多囊性改变为一侧或双侧卵巢中见≥12 个 2～9 mm 直径卵泡，卵巢＞10 cm³。一侧卵巢见上述改变也可诊断。阴道超声检查较为准确，无性生活史的患者应经直肠超声检查。宜选择在卵泡早期（月经规律者）或无优势卵泡状态下做超声检查。卵巢体积计算（cm³）：0.5×长（cm）×宽（cm）×厚（cm）；卵泡数目测量应包括横面与纵面扫描；若卵泡直径＜10 mm，则可取卵泡横径与纵径的平均数。

五、鉴别诊断

首先需与 PCOS 鉴别的主要疾病为引起高雄激素的疾病，如先天性肾上腺皮质增生、库欣综合征、雄激素分泌性肿瘤、高催乳素血症和甲状腺功能异常、外源性雄激素应用等。

（一）产生雄激素的卵巢肿瘤

如门细胞瘤、支持－间质细胞瘤，可产生大量雄激素，可出现男性化表现如喉结大、阴蒂增大、血雄激素水平较高，可行 B 超、CT 检查协助诊断。

（二）先天性肾上腺皮质增生（CAH）

一种常染色体隐性遗传病，分为早发型和迟发型，是由于皮质醇生物合成过程中有酶的缺陷，其中以 21-羟化酶缺陷最常见，可引起 17α-羟孕酮和雄激素水平增高，对 ACTH 兴奋试验反应亢进。

（三）库欣综合征

库欣综合征是由各种原因导致肾上腺皮质功能亢进，促使皮质醇及其中间产物雄激素的过量分泌所致。本病少见，典型表现有满月脸，水牛背，向心性肥胖，另外皮肤紫纹、多毛、痤疮、高血压以及骨质疏松，糖耐量异常，皮肤色素沉着等。实验室检查发现血浆皮质醇正常的昼夜节律消失，尿游离皮质醇增高，过夜小剂量地塞米松抑制实验是筛选本病的简单方法。

（四）甲状腺功能异常

甲状腺功能异常可引起下丘脑－垂体－卵巢轴异常，从而引起持续不排卵。临床上可有月经失调或闭经，可检测血清 TSH 鉴别之。

六、治疗

PCOS 的治疗主要为调整月经周期、治疗高雄激素与胰岛素抵抗以及有生育要求者的促排卵治疗。其次，无论有生育要求与否，均应进行生活方式，调整控制饮食、锻炼以及戒烟、戒酒。

（一）调整月经周期

可采用口服避孕药和孕激素后半周期疗法，有助于调整月经周期、纠正高雄激素血症，改善高雄激素的临床表现。其周期性撤退性出血可改善子宫内膜状态，预防子宫内膜癌的发生。

1. 口服避孕药作用及注意点

此法开始即用孕激素以限制雌激素的促内膜生长作用，使撤药性出血逐步减少，其中雌激素可预防治疗过程中孕激素的突破性出血。口服避孕药可很好地控制周期，尤其适用于有避孕需求的生育期患者。应注意口服避孕药潜在风险，不宜用于有血栓性疾病、心脑血管疾病高危因素及 40 岁以上吸烟的女性。PCOS 患者常有糖、脂代谢紊乱，用药期间应监测血糖、血脂变化。青春期女孩应用口服避孕药前，应做好充分的知情同意。

2. 孕激素后半周期疗法

适用于无严重高雄症状和代谢紊乱的患者。于月经周期后半期（月经第 16～25 日）口服地屈孕酮片 10 mg/d，每日 2 次，共 10 d，或微粒化孕酮 200～300 mg/d，5～7 d，或醋酸甲羟孕酮 10 mg/d，连用 10 d，或肌内注射黄体酮 20 mg/d，共 5 d。孕激素可能通过减慢 GnRH-LH 脉冲分泌频率，在一定程度上降低雄激素水平。

（二）多毛、痤疮及高雄激素治疗

可采用短效口服避孕药，首选复方醋酸环丙孕酮（达英-35）。

达英-35 作用机制、用法及注意事项：该药含有醋酸环丙孕酮（CPA）2 mg 和乙炔雌二醇（EE）35 μg。乙炔雌二醇可以升高 SHBG，以降低游离睾酮水平；醋酸环丙孕酮可抑制 P450c17/17-20 裂解酶活性，减少雄激素合成，并在靶器官与雄激素竞争结合受体，阻断雄激素的外周作用；通过抑制下丘脑－垂体 LH 分泌而抑制卵泡膜细胞高雄激素生成。痤疮治疗需用药 3 个月，多毛治疗需用药 6 个月，但停药后高雄激素症状将恢复。注意事项同口服避孕药。

（三）胰岛素抵抗的治疗

适用于肥胖或有胰岛素抵抗的患者，可采用二甲双胍治疗。

二甲双胍作用机制、用法及注意事项：二甲双胍可增强周围组织对葡萄糖的摄入、抑制肝糖产生并在受体后水平增强胰岛素敏感性、减少餐后胰岛素分泌，改善胰岛素抵抗，可预防代谢综合征的发生。用法：500 mg，每日 2 次或 3 次，3～6 个月复诊，了解月经和排卵恢复情况，有无不良反应，复查血胰岛素。若无月经，须加用孕激素调整月经。二甲双胍最常见的是胃肠道反应，餐中用药可减轻反应。初起可 250 mg/次，每日 2～3 次，2～3 周后可根据病情调整用量。严重的不良反应是可能发生肾功能损害和乳酸性酸中毒。须定期复查肾功能。

（四）促排卵治疗

适用于有生育要求患者。首选氯米芬治疗。若无效，可采用促性腺激素、腹腔镜下卵巢打孔术以及体外受精－胚胎移植。

1. 氯米芬作用机制、用法及注意事项

氯米芬有弱的抗雌激素作用，可与下丘脑和垂体的内源性雌激素受体相竞争，解除对垂体分泌促性腺激素的抑制，促进 FSH 和 LH 的分泌，从而诱发排卵。氯米芬也能影响宫颈黏液，使精子不易生存与穿透；影响输卵管蠕动及子宫内膜发育，不利于胚胎着床。应用氯米芬时，也可于近排卵期适量加用戊酸雌二醇等天然雌激素，以减少其抗雌激素作用对子宫内膜及宫颈黏液的不良影响。用法：自然或人工诱发月经周期的第 5 日起，50～150 mg/d（可根据患者体重及以往治疗反应决定），共 5 d。如能应用 B 超监测卵泡发育，则更能确定是否排卵及卵泡发育情况。卵泡直径达 18～20 mm 时，可肌内注射 HCG 5000～10 000 IU，以诱发排卵。治疗后排卵率为 60%～80%，妊娠率为 30%～40%。20%～25% 的患者治疗无效。

2. 促性腺激素：尿促性素（HMG）

每支含 FSH、LH 各 75 IU，常规用法：自然月经来潮或黄体酮撤退出血第 5 日，每日肌内注射 HMG 1 支，根据 B 超监测卵泡发育情况增减用量，优势卵泡直径达 18 mm 时，肌内注射 HCG 5000～10 000 IU，以诱发排卵。若有 3 个卵泡同时发育，应停用 HCG，以避免卵巢过度刺激综合征发生。HMG 也可和氯米芬联合应用，以促卵泡发育。尿促性素排卵率 70%～90%，单卵泡发育率 50%～70%，周期妊娠率 10%～20%，OHSS 发生率 0～5%。

3. 腹腔镜下卵巢打孔术

主要适用于 BMI≤34，LH>10 mIU/mL，游离睾酮高者以及氯米芬和常规促排卵治疗无效的患者。现多采用激光或单极电凝将卵泡气化和电凝。许多妊娠发生在腹腔镜术后 1～6 个月。作用机制：破坏产生雄激素的卵巢间质，间接调节垂体－卵巢轴，血清 LH 及睾酮水平下降，增加妊娠机会，并可能降低流产的危险。其主要合并症为盆腔粘连，偶有卵巢萎缩。

（五）体外受精一胚胎移植

难治性 PCOS 患者（应用促排卵治疗 6 个周期无排卵者或有排卵，但未妊娠者）可采用体外受精、胚胎移植方法助孕。

第六节 功能失调性子宫出血

正常月经是下丘脑－垂体－卵巢轴生理调节控制下的周期性子宫内膜剥脱性出血。正常月经的周期、持续时间、月经量呈现明显的规律性和自限性。当机体受到内部和外部各种因素诸如精神过度紧张、情绪变化、环境气候改变、营养不良、贫血、代谢紊乱、甲状腺、肾上腺功能异常等影响时，均可通过中枢神经系统引起下丘脑－垂体－卵巢轴功能调节异常，导致月经失调。

功能失调性子宫出血（DUB）简称功血，是由下丘脑－垂体－卵巢轴功能失调引起的异常子宫出血。按发病机制可分无排卵性和排卵性功血两大类，前者占 70%～80%，多见于青春期和绝经过渡期妇女；后者占 20%～30%，多见于育龄妇女。

一、无排卵性功能失调性子宫出血

卵巢不排卵可导致孕激素缺乏，子宫内膜仅受雌激素的作用，可呈现不同程度的增殖改变。继后，可因雌激素量的不足，子宫内膜发生突破性出血；抑或因雌激素持续作用的撤退，子宫内膜发生出血自限机制异常，出现月经量增多或经期延长。常见于卵巢功能初现期和衰退期。

（一）病因和病理生理

无排卵性功血主要包括青春期功血和绝经过渡期功血，育龄期少见。各期无排卵性功血发病机制不同。

1. 青春期功血

青春期女性初潮后需要 1.5～6 年时间（平均 4.2 年）建立稳定的月经周期性调控机制。由于该时期下丘脑－垂体－卵巢轴尚未成熟，FSH 呈持续低水平，虽有卵泡生长，但不能发育为成熟卵泡，合成、分泌的雌激素量未能达到促使 LH 高峰（排卵必需）释放的阈值，故无排卵。此外，青春期少女正处于生理与心理的急剧变化期，情绪多变，感情脆弱，发育不健全的下丘脑—垂体—卵巢轴更易受到内、外环境的多因素影响，导致排卵障碍。

2. 绝经过渡期功血

该时期女性卵巢功能逐渐衰退，卵泡逐渐耗尽，剩余卵泡对垂体促性腺激素反应性降低，卵泡未能发育成熟，雌激素分泌量波动不能形成排卵前高峰，故不排卵。

3. 生育期无排卵功血

生育期妇女既可因内、外环境刺激，如劳累、应激、流产、手术和疾病等引起短暂的无排卵，也可因肥胖、多囊卵巢综合征、高催乳素血症等引起持续无排卵。

各种原因引起的无排卵均可导致子宫内膜受单纯雌激素影响，达到或超过雌激素的内膜出血阈值，而无孕激素对抗，从而发生雌激素突破性出血。雌激素突破性出血分为阈值雌激素水平和高雌激素水平突破性出血两种类型。突破性出血与雌激素浓度之间存在半定量关系。雌激素水平过低可无子宫出血；雌激素达到阈值水平可发生间断性少量出血，内膜修复慢，出血时间延长，临床上表现为出血淋漓不尽；雌激素超过阈值水平并维持较长时期，可引起一定时间的闭经，因无孕激素参与，内膜增厚但不牢固，易发生急性突破性出血，血量汹涌，尤如"血崩"。无排卵性功血也可因雌激素持续作用撤退出血引起，子宫内膜在单纯雌激素的刺激下持续增生，此时可因一批卵泡闭锁导致雌激素水平下降，内膜失去支持而剥脱出血。

无排卵性功血的子宫出血尚与子宫内膜出血的自限性机制缺陷有关：①子宫内膜组织脆性增加。因子宫内膜受单纯雌激素影响，腺体持续增生，间质因缺乏孕激素作用而反应不足，导致子宫内膜组织脆弱，易自发溃破出血。②子宫内膜脱落不全。正常月经前子宫内膜各部剥脱同步、完全、快速，无排卵性功血子宫内膜由于雌激素的波动，脱落不规则和不完整，缺乏足够的功能层组织丢失而难以有效刺激内膜的再生和修复。③血管结构与功能异常。不规则的组织破损和多处血管断裂，以及小动脉螺旋化缺乏，收缩乏力，造成流血时间延长、流血量增多。④凝血与纤溶异常。多次子宫内膜组织的破损不断活化纤溶酶，导致局部纤维蛋白裂解增强，纤溶亢进，凝血功能异常。⑤血管舒缩因子异常。增殖期子宫内膜 PGE_2 含量高于 $PGF_2\alpha$，而在无排卵性功血中，PGE_2 含量更高，血管易于扩张，出血增加。另外，前列环素具有促血管扩张和抑制血小板凝集作用，在无排卵性功血患者，子宫肌层合成前列环素明显增加。

（二）子宫内膜病理改变

无排卵性功血患者子宫内膜由于受雌激素持续影响而无孕激素拮抗，发生不同程度的增生性改变，少数亦可呈萎缩性改变。

1. 子宫内膜增生症

根据世界卫生组织（WHO）制定的标准分型如下所述。

（1）单纯性增生：以前称腺囊型增生过长。组织学特点是内膜腺体和间质细胞增生程度超过正常周期的增殖晚期，常呈局部腺体密集、大小轮廓不规则、腺腔囊性扩大，尤如瑞士干酪样外观，故又称瑞士干酪样增生。腺上皮细胞为高柱状，呈假复层排列；间质细胞浆少，排列疏松；螺旋动脉发育差、直竖。表面毛细血管和小静脉增多，常呈充血扩张。

（2）复杂性增生：以前称腺瘤型增生过长。内膜常增生，呈息肉状。腺体增生拥挤，结构复杂。子宫内膜腺体高度增生，呈出芽状生长，形成子腺体或突向腺腔，腺体数目明显增多，腺体背靠背，致使间质明显减少。腺上皮呈复层或假复层排列，细胞核大深染，位于中央，有核分裂象，胞浆界限明显但无不典型性改变。

（3）不典型性增生：腺上皮出现异型性改变，表现为腺上皮细胞增生，层次增多，排列紊乱，细胞核大深染有异型性。

不论为单纯性或复杂性增生，只要腺上皮细胞出现不典型增生改变，都应归于不典型增生。此类改变已不属于功血的范畴，属癌前期病变，10％～15％可转化为子宫内膜癌。

各型增生之间的关系：单纯性增生通常是单独存在，但有时也与复杂性增生或不典型增生同时存在。如果组织结构为单纯性增生，而细胞学上具有不典型改变，则为单纯性不典型增生。如果组织结构为复杂性增生，而细胞学上具有不典型改变，则为复杂性不典型增生。内膜不典型增生分为轻、中、重三度。

内膜不典型增生与无不典型增生的单纯性与复杂性增生有以下几点区别。

（1）形态学上的不同：组织结构与细胞异型性有一定关系，往往是结构越复杂，细胞有不典型细胞的可能性越大。在不典型区域，腺上皮细胞排列紊乱，极性消失，细胞多形性，有的见多核细胞，筛状结构和"迷宫"样结构尤为明显。

（2）组织计量学上的比较：不典型增生及无不典型增生的细胞体积，胞核的大小（包括面积、周长、短径和长径等）以及细胞形态等形态学测量提示，它们之间的区别主要在核的变化，不典型增生特别是重度不典型增生与分化好的腺癌无明显差异。

（3）细胞 DNA 合成间期与细胞倍增时间：不典型增生与腺癌相似，而无不典型增生与正常增殖相似。

（4）对孕酮的反应：细胞无不典型增生者比细胞有不典型增生者对孕酮的反应更明显。

2. 增殖期子宫内膜

子宫内膜的形态表现与正常月经周期中的增殖期内膜无区别，只是在月经周期后半期甚至月经期，仍表现为增殖期形态。

3. 萎缩性子宫内膜

子宫内膜萎缩菲薄，腺体少而小，腺管狭而直，腺上皮为单层立方形或低柱状细胞，间质少而致密，胶原纤维相对增多。

（三）临床表现

无排卵性功血失去正常周期性和出血自限性，临床上最主要的症状是子宫不规则出血：出血间隔长短不一，短者几日，长者数月，常误诊为闭经；出血量多少不一，出血量少者仅为点滴出血，多者大量出血，不能自止，可能导致贫血甚至休克。出血期间一般无腹痛或其他不适。

（四）诊断

主要依据病史、体格检查及辅助检查作出诊断。

1. 病史

详细了解异常子宫出血的表现（经期长短、经量多少、经血的性质）、发病时间、病程经过、目前出血情况、发病前有无停经史、以往治疗经过。应询问患者的年龄、月经史、婚育史、避孕措施、激素类药物使用史及全身与生殖系统有无相关疾病如肝病、血液病、高血压及代谢性疾病如甲状腺功能亢进或减退、肾上腺或垂体疾病等。

2. 体格检查

包括全身检查和妇科检查，以排除全身性及生殖系统器质性病变。

3. 辅助检查

在排除器质性病变后，主要了解血凝功能、有无贫血、卵巢是否排卵和了解子宫内膜情况等。

（1）血凝功能测试：血小板计数，出、凝血时间，凝血酶原时间，活化部分凝血酶原时间等。

（2）血红蛋白、血红细胞计数及血细胞比容：了解患者贫血情况。

（3）妊娠试验：有性生活史者应行妊娠试验，以排除妊娠及妊娠相关疾病。

（4）超声检查：可了解子宫大小、形状，宫腔内有无赘生物，子宫内膜厚度等。

（5）诊断性刮宫（D&C）：简称诊刮。其目的包括止血和取材做病理学检查。年龄＞40岁的生育期和绝经过渡期妇女、异常子宫出血病程超过半年者、子宫内膜厚度＞12 mm者，或药物治疗无效、具有子宫内膜癌高危因素患者，应采用诊断性刮宫，以了解子宫内膜有无其他病变。对未婚患者，若激素治疗无效或疑有器质性病变，也应经患者和其家属知情同意后考虑诊刮。不规则流血或大量出血者应及时刮宫，拟确定排卵或了解子宫内膜增生程度，宜在经前期或月经来潮后 6 h 内刮宫。刮宫要全面、特别注意两侧宫角部；注意宫腔大小、形态、宫壁是否光滑、刮出物性质和量。刮出物应全部送病理学检查。

（6）宫腔镜检查：在宫腔镜直视下选择病变区进行活检，较盲取内膜的诊断价值高，尤其可排除早期子宫内膜病变如子宫内膜息肉、子宫黏膜下肌瘤、子宫内膜癌等。

（7）基础体温测定（BBT）：基础体温呈单相型，提示无排卵。

（8）激素测定：酌情检查 FSH、LH、E_2、P 及 PRL。为确定有无排卵，可于经前 1 周测定血清孕酮。

（9）阴道脱落细胞涂片检查：一般表现为中、低度雌激素影响。

（10）宫颈黏液结晶检查：经前检查出现羊齿植物叶状结晶提示无排卵。

（11）宫颈细胞学检查：巴氏分类法或 TBS 报告系统，用于排除宫颈癌及其癌前病变。

（五）鉴别诊断

诊断功血，必须排除以下病理原因的子宫出血。

（1）异常妊娠或妊娠并发症：如流产、异位妊娠、葡萄胎、子宫复旧不良、胎盘残留、胎盘息肉或滋养细胞病变等。常可通过仔细询问病史及血或尿 HCG 测定，B 超检查等协助鉴别。

（2）生殖器官肿瘤：如子宫内膜癌、宫颈癌、滋养细胞肿瘤、子宫肌瘤、卵巢肿瘤等。一般通过盆腔检查、B 超、诊刮及相关特殊检查等鉴别。

（3）生殖器官感染：如急性阴道炎或急、慢性子宫内膜炎、子宫肌炎等。妇科检查可有宫体压痛等。

（4）生殖道损伤：如阴道裂伤出血。

（5）性激素类药物使用不当、宫内节育器或异物引起的子宫不规则出血。

（6）全身性疾病：如血液病、肝肾衰竭、甲状腺功能亢进或减退等。可以通过查血常规、肝功能，以及根据甲状腺病变的临床表现和甲状腺激素的测定来作出鉴别诊断。

（六）治疗

1. 一般治疗

贫血者应补充铁剂、维生素 C 和蛋白质，严重贫血者需输血。流血时间长者给予抗生素预防感染。出血期间应加强营养，避免过度劳累和剧烈运动，保证充分休息。

2. 青春期及生育期无排卵性功血的治疗

以止血、调整周期为治疗原则，有生育要求者需促排卵治疗。

（1）止血：首先采用大剂量雌激素或雌、孕激素联合用药。根据出血量采用合适的制剂和使用方法。①大量出血：要求 6～8 h 内见效，24～48 h 内出血基本停止，若 96 h 以上仍不止血，应考虑有器质性病变存在的可能。大剂量雌激素可迅速促使子宫内膜生长，短期内修复创面而止血，也称"子宫内膜修复法"，适用于出血时间长、量多、血红蛋白＜80 g/L 的患者。主要药物为苯甲酸雌二醇、结合雌激素及戊酸雌二醇。具体用法如下。a. 苯甲酸雌二醇：初始剂量 3～4 mg/d，分 2～3 次肌内注射，若出血明显减少，则维持；若出血量未见减少，则加量，也可从 6～8 mg/d 开始，每日最大量一般不超过 12 mg。出血停止 3 d 后开始减量，通常以每 3 d 递减 1/3 量为宜。b. 结合雌激素：25 mg，静脉注射，可 4～6 h 重复 1 次，一般用药 2～3 次；次日应给予结合雌激素（其他名称：倍美力）3.75～7.5 mg/d，口服，并按每 3 d 递减 1/3 量为宜。也可在 24～48 h 内开始用口服避孕药。c. 口服结合雌激素（倍美力）每次 1.25 mg 或戊酸雌二醇（补佳乐）每次 2 mg，每 4～6 h 1 次，血止 3 d 后按每 3 d 递减 1/3 量为宜。大剂量雌激素止血对存在血液高凝状态或有血栓性疾病史的患者应禁用。血红蛋白增加至 90 g/L 以上后均必须加用孕激素，有利于停药后子宫内膜的完全脱落。若激素治疗无效或疑有器质性病变，应经患者和其家属知情同意后考虑诊刮。②少量出血：使用最低有效量激素，减少药物不良反应。采用孕激素占优势的口服避孕药，如去氧孕烯炔雌醇片（妈富隆,)、复方孕二烯酮片（敏定偶）或复方醋酸环丙孕酮（达英-35）。用法为每次 1～2 片，1 d 2～3 次，血止 3 d 后逐渐减量至 1 d 1 片，维持至出血停止后 21 d 周期结束。

(2) 调整月经周期：血止后，需恢复正常的内分泌功能，以建立正常月经周期。①孕激素后半周期疗法：适用于有内源性雌激素的青春期或生育期功血患者。于月经周期后半期（撤药性出血的第 16～25 d）口服地屈孕酮片 10 mg/d，每日 2 次，共 10 d，或微粒化孕酮 200～300 mg/d，5～7 d，或醋酸甲羟孕酮 10 mg/d，连用 10 d，或肌内注射黄体酮 20 mg/d，共 5 d。②雌、孕激素序贯法（即人工周期）：模拟月经周期中卵巢分泌的雌、孕激素变化，将雌、孕激素序贯应用，使子宫内膜发生相应变化。适用于青春期功血或生育期功血内源性雌激素较低者。补佳乐 1 mg 或倍美力 0.625 mg，于月经期第 5 日口服，每晚 1 次，连服 21 d，至服药第 11～16 日，每日加用醋酸甲羟孕酮片 10 mg 口服，或地屈孕酮 10 mg，每日 2 次口服。停药后 3～7 d 月经来潮，此为 1 周期。连用 2～3 个周期后，部分患者能自发排卵。若正常月经仍未建立，应重复上述序贯疗法。③口服避孕药：此法开始即用孕激素以限制雌激素的促内膜生长作用，使撤药性出血逐步减少，其中雌激素可预防治疗过程中孕激素的突破性出血。口服避孕药可很好地控制周期，尤其适用于有避孕需求的生育期功血患者。应注意口服避孕药潜在风险，不宜用于有血栓性疾病、心脑血管疾病高危因素及 40 岁以上吸烟的女性。

3. 绝经过渡期功血

以止血、调整周期、减少经量，防止子宫内膜病变为治疗原则。常采用性激素药物止血和调整月经周期。

年龄 >40 岁的妇女、具有子宫内膜癌高危因素或子宫内膜厚度 >12 mm 者，应首先采用诊断性刮宫，以排除子宫内膜其他病变。

（1）止血：主要采用孕激素，也称"内膜萎缩法"。合成孕激素止血的机制是使雌激素作用下持续增生的子宫内膜转化为分泌期，并有对抗雌激素作用，使内膜萎缩，从而达到止血目的。

急性出血：可选用炔诺酮（妇康片）5 mg 口服，每 6 h 1 次，一般用药 4 次后出血量明显减少或停止，改为 8 h 1 次，血止 3 d 后按每 3 d 减量 1/3，直至维持量每日 5 mg。

生命体征稳定，血红蛋白＞80 g/L 的患者也可采用孕激素"内膜脱落法"或"药物刮宫"：孕激素停药后，子宫内膜脱落较完全，从而达到止血效果。药物及用法如下：①黄体酮 20～40 mg，肌内注射，每日 1 次，共 5 d。②口服地屈孕酮片（达芙通）每次 10 mg，1 d 2 次，共 10 d。③口服微粒化孕酮（琪宁），每日 200～300 mg，5～7 d。④口服醋酸甲羟孕酮片 8～10 mg/d，共 10 d。

此外还可加用雄激素。雄激素有拮抗雌激素、增强子宫平滑肌及子宫血管张力的作用，减轻盆腔充血而减少出血量，但无止血作用，大出血时单独应用效果不佳。

（2）调整月经周期、减少经量：多应用口服妇康片周期治疗，4.375～5 mg/d，于月经期第 5 日口服，共 20 d。也可于月经第 16～25 日采用孕激素后半周期疗法，具体方法同上。

对于药物治疗效果不佳或不宜用药、无生育要求的患者，尤其是不易随访的年龄较大者及内膜病理为癌前病变或癌变者，应考虑手术治疗。手术治疗包括：①子宫内膜去除术。适用于激素等药物治疗无效或复发者。②子宫全切除术。

4. 辅助治疗

抗纤溶药物和促凝药物，抗纤溶药物氨甲环酸（妥塞敏）静脉注射或静脉滴注：每次 0.25～0.5 g，1 d 0.75～2 g；口服，每次 500 mg，3 次/d；还可以用立止血、止血敏、维生素 K 等。有减少出血量的辅助作用，但不能赖以止血。

二、排卵性功能失调性子宫出血

排卵性功血较无排卵性功血少见，多发生于生育期妇女。患者虽有排卵，但黄体功能异常。常见有两种类型。

（一）黄体功能不足（LPD）

月经周期中有卵泡发育及排卵，但黄体期孕激素分泌不足或黄体过早衰退，导致子宫内膜分泌反应不良。

1. 发病机制

足够水平的 FSH 和 LH、LH/FSH 比值及卵巢对 LH 良好的反应是黄体健全发育的必要前提。黄体功能不足有多种因素。

（1）卵泡发育不良：卵泡颗粒细胞数目和功能分化缺陷，特别是颗粒细胞膜上 LH 受体缺陷，引起排卵后颗粒细胞黄素化不良及分泌孕酮量不足。神经内分泌调节功能紊乱可导致卵泡期 FSH 缺乏，卵泡发育缓慢，雌激素分泌减少，从而对下丘脑及垂体正反馈不足。

（2）LH 排卵高峰分泌不足：卵泡成熟时 LH 排卵峰分泌量不足，促进黄体形成的功能减弱，是黄体功能不足的常见原因。循环中雄激素水平偏高和垂体泌乳激素升高等因素都可抑制 LH 排卵峰。

（3）LH 排卵峰后低脉冲缺陷：LH 排卵峰后的垂体 LH 低脉冲分泌是维持卵泡膜黄体细胞功能的重要机制，若此分泌机制缺陷将导致黄体功能不足。

2. 病理

子宫内膜形态表现为分泌期腺体呈分泌不良，间质水肿不明显或腺体与间质发育不同步，或在内膜各个部位显示分泌反应不均，如在血管周围的内膜，孕激素水平稍高，分泌反应接近正常，远离血管的区域则分泌反应不良。内膜活检显示分泌反应较实际周期日至少落后 2 d。

3. 临床表现

一般表现为月经周期缩短，因此月经频发。有时月经周期虽在正常范围内，但卵泡期延长、黄体期缩短（<11 d）。在育龄妇女常可表现为不易受孕或在孕早期流产。

4. 诊断

根据月经周期缩短、不孕或早孕时流产，妇科检查无引起功血的生殖器官器质性病变；基础体温双相型，但排卵后体温上升缓慢，上升幅度偏低，高温期短于 11 d。经前子宫内膜活检显示分泌反应至少落后 2 d，可作出诊断。

5. 治疗

（1）促进卵泡发育：针对其发生原因，调整性腺轴功能，促使卵泡发育和排卵，以利于正常黄体的形成。

促卵泡发育治疗：首选药物为氯米芬，适用于黄体功能不足卵泡期过长者。氯米芬可通过与内源性雌激素受体竞争性结合而促使垂体释放 FSH 和 LH，达到促进卵泡发育的目的。可于月经第 2～5 日开始每日口服氯米芬 50 mg，共 5 d。应用 3 个周期后停药并观察其恢复情况。疗效不佳，尤其不孕者，考虑每日口服氯米芬量增加至 100～150 mg 或采用 HMG-HCG 疗法，以促进卵泡发育和诱发排卵，促使正常黄体形成。

（2）促进月经中期 LH 峰形成：在监测到卵泡成熟时，使用绒促性素 5000～10 000 U 肌内注射，以加强月经中期 LH 排卵峰，达到促进黄体形成和提高其分泌孕酮的功能。

（3）黄体功能刺激疗法：于基础体温上升后开始，肌内注射 HCG 1000～2000 U 每周 2 次或隔日 1 次，共 2 周，可使血浆孕酮明显上升。

（4）黄体功能替代疗法：一般选用天然黄体酮制剂。自排卵后或预期下次月经前 12～14 d 开始，每日肌内注射黄体酮 10～20 mg，共 10～14 d；也可口服天然微粒化孕酮，以补充黄体分泌孕酮的不足。

（5）黄体功能不足合并高催乳素血症的治疗：使用溴隐亭每日 2.5～5 mg，可使催乳激素水平下降，并促进垂体分泌促性腺激素及增加卵巢雌、孕激素分泌，从而改善黄体功能。

（二）子宫内膜不规则脱落

月经周期中有卵泡发育及排卵，黄体发育良好，但萎缩过程延长，导致子宫内膜不规则脱落。

1. 发病机制

由于下丘脑－垂体－卵巢轴调节功能紊乱或溶黄体机制异常引起黄体萎缩不全，内膜持续受孕激素影响，以致不能如期完全脱落。

2. 病理

正常月经第 3～4 日时，分泌期子宫内膜已全部脱落，代之以再生的增殖期内膜。但在黄体萎缩不全时，月经期第 5～6 日仍能见到呈分泌反应的子宫内膜。由于患者经期较长，使内膜失水，间质变致密，腺体皱缩，腺腔呈梅花状或星状，腺细胞透亮、核固缩，间质细胞大，间质中螺旋血管退化。此时刮宫，子宫内膜常表现为混合型子宫内膜，即残留的分泌期内膜与出血坏死组织及新增殖的内膜混合共存。有些区域内膜尚有出血，另一些区域已有新的增殖期内膜出现。

3. 临床表现

表现为月经周期正常，但经期延长，长达 9～10 d，且出血量多，甚至淋漓数日方止。

4. 诊断

临床表现为月经周期正常，经期延长，经量增多，基础体温呈双相型，但下降缓慢。在月经第 5～6 日行诊断性刮宫，病理检查仍能见到呈分泌反应的内膜，且与出血期及增殖期内膜并存。

5. 治疗

（1）孕激素：通过下丘脑－垂体－卵巢轴的负反馈功能，使黄体及时萎缩，内膜按时完整脱落。方法：自排卵后第 1～2 日或下次月经前 10～14 日开始，每日口服甲羟孕酮 10 mg，连服 10 d。有生育要求者可肌内注射黄体酮注射液或口服天然微粒化孕酮。无生育要求者也可口服避孕药，月经第 5 日开始，每日 1 片，连续 21 d 为 1 周期。

（2）绒促性素：用法同黄体功能不足，HCG 有促进黄体功能的作用。

第七节　高催乳激素血症

任何原因导致血清催乳激素（PRL）水平异常升高，超过其检测实验室标准上限数值者（一般＞1.14 nmol/L，或 25 μg/L）应视为高催乳激素血症。

一、病因

导致高催乳素血症的原因主要有以下病变和药物。

（一）分泌催乳素的垂体肿瘤

分泌催乳素的垂体肿瘤是高催乳激素血症最常见的原因。此类垂体肿瘤主要为催乳激素瘤。按催乳激素瘤直径大小分微腺瘤（＜1 cm）和大腺瘤（≥1 cm）。多数催乳激素瘤患者血清 PRL 水平可达 100 μg/L，并伴有溢乳。随着催乳激素瘤增大，其可压迫垂体柄，从而阻断下丘脑多巴胺的抑制作用。

（二）影响下丘脑激素神经递质生成、输送的病变

下丘脑分泌的催乳激素抑制因子（PIF）途经垂体柄至垂体，可抑制垂体 PRL 的分泌，PIF 主要是多巴胺。空蝶鞍综合征、颅咽管瘤、神经胶质瘤、脑膜炎症、颅脑外伤、脑部放疗等影响 PIF 的分泌和传递，均可引起 PRL 的升高。下丘脑功能失调也可使 PRL 升高，例如假孕。

（三）内分泌疾患

原发性甲状腺功能减退、多囊卵巢综合征都可引起 PRL 的升高。原发性甲状腺功能减退时，由于血清甲状腺素水平低下，引起 TRH 分泌增加，TRH 可刺激垂体前叶的分泌促甲状腺素细胞和分泌催乳激素细胞，从而引起促甲状腺素和 PRL 增高。多囊卵巢综合征则通过雌激素的刺激，提高分泌催乳激素细胞的敏感性，引起 PRL 分泌增加。

（四）胸部疾患

如胸壁的外伤、手术、烧伤、带状疱疹等也可能通过反射引

起 PRL 升高。

（五）其他

肾上腺瘤、异位性癌肿（如支气管癌、肾癌）也可能有 PRL
升高。肾功能不全、肝硬化影响到全身内分泌稳定时也会使 PRL
升高。手术切除卵巢及子宫后，PRL 也可异常增高。

（六）特发性高催乳激素血症

PRL 多为 $60 \sim 100 \mu g/L$，无明确原因。诊断前需排除垂体微
腺瘤。脑部 CT 检查发现许多此类疾病患者数年后常发展为垂体微
腺瘤。

（七）药物影响

长期服用多巴胺受体阻断剂、儿茶酚胺耗竭类、鸦片类和抗
胃酸类药物以及避孕药等可使垂体分泌 PRL 增多。

二、临床表现

（一）溢乳

＞50％的高催乳激素血症患者伴有溢乳。在非妊娠和非哺乳
期出现溢乳或挤出乳汁，或断奶数月仍有乳汁分泌，通常是乳白、
微黄色或透明液体，非血性。部分患者 PRL 水平较高但无溢乳表
现，可能与其分子结构有关。

（二）闭经或月经紊乱

高水平的 PRL 可影响垂体前叶促性腺激素的分泌，导致黄体
期缩短或无排卵性月经失调；约 20％的患者伴有月经稀发甚至闭
经。后者与溢乳表现合称为闭经—溢乳综合征。

（三）不育或流产

卵巢排卵障碍或黄体功能不足可导致不孕或流产。

（四）头痛、眼花及视觉障碍

微腺瘤一般无明显症状；大腺瘤可压迫蝶鞍隔出现头痛、头
胀等；当腺瘤向前侵犯或压迫视交叉或影响脑脊液回流时，也可
出现头痛、呕吐和眼花，甚至视野缺损和动眼神经麻痹。

（五）性功能改变

部分患者因卵巢功能障碍，表现低雌激素状态，阴道壁变薄或萎缩，分泌物减少，性欲减低。

三、辅助检查

（一）血清学检查

血清 PRL 水平持续异常升高，>1.14 nmol/L（25 μg/L）。多囊卵巢综合征合并高催乳激素血症患者 LH 和雄激素可升高。

（二）影像学检查

当血清 PRL 水平高于 4.55 nmol/L（100 μg/L）时，应注意是否存在垂体腺瘤，CT 和 MRI 可明确下丘脑、垂体及蝶鞍情况，是有效的诊断方法。其中 MRI 对软组织的显影较 CT 清晰，因此对诊断空蝶鞍症最为有效，也可使视神经、海绵窦及颈动脉清楚显影。

（三）眼底、视野检查

垂体肿瘤增大可侵犯和（或）压迫视交叉，引起视乳头水肿；也可因肿瘤损伤视交叉不同部位而有不同类型视野缺损，因而眼底、视野检查有助于确定垂体腺瘤的部位和大小。

四、诊断

根据血清学检查 PRL 持续异常升高，同时出现溢乳、闭经及月经紊乱、不育、头痛、眼花、视觉障碍及性功能改变等临床表现，可诊断为高催乳素血症。诊断时应注意某些生理状态如妊娠、哺乳、夜间睡眠、长期刺激乳头乳房、性交、过饱或饥饿、运动和精神应激等都会导致 PRL 轻度升高。因此，临床测定 PRL 时应避免生理性影响，在 $9\sim12$ 时取血测定较为合理。诊断高催乳激素血症后，根据病情做必要的辅助检查，以进一步明确发病原因及病变程度，便于治疗。在包括 MRI 或 CT 等各种检查后未能明确催乳激素异常增高原因的患者可诊断为特发性高催乳激素血症，但应注意对其长期随访，小部分患者甚至 $10\sim20$ 年后出现垂体瘤。

五、治疗

根据病因而定。

（一）随访

对特发性高催乳素血症、PRL 轻微升高、月经规律、卵巢功能未受影响、无溢乳且未影响正常生活时，可不必治疗，应定期复查，观察临床表现和 PRL 的变化。

（二）药物治疗

1. 溴隐亭

为非特异性多巴胺受体激动剂，可兴奋多巴胺 D1 和 D2 受体，抑制催乳素的合成分泌，是治疗高催乳激素血症最常用的药物。一般每日 2.5～5 mg 可降低 PRL 水平、抑制溢乳、恢复排卵，但少数患者需每日 12.5 mg 才见效。对无垂体肿瘤的高催乳激素血症者不必长期用药，一般 1 年后停药，观察 PRL 情况，再做处理。对于催乳激素腺瘤患者，应长期用药，可使部分腺瘤萎缩、退化或停止生长。

对有生育要求的患者应待 PRL 正常稳定一段时间后再妊娠为宜。尽管目前认为溴隐亭对妊娠是安全的，但仍主张一旦妊娠，应考虑停药。虽然，妊娠期催乳激素腺瘤增大情况少见，但仍应加强监测，定期复查视野（妊娠 20、28、38 周）。若有异常，应及时行 MRI 检查。溴隐亭不良反应主要有恶心、呕吐、眩晕、疲劳和体位性低血压等，用药数日后可自行消失，故治疗应从小剂量开始，逐渐增量至有效维持量，可在晚餐后或睡觉前服。新型溴隐亭长效注射剂克服了因口服造成的胃肠道功能紊乱，50～100 mg/1 次，每 28 d/次，是治疗大催乳激素腺瘤安全有效的方法，可长期控制肿瘤的生长并使瘤体缩小，不良反应较少，用药方便。

2. 诺果宁

若溴隐亭不良反应无法耐受或无效时可改用诺果宁。本药是选择性多巴胺 D2 受体激动剂，不良反应更少。

3. 维生素 B_6

作为辅酶在下丘脑中多巴向多巴胺转化时加强脱羟及氨基转移作用，与多巴胺受体激动剂起协同作用。临床用量可达 60～100 mg，每日 2～3 次。

（三）手术治疗

垂体腺瘤如无视神经压迫症状不必手术。但垂体肿瘤产生明显压迫及神经系统症状或药物治疗无效时，应考虑手术治疗。经蝶窦手术是最为常用的方法，开颅手术少用。术前可用溴隐亭使肿瘤减小，减少术中出血。手术后应观察 PRL 水平和垂体的其他功能状况。

（四）放射治疗

放疗适用于药物治疗无效或不能坚持和耐受、不愿手术或因其他禁忌症不能手术以及手术后患者的辅助治疗，一般不单独使用。近年兴起的 γ 刀技术也被应用于垂体肿瘤的治疗。放射治疗会影响瘤体周围的组织，从而有可能影响垂体功能，诱发其他肿瘤，损伤周围神经等。

第八节　绝经综合征

绝经指永久性无月经状态，是因为卵巢功能停止所致。绝经的判断是回顾性的，停经后 12 个月随诊方可判定绝经。围绝经期是妇女自生育期的规律月经过渡到绝经的阶段，包括从出现与卵巢功能下降有关的内分泌、生物学和临床特征起，至最后一次月经后 1 年。绝经综合征（MPS）指妇女绝经前后出现的一系列绝经相关症状。

绝经可分为自然绝经和人工绝经两种。前者指卵巢内卵泡耗竭，或剩余的卵泡对促性腺激素丧失了反应，卵泡不再发育和分泌雌激素，不能刺激子宫内膜生长，导致绝经。后者是指手术切除双侧卵巢或用其他方法停止卵巢功能，如放射线治疗和化疗等。单独切除子宫而保留一侧或双侧卵巢者，不作为人工绝经。判定绝经，主要根据临床表现和激素的测定。人工绝经者更易发生绝经综合征。

中国北方城市妇女平均绝经年龄 49.5 岁，农村 47.5 岁；而中国南方妇女平均绝经年龄为 48.99 岁；美国中位绝经年龄 51.3（48～55）岁。绝经年龄与曾服用避孕药、营养、地区、环境、吸烟等因素有关，而与教育程度、体形、初潮年龄、妊娠次数、末次妊娠年龄等因素无明显关系。

一、围绝经期和绝经后的性激素分泌变化

围绝经期最早的变化是卵巢功能的衰退，继后下丘脑－垂体功能退化。

（一）雌激素

卵巢功能衰退的最早征象是卵泡对 FSH 敏感性降低；绝经过渡期早期的特征是雌激素水平波动很大，整个绝经过渡期雌激素不呈逐渐下降趋势，而是在卵泡生长发育停止时，雌激素水平才下降。

绝经后卵巢分泌雌激素极少，妇女体内低水平的雌激素主要是由来自肾上腺皮质以及来自卵巢的睾酮和雄烯二酮经周围组织中芳香化酶转化的雌酮，转化的部位主要在肌肉和脂肪。肝、肾、脑等组织也可促进转化。此期血中雌酮水平高于雌二醇。

（二）孕酮

在绝经过渡期，卵巢仍有排卵功能，故仍有孕酮分泌，但因黄体功能不全，孕酮量减少。绝经后卵巢不再排卵、分泌孕酮，极少量孕酮可能来自肾上腺。

（三）雄激素

卵巢产生的雄激素是睾酮和雄烯二酮。绝经前，血液中 50% 的雄烯二酮和 25% 的睾酮来自卵巢；绝经后雄烯二酮产生量约为绝经前的一半，其中 85% 来自肾上腺，15% 来自卵巢间质细胞。

绝经后，卵巢主要产生睾酮，而且产量在绝经后早期较绝经前增多，系因卵巢间质细胞受到大量的促性腺激素刺激所致。

由于绝经后雌激素的显著降低，使循环中雄激素与雌激素的比例显著上升；性激素结合蛋白降低，使游离雄激素增高，因而绝经后有些女性出现轻度多毛。

（四）促性腺激素

绝经过渡期仍有排卵的妇女，其 FSH 在多数周期中升高，而 LH 还在正常范围，但 FSH/LH 仍<1。绝经后，FSH、LH 明显升高，FSH 升高更为显著，FSH/LH>1。自然绝经 1 年内，FSH 能上升 13 倍，而 LH 仅上升 3 倍。绝经 2～3 年内，FSH/LH 达最高水平，以后随年龄增长渐下降，但仍在较高水平。

（五）促性腺激素释放激素（GnRH）

围绝经期 GnRH 的分泌增加，并与 LH 相平行。

（六）抑制素

绝经后妇女血抑制素浓度下降，较雌二醇下降早且明显，可能成为反映卵巢功能衰退更敏感的标志。抑制素有反馈抑制垂体合成分泌 FSH 作用，并抑制 GnRH 对自身受体的升调节，因而抑制素浓度与 FSH 水平呈负相关。绝经后卵泡抑制素极低，而 FSH 升高。

二、临床表现

大多数绝经妇女出现雌激素缺乏相关症状是自然和普遍的。绝经早期主要是血管舒缩症状、精神神经系统症状和一些躯体症状，绝经多年后逐渐出现泌尿生殖道萎缩性变化、代谢改变和心血管疾病、骨质疏松及认知功能下降等退行性变化或疾病。

（一）月经改变

月经周期改变是围绝经期出现最早的临床症状，大致分为3种类型。

（1）月经周期缩短，经量减少，最后绝经。

（2）月经周期不规则，周期和经期延长，经量增多，甚至大出血或出血淋漓不断，然后逐渐减少而停止。

（3）月经突然停止，较少见。

由于无排卵，雌激素水平波动，缺乏孕激素的对抗，易发生子宫内膜增殖症甚至子宫内膜癌。

（二）血管舒缩症状

主要表现为潮热、出汗，是血管舒缩功能不稳定的表现，是绝经期综合征最突出的特征性症状之一。潮热起自前胸，涌向头颈部，然后波及全身。少数妇女仅局限在头、颈和乳房。在潮红的区域患者感到灼热，皮肤发红，紧接着爆发性出汗。持续数秒至数分钟不等，发作频率每日数次至30～50次。夜间或应激状态易促发。此种血管功能不稳定可历时1年，有时长达5年或更长。

（三）精神神经症状

主要包括情绪、记忆及认知功能症状。围绝经期妇女往往出现激动易怒、焦虑、多疑、情绪低落、自信心降低、不能自我控制等情绪症状。记忆力减退及注意力不集中也较常见。睡眠障碍也是常见表现。

（四）泌尿生殖道症状

主要表现为泌尿生殖道萎缩症状，外阴瘙痒、阴道干燥疼痛，性交困难，性欲低下，子宫脱垂；膀胱、直肠膨出；尿频，尿急，压力性尿失禁，反复发作的尿路感染。

（五）代谢异常和心血管疾病

一些绝经后妇女血压升高或血压波动；心悸时心率不快，心律不齐，常为期前收缩，心电图常表现为房性期前收缩，或伴随轻度供血不足表现。绝经后妇女代谢的改变导致体重增加明显、糖脂代谢异常增加、冠心病发生率及心肌梗死的死亡率增加较快，并随年龄而增加。

（六）骨质疏松

妇女从围绝经期开始，骨质吸收速度大于骨质生成，促使骨质丢失而骨质疏松。骨质疏松症大约出现在绝经后9～13年，约1/4的绝经后妇女患有骨质疏松。绝经早期的骨量快速丢失和骨关节的退行性变可导致腰背、四肢疼痛，关节痛。骨质疏松症患者可出现驼背，严重者可致骨折，最常发生在椎体，其他如桡骨远端、股骨颈等都易发生骨折。

三、诊断和鉴别诊断

绝经期综合征症状复杂，对其主要症状应给予正确的估计，并能对器质性病变及早予以鉴别诊断。

（一）诊断

1. 病史

仔细询问症状、月经史，绝经年龄；婚育史；既往史，是否切除子宫或卵巢，有无心血管疾病史、肿瘤史及家族史，以往治疗所用的激素、药物。

2. 体格检查

全身检查和妇科检查。对 3 个月未行妇科检查复诊者，必须做妇科检查。

3. 辅助检查

（1）激素测定：选择性激素测定有助于判断卵巢功能状态以及其他相关内分泌腺功能。如 FSH＞40 U/L，提示卵巢功能衰竭。

（2）B超检查：阴道不规则流血者应排除子宫、卵巢肿瘤，了解子宫内膜厚度。

（3）分段诊刮及子宫内膜病理检查：疑有子宫内膜病变者，应行分段诊刮及子宫内膜病理检查。有条件者可在宫腔镜检查下进行。

（4）骨密度测定：确诊有无骨质疏松。

（二）鉴别诊断

妇女在围绝经期容易发生高血压、冠心病、肿瘤等，因此必须除外心血管疾病、泌尿生殖器官的器质性病变，也要与神经衰弱、甲亢等鉴别。

四、预防

目前尚未能预防或延迟自然绝经的来临。但围绝经期妇女可以加强自我保健，积极参加体力劳动，参加体育锻炼，积极防治绝经综合征的发生。

有关绝经前妇女切除子宫时，是否切除卵巢的临床问题，多数学者认为应尽可能避免过早切除卵巢，保留卵巢有其恶变和盆腔疼痛等风险，但其可能性极小，而保留卵巢的优点超过其危险性。

五、治疗

较多围绝经期妇女可出现症候群，但由于精神状态、生活环境各不相同，其轻重差异很大。有些妇女不需任何治疗；有些只需一般性治疗，就能使症状消失；有的妇女则需要激素替代治疗才能控制症状。

（一）一般处理和对症治疗

围绝经期妇女应了解围绝经期是自然的生理过程，应以积极的心态适应这一变化。心理治疗是围绝经期治疗的重要组成部分，可辅助使用自主神经功能调节药物，如谷维素 20 mg 口服，每日3 次；如有睡眠障碍，影响生活质量，可夜晚服用艾司唑仑2.5 mg。为预防骨质疏松，应鼓励妇女坚持体育锻炼，增加日晒时间，摄入足量蛋白质和含钙食物。潮热治疗可用选择性 5-羟色胺再吸收抑制剂，如文拉法辛、帕罗西汀以及加巴喷丁。

（二）激素治疗

1. 适应证

（1）绝经相关症状：潮热、盗汗、睡眠障碍、疲倦、情绪不振、易激动、烦躁和轻度抑郁。

（2）泌尿生殖道萎缩相关的问题：阴道干涩、疼痛、排尿困难、反复性阴道炎、性交后膀胱炎、夜尿、尿频和尿急。

（3）有骨质疏松症的危险因素（含低骨量）及绝经后骨质疏

松症。缺乏雌激素的较年轻妇女和（或）有绝经症状的妇女应该首选激素治疗。

2. 治疗时机

在卵巢功能开始减退并出现相关症状后即可应用。

3. 禁忌证

激素治疗的禁忌证为：①已知或可疑妊娠、原因不明的阴道出血。②已知或可疑患有乳腺癌、与性激素相关的恶性肿瘤或脑膜瘤（禁用孕激素）等。③最近 6 个月内患有活动性静脉或动脉血栓栓塞性疾病、严重肝肾功能障碍、血卟啉症、耳硬化症、系统性红斑狼疮。

4. 慎用者

子宫肌瘤、子宫内膜异位症、子宫内膜增生史、高催乳素血症、尚未控制的糖尿病及严重的高血压、血栓形成倾向、胆囊疾病、癫痫、偏头痛、哮喘、乳腺良性疾病、乳腺癌家族史者慎用。

5. 激素治疗流程

（1）治疗前的评估：根据病史、妇科检查及相关辅助检查（根据需要选择，应注意乳腺和子宫内膜的检查），评估是否有应用激素治疗的适应证、禁忌证或慎用。

（2）权衡利弊：根据年龄、卵巢功能衰退情况（绝经过渡期、绝经早期或绝经晚期）和激素治疗前的评估结果进行综合评价，以确定应用激素治疗的必要性。若难以辨明临床症状与绝经的关系，但无禁忌证者，可给予短期的诊断性激素治疗。应告知患者激素治疗的利弊，使其知情后做出选择。

（3）个体化治疗：应根据患者年龄、子宫及卵巢功能情况（绝经过渡期、绝经早期或绝经晚期）以及是否有其他危险因素等，制定个体化的激素治疗方案。

（4）应用激素治疗过程中的监测及注意事项：激素治疗过程中，须注意判断激素治疗是否有效、有无不良反应、个体危险/受益比是否发生改变、评价是否需要继续激素治疗或调整方案。监测的指标和频度应根据患者的具体情况确定。

6. 激素治疗方案、用药方法及用药途径

应用激素治疗时，应在综合评估治疗目的和风险的前提下，采用最低有效剂量。没有必要限制激素治疗的期限，但在应用激素治疗期间应至少于每年进行 1 次个体化危险/受益评估，应根据评估情况决定疗程的长短，并决定是否继续或长期应用。为预防血栓形成，因疾病或手术需要长期卧床者酌情停用。

（1）激素治疗的方案：可采用单纯雌激素、单纯孕激素以及雌、孕激素联合应用的治疗方案。①单纯雌激素：适用于已切除子宫，不需要保护子宫内膜的妇女。目前，尚无足够证据表明，植物雌激素可以作为激素治疗的替代物。②单纯孕激素：周期使用，用于绝经过渡期，调整卵巢功能衰退过程中出现的月经问题。③雌、孕激素联合应用：适用于子宫完整的妇女。联合应用孕激素的目的在于对抗雌激素所致的子宫内膜过度生长，此外，对增进骨健康可能有协同作用。

（2）用药方法及用药途径。①需要保护子宫内膜患者：多采用雌、孕激素联合应用。雌、孕激素联合应用又分序贯和连续联合用药两种。a. 序贯用药是模拟生理周期，在使用雌激素的基础上，每月加用孕激素 10～14 d，继后停药 2～7 d，期间有预期计划性出血。适用于年龄较轻，绝经早期或愿意有月经样定期出血的妇女。用法：序贯用药。a. 结合雌激素（倍美力）0.3～0.625 mg/d 或戊酸雌二醇（补佳乐）1～2 mg/d，连用 21～28 d，用药第 10～14 日加用醋酸甲羟孕酮（其他名称：安宫黄体酮）4～6 mg/d，共 10～14 d，停药 2～7 d 后再开始新一周期。b. 戊酸雌二醇片/雌二醇环丙孕酮片（其他名称：克龄蒙）为雌、孕激素复方制剂，该药是由 11 片 2 mg 的戊酸雌二醇（白色）和 10 片 2 mg 的戊酸雌二醇加 1 mg 醋酸环丙孕酮组成（浅橙色），每日 1 片，连用 21 d。b. 连续联合用药是每日联合应用雌激素和孕激素，不停用。连续用药方案可避免周期性出血，适用于年龄较长或不愿意有月经样出血的绝经后妇女。但实施早期可能有难以预料的非计划性出血，通常发生在用药的 6 个月以内。用法：a. 结合雌激素 0.3~0.625 mg/d 或戊酸雌二醇 0.5~1.5 mg/d，加用醋酸甲羟孕酮 1~3 mg/d，连用。b. 替勃龙（具有雌、孕、雄激素 3 种活性）：1.25 mg/d，连用。②子宫缺失患者：单纯雌激素治疗适用于子宫切除术后或先天性无子宫的卵巢功能低下女性。用法：a. 口服单纯雌激素治疗可用结合雌激素（其他名称：倍美力）0.3~0.625 mg/d 或戊酸雌二醇（其他名称：补佳乐）0.5~2 mg/d，连用 21 d。b. 经皮途径雌二醇（松奇贴）适用于尚未控制的糖尿病及严重的高血压、有血栓形成倾向、胆囊疾病、癫痫、偏头痛、哮喘、高催乳素血症者可采用。③以泌尿生殖道症系统状为主诉者可采用经阴道途径雌激素有结合雌激素（倍美力霜、葆丽软膏）、雌三醇（欧维婷霜）、普罗雌烯（更宝芬胶囊）。

7. 不良反应及危险性

（1）子宫出血：用药期间的异常出血，多为突破性出血，应了解有无服药错误，B 超检查内膜，必要时作诊刮排除子宫内膜病变。

（2）性激素不良反应：雌激素剂量过大时可引起乳房胀、白带多、头痛、水肿、色素沉着等，酌情减量可减少其不良反应。

（3）孕激素的不良反应：包括抑郁、易怒、乳房痛和浮肿，极少数患者甚至不耐受孕激素。改变孕激素种类可能减少其不良反应。少数妇女接受 HRT 后，可因为水钠潴留造成短期内体重增加明显。

（4）子宫内膜癌：长期单独应用雌激素使子宫内膜癌和子宫内膜增生的危险增加 6~12 倍。雌激素替代治疗时，有子宫的妇女，必须加用孕激素，可以阻止子宫内膜单纯型和复杂型增生，内膜癌的相对危险性降至 0.2~0.4。

（5）乳腺癌：美国国立卫生研究院的"妇女健康倡议研究（WHI）"大型随机对照试验结果显示：有子宫的妇女随机给予雌孕激素联合治疗，平均随访 5.2 年，浸润性乳腺癌相对风险增加 26%，对无子宫妇女给单一结合雌激素治疗平均 6 年浸润性乳癌的发病风险不增加。

（三）防治骨质疏松症的其他药物

除了 HRT，防治骨质疏松可选用以下药物。

1. 钙剂

只有轻微的骨吸收抑制作用，通常作为各种药物治疗的辅助或基础用药。绝经后应用雌激素者妇女的适当钙摄入量为 1000 mg/d，不用雌激素者为 1500 mg/d，65 岁以后应为 1500 mg/d。补钙方法首先是饮食补充，不能补足的部分以钙剂补充，临床应用的钙剂有碳酸钙、磷酸钙、氯酸钙、枸橼酸钙等制剂。

2. 维生素 D

适用于围绝经期妇女缺少户外活动者，每日口服 400～500 U，与钙剂合用有利于钙的完全吸收。

3. 降钙素

降钙素是作用很强的骨吸收抑制剂，用于骨质疏松症。有效制剂为鲑降钙素。用法，100 U 肌内或皮下注射，每日或隔日 1 次，2 周后改为 50 U，皮下注射，每月 2～3 次。

4. 双磷酸盐类

可抑制破骨细胞，有较强的抗骨吸收作用，用于骨质疏松症。常用氨基双磷酸盐，预防剂量 5 mg/d，治疗剂量 10 mg/d；利塞膦酸钠，5 mg/d，必须空腹用白水送服，服药后保持直立和禁食至少 30 min。

（四）甲状旁腺素

特立帕肽每日皮下注射 20 μg。

（五）雷诺昔芬

雷诺昔芬是选择性雌激素受体调节剂，用法为 60 mg/d。

（赵骏达）

第六章 女性生殖系统炎症

第一节 宫颈炎症

宫颈炎是妇科常见疾病。在正常情况下，子宫颈是预防阴道内病原菌侵入子宫腔的重要防线，因子宫颈可分泌黏稠的分泌物形成黏液栓，抵抗病原体侵入子宫腔。但宫颈同时容易受到性生活、分娩、经宫腔操作等损伤，长期阴道炎症，宫颈外部长期浸在分泌物内，也易受病原体感染，从而发生宫颈炎。

一、急性宫颈炎

急性宫颈炎多发生于感染性流产、产褥感染、宫颈急性损伤或阴道内异物并发感染。

（一）病因

急性宫颈炎多由性传播疾病的病原菌如淋病奈瑟菌及沙眼衣原体感染所致，淋病奈瑟菌感染时约 50％ 合并沙眼衣原体感染。葡萄球菌、链球菌、大肠杆菌等较少见。此外也有病毒感染所致，如单纯疱疹病毒、人乳头瘤病毒、巨细胞病毒等。临床常见的急性宫颈炎为黏液脓性宫颈炎（MPC），其特点为宫颈管或宫颈管棉拭子标本上，肉眼可见脓性或黏液脓性分泌物；棉拭子擦拭宫颈管容易诱发宫颈管内出血。黏液脓性宫颈炎的病原体主要为淋病奈瑟菌及沙眼衣原体。但部分 MPC 的病原体不清。沙眼衣原体及淋病奈瑟菌均感染宫颈管柱状上皮，沿黏膜面扩散引起浅层感染，病变以宫颈管明显。

（二）病理

急性宫颈炎的病理变化可见宫颈红肿，宫颈管黏膜水肿，组织学表现见血管充血，宫颈黏膜及黏膜下组织、腺体周围见大量中性粒细胞浸润，腺腔内见脓性分泌物。

（三）临床表现

白带增多是急性宫颈炎最常见的、有时是唯一的症状，常呈脓性甚至脓血性白带。分泌物增多刺激外阴而伴有外阴瘙痒、灼热感，以及阴道不规则出血、性交后出血等。由于急性宫颈炎常与尿道炎、膀胱炎或急性子宫内膜炎等并存，不同程度出现下腹部不适、腰骶部坠痛及尿急、尿频、尿痛等膀胱刺激症状。急性淋菌性宫颈炎时，可有不同程度的体温升高和白细胞增多；炎症向上蔓延可导致上生殖道感染，如急性子宫内膜炎、盆腔结缔组织炎。

妇科检查可见宫颈充血、水肿、黏膜外翻，宫颈有触痛、触之容易出血，可见脓性分泌物从宫颈管内流出。淋病奈瑟菌感染的宫颈炎，尿道、尿道旁腺、前庭大腺可同时感染，而见充血、水肿甚至脓性分泌物。沙眼衣原体性宫颈炎可无症状，或仅表现为宫颈分泌物增多，点滴状出血。妇科检查可见宫颈外口流出黏液脓性分泌物。

（四）诊断

根据病史、症状及妇科检查，诊断并不困难，但需明确病原体，应取宫颈管内分泌物作病原体检测，可选择革兰染色、分泌物培养＋药物敏感试验、酶免疫法及核酸检测。革兰染色对检测沙眼衣原体敏感性不高；培养法是诊断淋病的金标准，但要求高且费时长，而衣原体培养其方法复杂，临床少用；酶免疫法及核酸检测对淋病奈瑟菌及衣原体感染的诊断敏感性及特异性高。

诊断黏液脓性宫颈炎：在擦去宫颈表面分泌物后，用小棉拭子插入宫颈管内取出，肉眼观察棉拭子上见白色或黄色黏液脓性分泌物，将分泌物涂片作革兰染色，如光镜下平均每个油镜中有10个以上或高倍视野有30个以上中性粒细胞，即可诊断MPC。

诊断需注意是否合并上生殖道感染。

（五）治疗

急性宫颈炎治疗以全身治疗为主，需针对病原体使用有效抗生素。未获得病原体检测结果可根据经验性给药，对于有性传播疾病高危因素的年轻妇女，可给予阿奇霉素 1 g 单次口服或多西环素 100 mg，每次 2 次口服，连续 7 d。已知病原体者针对使用有效抗生素。

1. 急性淋病奈氏菌性宫颈炎

原则是及时、足量、规范、彻底。常用药物：头孢曲松，125 mg 单次肌内注射；或头孢克肟，400 mg 单次口服；大观霉素，4 g 单次肌内注射。因淋病奈氏菌感染半数合并沙眼衣原体感染，故在治疗同时需联合抗衣原体感染的药物。

2. 沙眼衣原体性宫颈炎

四环素类、红霉素类及喹诺酮类常用药物。多西环素，100 mg 口服，每日 2 次，连用 7 d。阿奇霉素，1 g 单次口服；红霉素，500 mg，每日 4 次，连续 7 d（红霉素，250 mg，每日 2 次，连续 14 d）。氧氟沙星，300 mg 口服，每日 2 次，连用 7 d；左氧氟沙星，500 mg，每日 1 次，连用 7 d。

3. 病毒性宫颈炎

重组人 α2 干扰素栓抑制病毒复制同时可调节机体的免疫，每晚 1 枚，6 d 为 1 疗程，有促进鳞状上皮化生，而达到治疗效果。

4. 其他

一般化脓菌感染宫颈炎最好根据药敏试验进行抗生素的治疗。合并有阴道炎者如细菌性阴道病者需同时治疗。疾病反复发作者其性伴侣亦需治疗。

二、宫颈炎症相关性改变

（一）宫颈柱状上皮异位

子宫颈上皮在女性一生中都在发生变化，青春期、妊娠期和绝经期尤为明显，并且受外源女性甾体激素的影响，受宫颈管和阴道内微环境及 pH 的影响。性生活特别是高危性行为女性中由原始柱状和早期或中期鳞状化生上皮构成的移行带的变化有相关性。随着循环中雌激素和孕激素水平升高，阴道微环境的酸性相对更强，造成宫颈外翻，暴露出宫颈管柱状上皮末端，导致翻转即原始柱状上皮暴露增加，此现象也称为"宫颈柱状上皮异位"。

1. 临床表现

常表现为白带增多，而分泌物增多可刺激外阴不适或瘙痒。若继发感染时白带可为黏稠的或脓性的，有时可带有血丝或少量血液，有时会出现接触性出血，也可出现下腹或腰背部下坠痛。

检查见宫颈表面呈红色黏膜状，是鳞状上皮脱落，为柱状上皮所代替，上皮下血管显露的结果。柱状上皮与鳞状上皮有清楚的界限，因非真正"糜烂"，可自行消失。

临床常根据宫颈柱状上皮异位的面积将其分成轻、中、重度。凡异位面积＜子宫颈总面积 1/3 者为轻度，占 1/3～1/2 者为中度，超过 1/2 总面积者为重度。

2. 治疗

有症状的宫颈柱状上皮异位可行宫颈局部物理治疗，常用的方法有以下 4 种。

（1）电凝（灼）法：适用于宫颈柱状上皮异位面较大者。将电灼器接触糜烂面，均匀电灼，范围略超过糜烂面。电熨深度约 0.2 cm，过深可致出血，愈合较慢；过浅影响疗效。深入宫颈管内约 0.5～1 cm，过深易导致宫颈管狭窄、粘连。电熨后创面喷洒呋喃西林粉或涂以金霉素甘油。术后阴道出血可用纱布填塞止血，24 h 后取出。此法简便，治愈率达 90%。

（2）冷冻疗法：系一种超低温治疗，利用制冷剂快速产生低温而使柱状上皮异位面冻结、坏死而脱落，创面修复而达到治疗目的。制冷源为液氮，快速降温为 -196 ℃。治疗时根据糜烂情况选择适当探头。为提高疗效可采用冻—溶—冻法，即冷冻 1 min，复温 3 min、再冷冻 1 min。其优点是操作简单，治愈率约 80%。术后很少发生出血及颈管狭窄。缺点是术后阴道排液多。

（3）激光治疗：是一种高温治疗，温度可达 700 ℃以上。主要使柱状上皮异位组织炭化、结痂，待痂脱落后，创面为新生的鳞状上皮覆盖达到修复治疗目的。一般采用二氧化碳激光器，波长为 10.6 μm 的红外光。其优点除热效应外，还有压力、光化学及电磁场效应，因而在治疗上有消炎（刺激机体产生较强的防御免疫机能）、止痛（使组织水肿消退，减少对神经末梢的化学性与机械性刺激）及促进组织修复（增强上皮细胞的合成代谢作用，促进上皮增生，加速创面修复），故治疗时间短，治愈率高。

（4）微波治疗：微波电极接触局部病变组织，快速产生高热效应，使得局部组织凝固、坏死，形成非炎性表浅溃疡，新生鳞状上皮覆盖溃疡面而达到治疗目的，且微波治疗可出现凝固性血栓形成而止血。此法出血少，无宫颈管粘连，治愈率约 90％。

（二）宫颈息肉

可能是炎症的长期刺激导致宫颈管黏膜局部增生，由于子宫具有排异作用，使增生的黏膜逐渐往宫颈口突出，形成宫颈息肉。镜下宫颈息肉表面覆盖一层柱状上皮，中心为结缔组织，伴充血、水肿及炎性细胞浸润。宫颈息肉极易复发，恶变率低。

1. 临床表现

常表现为白带增多或白带中带有血丝或少量血液，有时会出现接触性出血。也可无任何症状。

检查时见宫颈息肉为一个或多个，色红，呈舌状，直径一般 1 cm，质软而脆，触之易出血，其蒂细长，多附于宫颈外口。

2. 治疗

宫颈息肉应行息肉摘除术，术后标本常规送病理检查。

（三）宫颈腺囊肿

子宫颈鳞状上皮化生过程中，使柱状上皮的腺口阻塞，或其他原因致腺口阻塞，而导致腺体内的分泌物不能外流而潴留于内，致腺腔扩张，形成大小不等的囊形肿物。其包含的黏液常清澈透明，也可能由于合并感染而呈混浊脓性。腺囊肿一般小而分散，可突出于子宫颈表面。小的仅有小米粒大，大的可达玉米粒大，呈青白色，常见于表面光滑的子宫颈。

（四）宫颈肥大

可能由于炎症的长期刺激，宫颈组织反复发生充血、水肿，炎性细胞浸润及结缔组织增生，致使子宫颈肥大，严重者可较正常子宫颈增大 1 倍以上。

第二节　盆腔炎症

盆腔炎症（PID）是病原体感染导致女性上生殖道及其周围组织（子宫、输卵管、卵巢、宫旁组织及腹膜）炎症的总称，包括子宫炎、输卵管炎、卵巢炎、输卵管卵巢炎、盆腔腹膜炎及盆腔结缔组织炎，以输卵管炎、输卵管卵巢炎最常见。PID 大多发生于性活跃期妇女，月经初潮前、绝经后或未婚者很少发生 PID，若发生往往是邻近器官炎症的扩散。PID 可引起弥漫性腹膜炎、败血症、感染性休克，严重者可危及生命。既往 PID 被分为急性或慢性盆腔炎两类，但慢性盆腔炎实际为 PID 的后遗症，如盆腔粘连、输卵管阻塞，从而导致不孕、异位妊娠、慢性盆腔疼痛，目前已摒弃慢性盆腔炎的称呼。PID 严重影响妇女身体健康，增加家庭及社会经济负担。可喜的是美国疾病控制中心的近年数据显示：与20 世纪 70 年代至 80 年代每年 1 000 000 例 PID 相比，近年发病率减少 22％，每年 PID 大约 780 000 例。

一、输卵管卵巢炎、盆腔腹膜炎、盆腔结缔组织炎

在 PID 中以输卵管炎最常见，因此在临床上有时将急性输卵管炎等同于 PID，代表内生殖器的急性感染。由于解剖结构邻近的关系，输卵管炎、卵巢炎以及盆腔腹膜炎甚至结缔组织炎往往同时并存，相互影响。

（一）发病机制

1. 病原体

PID 的病原体可达 20 多种，主要有两个来源：①内源性病原

体，99％的PID是由于阴道或宫颈的菌群上行性感染引起，包括需氧菌和厌氧菌，以两者混合感染多见。主要的需氧菌和兼性厌氧菌有溶血性链球菌、金黄色葡萄球菌、大肠埃希菌和厌氧菌。厌氧菌有脆弱类杆菌、消化球菌、消化链球菌。厌氧菌的感染容易引起盆腔脓肿。②外源性病原体，主要为性传播疾病的病原体，如淋病奈瑟菌、沙眼衣原体、支原体，前两者只感染柱状上皮及移行上皮，尤其衣原体感染常导致严重输卵管结构及功能破坏，并引起盆腔广泛粘连。在美国，40％～50％的PID是由淋病奈瑟菌引起，10％～40％的PID可分离出沙眼衣原体。在我国，淋病奈瑟菌或沙眼衣原体引起的PID明显增加，但目前缺乏大宗流行病学资料。性传播疾病可同时伴有需氧及厌氧菌感染，可能是淋病奈瑟菌或衣原体感染造成输卵管损伤后容易继发需氧菌和厌氧菌感染。其他病原体包括放线菌、结核杆菌、病毒（如巨细胞病毒、腮腺炎病毒）以及寄生虫亦可引起盆腔炎性疾病。

2. 感染途径

（1）沿生殖道黏膜上行蔓延：病原体经宫颈、子宫内膜、输卵管黏膜至卵巢及腹腔，是非妊娠期、非产褥期PID的主要感染途径。淋病奈瑟菌、衣原体及葡萄球菌常沿此途径扩散。

（2）经淋巴系统蔓延：病原体经外阴、阴道、宫颈及宫体创面的淋巴管侵入盆腔结缔组织及生殖器其他部分，是产褥感染、流产后感染及宫内节育器放置后感染的主要感染途径。链球菌、大肠埃希菌、厌氧菌多沿此途径蔓延。

（3）经血循环传播：病原体先侵入人体的其他系统，再经血液循环感染生殖器，为结核菌感染的主要途径。

（4）直接蔓延：腹腔其他脏器感染后，直接蔓延到内生殖器引起相应器官的感染，如阑尾炎可引起右侧输卵管炎。

（二）病理

1. 急性输卵管炎、卵巢炎、输卵管卵巢脓肿

急性输卵管炎症因病原体传播途径不同而有不同的病变特点。炎症经子宫内膜向上蔓延时，首先为输卵管内膜炎，输卵管黏膜

血管扩张、淤血、黏膜肿胀，间质充血、水肿及大量中性多核白细胞浸润，黏膜血管极度充血时，可出现含大量红细胞的血性渗出液，称为出血性输卵管炎，炎症反应迅即蔓延至输卵管壁，最后至浆膜层。输卵管壁的红肿、粗大，近伞端部分的直径可达数厘米。管腔内的炎性分泌物易经伞端外溢导致盆腔腹膜炎及卵巢周围炎。重者输卵管内膜上皮可有退行性变或成片脱落，引起输卵管管腔粘连闭塞或伞端闭塞，如有渗出物或脓液积聚，可形成输卵管积脓，肿大的输卵管可与卵巢紧密粘连而形成较大的包块，临床上称之为附件炎性包块。若病原体通过子宫颈的淋巴管播散至子宫颈旁的结缔组织，首先侵及输卵管浆膜层再到达肌层，输卵管内膜受侵较轻或不受累。病变以输卵管间质为主，由于输卵管管壁增粗，可压迫管腔变窄，轻者管壁充血、肿胀，重者输卵管肿胀明显、弯曲，并有炎性渗出物，引起周围组织的粘连。

卵巢表面有白膜，很少单独发炎，卵巢多与输卵管伞端粘连，发生卵巢周围炎，也可形成卵巢脓肿，如脓肿壁与输卵管粘连穿通形成输卵管卵巢脓肿。

2. 急性盆腔腹膜炎

盆腔腹膜的受累程度与急性输卵管炎的严重程度及其渗出物多少有关。盆腔腹膜受累后，充血明显，并可渗出含有纤维蛋白的浆液，而形成盆腔脏器的粘连，渗出物积聚在粘连的间隙内，可形成多个小的脓肿，或积聚于子宫直肠陷凹内形成盆腔脓肿。

（三）临床表现

可因炎症轻重及范围大小而有不同的临床表现。衣原体感染引起 PID 常无明显临床表现。炎症轻者无症状或症状轻微。常见症状为阴道分泌物增多、下腹痛、不规则阴道流血、发热等；下腹痛为持续性，活动或性交后加重。若病情严重可有寒战、高热、头痛、食欲缺乏。月经期发病可有经量增多、经期延长。若有腹膜炎，则出现消化系统症状如恶心、呕吐、腹胀、腹泻。若有脓肿形成，可有下腹包块及局部压迫刺激症状；包块位于子宫前方可出现膀胱刺激症状如排尿困难、尿频，若引起膀胱肌炎，可出现尿痛等；若包块位于子宫后方可有直肠刺激症状；若在腹膜外可导致腹泻、里急后重和排便困难。若有输卵管炎的患者同时有右上腹部疼痛，应怀疑有肝周围炎存在。

PID患者体征差异大，轻者无明显异常发现，或妇科检查仅发现宫颈举痛或宫体压痛或附件区压痛。严重病例呈急性病容，体温升高，心率增快，下腹有压痛、反跳痛及肌紧张，扣诊鼓音明显，肠鸣音减弱或消失。盆腔检查：阴道内可见脓性分泌物；宫颈充血、水肿，若见脓性分泌物从宫颈口流出，说明宫颈管黏膜或宫腔有急性炎症。穹隆触痛明显，须注意是否饱满；宫颈举痛；宫体稍大有压痛，活动受限；子宫两侧压痛明显，若为单纯输卵管炎，可触及增粗的输卵管，压痛明显；若为输卵管积脓或输卵管卵巢脓肿，可触及包块且压痛明显，不活动；宫旁结缔组织炎时，可扪及宫旁一侧或两侧片状增厚，宫旁两侧宫骶韧带高度水肿、增粗，压痛明显；若有盆腔脓肿形成且位置较低时，可扪及后穹隆或侧穹隆有肿块且有波动感，三合诊能协助进一步了解盆腔情况。

若有输卵管炎的症状及体征同时有右上腹部疼痛，考虑肝周围炎存在，即被称为Fitz-Hugh-Curtis综合征。

（四）实验室检查及辅助检查

外周血白细胞计数仅在44%的患者中升高，非特异性；炎症标志物如CRP及血沉的敏感性为74%～93%，特异性为25%～90%。

阴道分泌物生理盐水涂片检查：每高倍视野中3～4个白细胞，对上生殖道感染高度敏感为87%～91%，涂片中未见白细胞时，阴性预测值可达94.5%。

阴道超声：特异性为97%～100%，但敏感性较低，约为32%～85%，但若是超声无异常发现，并不能因此就排除盆腔炎性疾病的诊断。

（五）诊断

根据病史、临床症状、体征及实验室检查可作出初步诊断。

但由于 PID 的临床表现差异大，临床诊断准确性不高。

目前尚无单一的病史、体格检查或实验性检查对盆腔炎性疾病的诊断既高度敏感又特异。2006 年美国疾病与预防控制中心（CDC）制定的盆腔炎性疾病临床诊断标准如下所述。

1. 基本标准

宫体压痛，附件区压痛或宫颈触痛。

2. 附加标准

体温超过 38.3 ℃（口表），宫颈或阴道异常黏液脓性分泌物，阴道分泌物生理盐水涂片见到白细胞，实验室证实的宫颈淋病奈瑟菌或衣原体阳性，红细胞沉降率升高，C-反应蛋白升高。

3. 特异标准

子宫内膜活检证实子宫内膜炎，阴道超声或磁共振检查显示充满液体的增粗输卵管，伴或不伴有盆腔积液、输卵管卵巢肿块，腹腔镜检查发现盆腔炎性疾病征象。

基本标准为诊断 PID 所必需，附加诊断标准有利于提高 PID 诊断的特异性，特异标准基本可诊断 PID，但除超声外，均为有创检查或费用较高，特异标准仅适用于一些有选择的病例。腹腔镜被认为是诊断 PID 的金标准，具体包括：①输卵管表面明显充血。②输卵管壁水肿。③输卵管伞端或浆膜面有脓性渗出物。腹腔镜诊断输卵管炎的准确率高，并能直接采取感染部位的分泌物行细菌培养，但仅针对抗生素治疗无效以及需要进一步明确诊断的患者，所以临床应用有一定的局限性。

PID 诊断明确后应进一步明确病原体。宫颈管分泌物及后穹隆穿刺液的涂片、培养及核酸扩增检测病原体，虽不及剖腹或腹腔镜直接采样行分泌物检测准确，但临床较实用。

（六）鉴别诊断

需与急性阑尾炎、卵巢囊肿扭转、异位妊娠、盆腔子宫内膜异位症等鉴别。

1. 急性阑尾炎

右侧急性输卵管卵巢炎易与急性阑尾炎混淆。一般而言，急性阑尾炎起病前常有胃肠道症状，如恶心、呕吐、腹泻等，腹痛多初发于脐周围，然后逐渐转移并固定于右下腹。检查时急性阑尾炎仅麦氏点压痛，左下腹不痛，体温及白细胞增高的程度不如急性输卵管卵巢炎。急性输卵管卵巢炎的腹痛则起于下腹左右两侧。右侧急性输卵管卵巢炎常在麦氏点以下压痛明显，妇科检查宫颈举痛，双附件均有触痛。偶有急性阑尾炎和右侧急性输卵管卵巢炎两者同时存在。如诊断不确定，应尽早剖腹探查。

2. 卵巢肿瘤蒂扭转

卵巢囊肿蒂扭转可引起急性下腹痛伴恶心、甚至呕吐。扭转后囊腔内常有出血或伴感染，则可有发热，故易与输卵管卵巢炎混淆。仔细询问病史及进行妇科检查，并借助 B 超可明确诊断。

3. 异位妊娠或卵巢黄体囊肿破裂

异位妊娠或卵巢黄体囊肿破裂均可发生急性下腹痛并可能有低热，但异位妊娠常有停经史，有腹腔内出血，甚至出现休克，尿 HCG 阳性，而急性输卵管卵巢炎多无这些症状。卵巢黄体囊肿仅限于一侧，块物边界明显。

4. 盆腔子宫内膜异位症

患者在经期有剧烈下腹痛，多合并不孕病史，须与输卵管卵巢炎鉴别，妇科检查子宫可增大，盆腔有结节状包块，可通过B超及腹腔镜检查作出诊断。

（七）治疗

治疗的目的首先是减轻急性期症状，减少远期并发症；而保留生育能力是盆腔炎性疾病治疗中的另一个重要目标。

治疗原则：选择广谱抗生素，联合抗厌氧菌药物治疗，根据药敏试验选择最有效的抗生素，疗程应持续 14 d。美国 CDC 推荐对于符合 PID 基本诊断标准的性活跃期妇女应立即开始经验性治疗，兼顾杀灭淋病奈瑟菌或沙眼衣原体，同时对性伴侣进行积极治疗。2006 年美国 CDC 推荐的 PID 治疗方案如下所述。

1. 门诊治疗

若患者症状轻微，一般情况良好，能耐受口服抗生素，具备随访条件，可在门诊给予治疗。

常用方案：①氧氟沙星 400 mg，口服，每日 2 次，或左氧氟沙星 500 mg，口服，每日 1 次，同时加甲硝唑 400 mg，每日 2～3 次，连用 14 d。②头孢西丁钠 2 g，单次肌内注射，同时口服丙磺舒，然后改为多西环素 100 mg，每日 2 次，连用 14 d；或选用其他第三代头孢菌素如头孢曲松钠与多西环素、甲硝唑合用。

2. 住院治疗

若患者一般情况差，病情严重，伴有发热、恶心、呕吐或有盆腔腹膜炎；或输卵管卵巢脓肿；或门诊治疗无效；或不能耐受口服抗生素；或诊断不明确，均应住院给予抗生素为主的综合治疗。

（1）支持治疗：卧床休息，半卧位有利于炎症局限，加强营养，补充液体，注意维持水电解质平衡。避免不必要的妇科检查以免引起炎症扩散。

（2）抗生素治疗：建议静脉途径给药收效快，常用的配伍方案如下所述。①第二代头孢菌素或相当于第二代头孢菌素的药物及第三代头孢菌素或相当于第三代头孢菌素的药物：如头孢西丁钠 1～2 g，静脉注射，每 6 h 1 次。头孢替坦二钠 1～2 g，静脉注射，每 12 h 1 次。其他可选用头孢呋辛钠、头孢唑肟、头孢曲松钠、头孢噻肟钠。第二代头孢菌素及第三代头孢菌素多用于革兰阴性杆菌及淋病奈瑟菌感染的治疗。若考虑有支原体或衣原体感染，应加用多西环素 100 mg，12 h 1 次口服，持续 10～14 d。对不能耐受多西环素者，可服用阿奇霉素，每次 500 mg，每日 1 次，连用 3 d。对输卵管卵巢脓肿的患者，加用克林霉素或甲硝唑，可更有效对抗厌氧菌。②克林霉素与氨基糖苷类药物联合方案：克林霉素 900 mg，每 8 h 1 次，静脉滴注；庆大霉素先给予负荷量（2 mg/kg），然后给予维持量（1.5 mg/kg），每 8 h 1 次，静脉滴注。临床症状、体征改善后继续静脉应用 24～48 h，克林霉素改口服，每次 450 mg，每日 4 次，连用 14 d；或多西环素 100 mg，每日 2 次口服，连用 14 d。③喹诺酮类药物与甲硝唑联合方案：氧氟沙星 400 mg，每 12 h 1 次，或左氧氟沙星 500 mg，静脉滴注，每日 1 次。甲硝唑 500 mg，静脉滴注，每 8 h 1 次。④青霉素与四环素类药物联合方案：氨苄西林/舒巴坦 3 g，静脉注射，每 6 h 1 次，加多西环素 100 mg，每日 2 次口服，连用 14 d。

（3）手术治疗：主要适用于抗生素治疗不满意的输卵管卵巢脓肿等有盆腔脓肿形成者。

（4）中药治疗：主要为活血化瘀、清热解毒。

根据美国疾病预防和控制中心（CDC）推荐的治疗方案，临床治愈率达 90%。若治疗失败，则可能因为依从性差，误诊或盆腔包块形成，需要进一步检查。对合并炎性包块的患者，如抗生素治疗无效，应立即考虑手术治疗。对放置宫内节育器的患者，抗生素治疗后建议将其取出。PID 患者在治疗期间应被告知禁止性生活，所有近 60 d 内有性接触的性伴侣都应进行衣原体及淋病奈瑟菌的检查，并进行经验性治疗。门诊治疗的患者应于 48～72 h 复诊以评估疗效、患者的依从性。

二、子宫内膜炎

子宫内膜炎虽常与输卵管炎同时存在，但子宫内膜炎具有某些独特的临床特征。

（一）病因

子宫内膜炎多与妊娠有关，如产褥感染及感染性流产；与宫腔手术有关如黏膜下肌瘤摘除、放置宫内节育器及剖宫产中胎盘人工剥离等。子宫内膜炎特殊的高危因素包括近 30 d 内阴道冲洗、近期宫内节育器的放置等。病原体大多为寄生于阴道及宫颈的菌群，细菌突破宫颈的防御机制侵入子宫内膜而发生炎症。

若宫颈开放，引流通畅，可很快清除宫腔内的炎性分泌物。各种引起宫颈管狭窄的原因如绝经后宫颈萎缩、宫颈物理治疗、宫颈锥形切除等，可使炎症分泌物不能向外引流或引流不畅，而形成宫腔积脓。

（二）临床表现

主要为轻度发热、下腹痛、白带增多，妇科检查子宫有轻微压痛。炎症若未及时治疗，则向深部蔓延而感染肌层，在其中形成小脓肿，可形成子宫肌炎、输卵管卵巢炎、盆腔腹膜炎等，甚至可导致败血症而有相应的临床表现。

（三）诊断

子宫内膜炎的症状和体征比较轻微，容易被忽视。因此有时可能需要行子宫内膜活检来协助诊断。子宫内膜活检是诊断子宫内膜炎的金标准，组织学的诊断标准为 120 倍的视野下子宫内膜间质中至少有一个浆细胞以及 400 倍视野下浅表子宫内膜上皮中有 5 个或更多的白细胞。

（四）治疗

子宫内膜炎的治疗同输卵管炎患者的门诊治疗方案，持续 14 d。2006 年美国疾病预防和控制中心（CDC）推荐的治疗方案如下：①氧氟沙星 400 mg，口服，每日 2 次，或左氧氟沙星 500 mg，口服，每日 1 次，连用 14 d。②头孢曲松钠 250 mg 单次肌内注射，多西环素 100 mg，每日 2 次，连用 14 d。若患者有细菌性阴道病，加甲硝唑 500 mg，每日 2 次，连用 14 d。

若宫颈引流不畅，或宫腔积留炎性分泌物时，需在大剂量抗生素治疗的同时清除宫腔内残留物、分泌物或扩张宫颈使宫腔分泌物引流通畅。若怀疑有感染或坏死的子宫黏膜下肌瘤或息肉存在时，应摘除赘生物。

三、输卵管卵巢脓肿、盆腔脓肿

输卵管卵巢脓肿和盆腔脓肿是盆腔炎性疾病最严重的并发症。输卵管积脓、卵巢积脓、输卵管卵巢脓肿也属于盆腔脓肿，但各有特点。亦有相同之处。输卵管卵巢脓肿是输卵管、卵巢及其周围组织的化脓性包块。在需要住院治疗的 PID 患者中约 1/3 形成输卵管卵巢脓肿。盆腔脓肿多由急性盆腔结缔组织炎未及时治疗或治疗不彻底而化脓形成。这种脓肿可局限于子宫的一侧或双侧，脓液流入于盆腔深部，甚至可达直肠阴道隔中。

（一）临床表现

患者多有高热及下腹痛，常以后者为主要症状。亦有部分患者发病迟缓，缓慢形成脓肿，症状不明显，甚至无发热。Landers等发现50％的输卵管卵巢脓肿有寒战及发热，常常伴有恶心，阴道分泌物增多，以及不规则阴道流血；但值得注意的是约35％的输卵管卵巢脓肿患者无发热。妇科检查可在子宫一侧或两侧扪及包块，或在子宫后方子宫直肠陷凹处触及包块，并向后穹隆膨隆，有波动感和触痛明显。此外直肠受脓肿刺激可有排便困难、排便疼痛及便意频数等。常伴外周血白细胞计数升高。但Landers等发现，23％的患者白细胞计数正常。

脓肿可自发破裂引起严重的急性腹膜炎甚至脓毒血症、败血症以致死亡。偶见盆腔脓肿自发穿破阴道后穹隆或直肠，此时患者症状可迅速缓解。

（二）诊断

典型的临床表现为盆腔疼痛、包块形成以及发热、白细胞计数增多。

超声和CT是最常见的协助诊断输卵管卵巢脓肿的影像学检查手段。超声作为一种简便、无创的辅助检查手段能有效辨认输卵管卵巢脓肿，超声的影像图为一侧或双侧附件结构消失，可见囊性或多房分隔的包块，其中无法辨认输卵管或卵巢，斑点状液体与积聚在腹腔及子宫直肠陷凹的脓液有关。

与超声（75％～82％）相比，CT具有更好的敏感性（78％～100％），但价格相对昂贵。CT中可见增厚、不规则及回声增强的脓肿壁，多房，囊内液稠厚，同时可发现输卵管系膜增厚，肠壁增厚。

（三）治疗

盆腔脓肿建议住院治疗，警惕脓肿破裂的症状。输卵管卵巢脓肿以往多行经腹全子宫及双附件切除术，近30年来随着广谱抗生素的发展，初步治疗从手术治疗转变为抗生素治疗。抗生素的选择强调针对感染的病原体，应能渗透入脓腔，且疗程更长。大多数研究提示保守性药物治疗的成功率约 70％或更高，某些研究的结果为 16％～95％。药物治疗的成功率被认为与脓肿的大小有关，Reed 等在 119 例输卵管卵巢脓肿的研究中发现脓肿直径＞10 cm者 60％以上患者需要进一步手术治疗，而脓肿直径 4～6 cm，约少于 20％的患者需要手术治疗。文献报道，老年输卵管卵巢脓肿患者对抗生素的敏感性差。

是否需要手术治疗除了需要评估抗生素的治疗效果外，还取决于临床症状和是否有脓肿破裂。约 25％的输卵管卵巢脓肿经药物保守治疗失败将采取手术治疗。手术治疗仅限于脓肿破裂者或抗生素治疗不敏感者，可行手术切除脓肿或脓肿切开引流，原则以切除病灶为主。手术指征如下所述。

1. 药物治疗无效

盆腔脓肿或输卵管卵巢脓肿经药物治疗 48～72 h，体温持续不降，患者中毒症状加重或包块增大者，白细胞计数持续升高，应及时手术。

2. 脓肿持续存在

经药物治疗病情有好转，继续控制炎症数日（2～3 周），包块未消失，但已局限，应手术切除。

3. 脓肿破裂

突然腹痛剧烈，寒战、高热、恶心、呕吐、腹胀，腹部拒按或有中毒性休克表现，考虑脓肿破裂应立即剖腹探查。

多数学者认为对于抗生素治疗 48～72 h 无效者应积极手术切除脓肿，手术中注意操作轻柔，避免损伤肠管或脓液溢入腹腔内。因输卵管卵巢脓肿常发生于年轻妇女，应努力保留生育功能，可行输卵管卵巢脓肿造口术；为防止复发，可行一侧附件切除术联合有效抗生素治疗，尽可能保留卵巢功能；对于无生育要求的年龄较大患者，应行全子宫及双附件切除术减少复发。

随着影像学检查技术的进步以及引流技术的提高，盆腔脓肿的手术治疗发生了很大的改变。对复杂的盆腔脓肿可采取腹腔镜下脓肿抽吸引流，减少脓肿切除导致的周围组织的损伤。对位置已达盆底的脓肿常采用阴道后穹隆切开引流，可自阴道后穹隆穿刺，如能顺利吸出大量脓液则在局部切开排脓后插入引流管，如脓液明显减少可在 3 d 后取出引流管。此种方法对盆腔结缔组织炎所致的脓肿，尤其是子宫切除术后所形成的脓肿效果好。一旦脓液全部引流，患者即可达到治愈。但如形成腹腔脓肿，即使引流只能达到暂时缓解症状，常需进一步剖腹探查切除脓肿。据报道，在积极抗生素和手术治疗后因为盆腔脓肿破裂引起的死亡率为 5%～10%。

目前对于穿刺引流后的不孕和异位妊娠发生率尚难以定论。有资料表明若脓肿未破裂，药物治疗联合 24 h 内腹腔镜下脓肿引流，日后妊娠率为 32%～63%，明显较脓肿行单纯药物治疗（4%～15%）或脓肿破裂后行保守性手术者（25%）增加，因此，腹腔镜下脓肿引流术术后恢复快，且缩短住院时间，可减少日后不孕的发生。

四、盆腔炎性疾病后遗症

约 1/4 的盆腔炎性疾病会发生一系列后遗症，即盆腔炎性疾病后遗症。主要因为组织的结构破坏、广泛粘连、增生及疤痕形成，导致输卵管阻塞、积水、输卵管卵巢囊肿，盆腔结缔组织增生导致主韧带、宫骶韧带增生、变厚，子宫固定，从而引起不孕、异位妊娠及慢性盆腔疼痛及盆腔炎性疾病的反复发作。有 PID 病史的患者日后异位妊娠的风险增加 6～10 倍，不孕的发生率为 6%～60% 不等，慢性盆腔痛的风险增加 4 倍。根据后遗症的不同选择不同的治疗方案。不孕患者则需辅助生育技术协助生育。但对慢性盆腔痛则无有效的治疗方法。对输卵管积水者可行手术治疗。

五、预防措施

国外关于 PID 的高危因素包括：患有性传播性疾病，年轻（15～24 岁），既往 PID 病史，多个性伴侣，细菌性阴道病，宫腔手术史以及月经期性生活、IUD、阴道冲洗、吸烟及吸毒史等。因此相关预防措施包括宣传安全的性行为，适当的避孕方法，以及卫生保健措施如月经期避免性生活。积极治疗下生殖道感染如细菌性阴道病，常规衣原体筛查有助于明显减少 PID 的发生。淋病奈瑟菌和衣原体感染的患者和阴道毛滴虫感染患者应同时行性传播性疾病的检查。但老年患者并不一定存在同盆腔炎性疾病的高危因素，多与生殖道恶性肿瘤、糖尿病及伴随的消化道疾病如阑尾炎有关。

第三节　生殖器官结核

结核病是由结核分枝杆菌引起的慢性传染病，严重危害人民健康。全世界约 1/3 人口感染结核菌，每年约 900 万人口患结核，发展中国家更常见。我国属世界上 22 个结核病高流行国家之一，全国约有 3 亿以上人口受到结核杆菌感染的威胁。据卫生部统计，我国目前约有 500 万活动性结核病患者，其中传染性肺结核患者数达 200 余万人，每年新增 113 万新结核病患者。由于流动人口的增加、HIV 感染、耐药性结核增多，使结核病的治疗遇到了巨大的挑战。女性生殖器官结核（FGTB）是全身结核的一种表现，常继发于肺结核、肠结核、腹膜结核等，约 10% 的肺结核伴有生殖器结核。生殖器结核的发病率在过去 10 年成倍增加，占肺外结核的 11.9%，占盆腔炎性疾病的 37%，占所有结核病患者 1.32%，占所有妇产科疾病的 0.45%，占不孕症患者的 4.2%～15%。80%～90% 的患者为 20～40 岁生育年龄妇女。有报道显示，发病年龄有后延趋势。

一、发病机制

（一）病原菌

结核杆菌属放线菌目分枝杆菌科分枝杆菌属。因涂片染色具有抗酸性，故称抗酸杆菌。对人类有致病力的结核杆菌有人型及牛型两种；其中以人型结核杆菌为主要致病菌。人型结核杆菌首先感染肺部，牛型结核杆菌首先感染消化道，然后再传播至其他器官。由于对食用牛的严格检疫，目前人类的牛型结核杆菌感染已极少见。但近年来非典型分枝杆菌感染引起的结核样病变有增加趋势。

机体初次遭结核菌感染后，随即产生两种形式的免疫反应，即细胞介导免疫反应和迟发超敏反应。结核菌的致病性、病变范围及发病时间常取决于人体免疫状态，尤其是过敏性与免疫力两者间的平衡。免疫力强，结核菌可被吞噬清除，免于发病或病变趋于局限。

结核菌亦可长期潜伏于巨噬细胞内，待日后复苏时播散致病。若免疫力不足或入侵菌量大、毒力强，又因迟发超敏反应，则导致结核发病或病变扩散。目前多认为再次感染的结核菌几乎全部为初次感染灶内细胞经内源性播散所引起。

绝大多数生殖器结核属继发性；感染主要来源于肺或腹膜结核。据文献报道，生殖器结核合并肺部或胸膜结核者占 20%～50%不等。部分患者发病时虽未见肺部或其他器官的结核病灶，但不排除原发结核病灶已消失的可能。是否有原发性生殖器结核尚有争论。

（二）传播途径

生殖器结核的主要传播途径有 3 种。

1. 血行传播

血行传播是主要的传播途径。结核菌首先侵入呼吸道，在肺部、胸膜或淋巴结等处形成病灶，随后在短期内进入血液循环，传播至体内其他器官。青春期正值生殖器官发育，血供丰富，结核杆菌多经血行传播累及内生殖器。但各个器官受感染的机会不等，这与器官的组织构造是否有利于结核杆菌的潜伏有关。输卵管黏膜的构造有利于结核杆菌潜伏，结核杆菌可在局部隐伏 1～10 年甚至更长，一旦机体免疫力低下，方才重新激活而发病。输卵管结核多为双侧性，双侧输卵管可能同时或先后受到感染。

2. 直接蔓延

结核性腹膜炎、肠道或肠系膜淋巴结结核的干酪样病灶破裂或与内生殖器官广泛粘连时，结核病变可直接蔓延至生殖器官面。输卵管结核与腹膜结核亦可通过直接蔓延而相互感染。生殖器结核患者中约 50％合并腹膜结核。

3. 淋巴传播

肠结核可能通过淋巴管逆行传播而感染内生殖器官，但较少见。

二、病理

女性生殖器结核大多数首先感染输卵管，然后逐渐蔓延至子宫内膜、卵巢、宫颈等处。

（一）输卵管结核

最多见。女性生殖器结核中输卵管受累者占 90％～100％。病变多为双侧性，两侧的严重程度不一定相同。血行播散者，首先累及输卵管内膜，黏膜充血肿胀，黏膜皱襞有肉芽肿反应及干酪样坏死，在镜下可见到典型的结核结节。直接蔓延者先侵犯输卵管浆膜，在浆膜面散布灰白色粟粒状样小结节。随病情发展，可表现为两种类型。

1. 增生粘连型

较常见。输卵管增粗、僵直，伞端肿大、外翻，状如烟斗嘴，管腔狭窄或阻塞，黏膜及肌壁见干酪样结节样病变，浆膜表面散布多量黄白色粟粒样结节。病程迁延的慢性患者可能发生钙化。输卵管、卵巢、盆腔腹膜、肠曲及网膜等可有广泛紧密粘连，期间可有渗液积聚，形成包裹性积液。严重者可并发肠梗阻。

2. 渗出型

输卵管显著肿胀，黏膜破坏明显，伞端粘连闭锁，管壁有干酪样坏死，管腔内充满干酪样物质及渗出液，形成输卵管积脓，或波及卵巢形成输卵管卵巢脓肿。此时容易合并化脓性细菌感染。急性期输卵管浆膜面及盆腔腹膜散布粟粒结节，可有草黄色腹水。

（二）子宫结核

约占女性生殖器结核的 50%～60%。多由输卵管结核蔓延而来。主要侵犯子宫内膜，常累积内膜基底层。因此，即使部分结核病灶随着子宫内膜周期性脱落而排出，增生的功能层内膜仍会再度感染，致使病程迁延。

病程早期内膜充血水肿，仅散在少量肉眼肿性结节。随着病情进展，可出现干酪样坏死及表浅溃疡，进而大部分内膜层遭破坏，甚至侵及肌层。子宫腔内大量疤痕形成，致使宫腔粘连、变形、挛缩。子宫内膜结核结节周围的腺体对性激素的反应不良，表现为持续性增生期或分泌不足状态。

（三）卵巢结核

由于卵巢表面其感染率较低，在女性生殖器结核中约占 20%～30%。一旦感染常双侧受累。可表现为两种类型：①卵巢周围炎。由输卵管结核蔓延而来，卵巢表面或皮质区有结核性肉芽肿，可见干酪样坏死。②卵巢炎。通常经血行感染。在卵巢深部间质中形成结核结节或干酪样脓肿。但少见。

（四）宫颈结核

较少见，占 5%～15%。大多数由子宫内膜结核直接蔓延，可表现为不规则的表浅溃疡，其边界清晰，基底呈灰黄色，高低不平，触之出血。亦有呈乳头状或结节状增生，状如菜花。

（五）外阴、阴道结核

少见，仅占 1%～2%。由子宫及宫颈结核向下蔓延或由血行感染。病灶表现为单个或多个浅表溃疡，经久不愈，可能形成窦道，偶尔可见灰白色肉芽肿或灰黄色结节。

三、临床表现

生殖器结核的临床表现同急性 PID 后遗症，依病情轻重而异。

（一）症状

1. 不孕

生殖器结核患者基本上均有原发或继发性不孕，尤其以原发不孕多见。李玉艳等的研究结果显示，在 1878 例原发性不孕症患者中发现 FGT 350 例（18.64%）；在继发不孕症患者 1422 例中发现 FGT 122 例（8.58%），总体生殖器结核性不孕的患病率为14.30%。以不孕为唯一症状者约占生殖器结核患者的 40% ～50%。不孕主要由于输卵管黏膜遭结核破坏，伞端或管腔粘连闭锁；或纤毛受损、管壁僵硬，周围粘连致蠕动输送功能障碍。子宫内膜受累，也是导致不孕的原因。

2. 月经异常

与病情严重程度及病程长短有关。早期因子宫内膜炎症充血及溃疡形成而有经量增多、经期延长或不规则子宫出血。随着内膜破坏逐渐加剧，渐次表现为经量减少，乃至闭经。据国内早期报道，闭经者占 29.9%，然而国外报道及近年所见，则以经量增多、经期延长等早期症状多见，约占 40%。

3. 下腹疼痛

由于盆腔炎症和粘连，约 35% 的患者有轻中度的下腹坠痛，经期腹痛加重，甚至可有较重的痛经。

4. 全身症状

结核病变活跃者，可有发热、盗汗、乏力、食欲缺乏、体重减轻等症状。发热多表现为午后低热，部分患者可有经期发热。

5. 其他症状

宫颈或阴道结核患者可有白带增多、血性白带或接触性出血等症状。外阴结核者则可因溃疡而伴有阴部疼痛。

（二）体征

由于病变轻重程度及受累范围不同，体征差异颇大。约 50% 的患者可无异常发现。伴有腹膜结核存在时，腹部有压痛、柔韧感或腹水征。形成包裹性积液时，可扪及不活动包块，包块多与肠管粘连，可有轻度触痛。若发育期即遭结核感染，子宫小于正常大小。随病情进展，可在附件区扪及呈索条状增粗的输卵管或大小不等、质地不均的肿块，与子宫粘连甚紧，固定而有触痛，其周围组织增厚，甚至质硬如板状。

四、辅助检查

（一）病理组织学诊断

（1）诊断性刮宫、子宫内膜病理检查：是诊断子宫内膜结核可靠而常用的方法，有重要的诊断价值。在月经期前 1～3 d 进行诊断性刮宫，注意刮取子宫两侧角部的内膜，将部分组织送结核杆菌培养并做动物接种，其余部分可进行病理组织学检查。但阴性结果亦不能排除结核可能，必要时可重复刮宫 2～3 次。闭经时间长、内膜大部分破坏者可能刮不出内膜。为预防刮宫导致结核病变扩散，应在手术前后每日肌内注射链霉素 0.75 g 各 3 d。

（2）宫颈、外阴及阴道结核均通过活检组织病理检查确诊。

（二）影像学诊断

1. B 超检查

发现腹水、包裹性积液、腹膜增厚、附件包块或子宫内膜受累等征象时，应警惕生殖器结核的可能。

2. X 线检查

（1）子宫输卵管碘油造影：有助于内生殖器结核的诊断。实用价值较大。造影显示内生殖器结核较典型的征象有：①子宫腔呈不同程度的狭窄或变形，边缘不规则呈锯齿状。②输卵管腔内有多处狭窄呈串珠状或管腔细小、僵直，远端阻塞。③造影剂进入子宫壁间质或宫旁淋巴管、血管。④卵巢钙化，呈环状钙化影或盆腔散在多个钙化阴影。

碘油造影检查前后肌内注射链霉素数日，防止病变扩散。有发热或附件炎性包块者不宜行子宫输卵管碘油造影检查。

（2）盆腔 X 线平片：发现多个散在的钙化阴影，即提示盆腔结核可能。但阴性不能排除结核。

（3）胸部 X 线片，必要时行消化道或泌尿道造影检查。

3. CT、MRI

有一定的参考价值，但无特异性。

（三）腹腔镜和宫腔镜检查

对于根据病史和体格检查高度怀疑结核性不孕但细菌学或病理学检查阴性者，可考虑行腹腔镜检查，这对经常规方法诊断困难的、非活动期结核患者尤为适用。腹腔镜用于诊断盆腔疾患直观而又准确。对于除不孕外无其他明显症状、体征的早期结核病变，其诊断价值高于内膜活检。但腹腔镜检查属于有创伤性检查，有一定的风险性，特别是盆腔、腹腔广泛粘连时更有损伤脏器之虞。故应严格掌握指征，并由有经验的医师操作。宫腔镜检查已成为多数医院诊断结核性不孕的常规手段之一，可评价宫腔和内膜情况并进行定点活检，其诊断效能较盲目诊断性刮宫大为提高。采用低压膨宫技术一般不会导致结核播散。

（四）实验室检查

1. 结核菌素试验

结核菌素试验阳性表明曾经有过结核感染，其诊断意义不大。若为强阳性，则提示有活动性病灶存在，但不表明病灶部位。阴性结果亦不能排除结核病。

2. 血清学诊断

活动性结核病患者血清抗体水平明显升高，其升高的程度与病变活动程度成正比，且随病情好转而恢复。特异性强的 DNA 探针技术与灵敏性高的 PCR 技术结合，形成诊断结核病的新途径。但开发敏感性与特异性俱佳的方法仍旧是个棘手问题。

3. 结核菌培养与动物接种

可用月经血或刮宫所获的子宫内膜进行结核菌培养或动物接种。但阳性率不高，耗时长，临床很少采用。

4. 其他

白细胞计数一般不高，分类计数中淋巴细胞增多。结核活动期血沉可增快，但血沉正常亦不能除外结核。

五、诊断

重症患者有典型症状、体征，诊断一般无困难。但生殖器官结核大多为慢性炎症，缺乏典型的结核中毒症状，腹胀、腹水、盆腔包块易被误诊为卵巢肿瘤、子宫内膜异位症或盆腔炎性疾病，又因临床上相对不多见，认识不足，警惕性不够，因此早期诊断很困难，误诊率可达 85%。应注意详细询问病史，拓宽诊断思路。若患者对抗生素治疗无效时应怀疑生殖器结核可能。原发不孕患者伴有月经改变：经量增多、经期延长或月经稀少甚至闭经；盆腔炎久治不愈；未婚女青年有低热、盗汗、盆腔炎或腹水，皆应高度怀疑生殖器结核。既往曾患有肺结核、胸膜结核、肠结核或有结核接触史者应警惕。根据可能的病史、体征，进一步借助子宫内膜病检及子宫输卵管造影等辅助检查可明确诊断。经血和内膜组织的结核杆菌培养是诊断的"金标准"，但技术要求高、阳性率低、需时也较长。

六、鉴别诊断

临床上常需与生殖器结核鉴别的病变有以下 5 种疾病。

（一）盆腔炎性疾病后遗症

既往多有急性 PID 病史，有宫腔手术史或流产史，月经量减少和闭经少见。诊断性刮宫、子宫输卵管碘油造影及腹腔镜检查有助于明确诊断。

（二）子宫内膜异位症

两者亦有很多相似之处。但子宫内膜异位症患者痛经更明显，妇科检查可在子宫后壁或骶韧带处扪及有触痛的小结节，输卵管大多通畅。

（三）卵巢肿瘤

结核性包裹性积液应与卵巢囊性肿瘤鉴别。卵巢囊性肿瘤大多表面光滑、活动，再结合病程、临床表现、B 超特征等予以鉴别。卵巢恶性肿瘤伴盆、腹腔转移时，患者可有发热、消瘦，检查可发现与子宫粘连的不规则肿块，可有乳头状或结节样突起，伴腹水。血清 CA125 值明显升高。此时与严重内生殖器结核或合并腹膜结核者常难以区分。诊断困难时，应及早剖腹探查，以免延误治疗。

（四）宫颈癌

宫颈结核可有乳头状增生或溃疡，出血明显，肉眼观察与宫颈癌不易区分。通过宫颈活检即可明确诊断。

七、治疗

生殖器结核一经明确诊断，不论病情轻重均应积极治疗，由于分枝杆菌的特性，对结核病的治疗应坚持长期用药。

（一）一般治疗

适当休息，加强营养，增强机体抵抗力，提高免疫功能有利于恢复。急性期有发热或重症患者需卧床休息住院治疗。

（二）预防性治疗

结核菌素试验阳性而无临床症状阶段应给予预防性治疗，可防止具有明显临床症状的活动性病例出现，又可阻止细菌的传播。可选择异烟肼每日 300 mg 和维生素 B_6 每日 50 mg 同服，持续服用 3～6 个月。已证实异烟肼预防活动性结核的有效率为 60％～90％，甚至高达 98％。

（三）活动性结核的治疗

抗结核药物对绝大多数生殖器结核有效，是最重要的首选治疗。抗结核药疗效好、不良反应少的药物有异烟肼、利福平、乙胺丁醇、吡嗪酰胺及链霉素等，多作为初治的首选药物，称为一线药。对氨基水扬酸钠、乙硫异烟肼、丙硫异烟肼和卡那霉素等为二线药物。异烟肼联合利福平可治愈 85％的结核患者，但对耐多药结核病无效。近年研究表明，氟喹诺酮类药物具有抗分枝杆菌活性，疗效良好。某些品种（如环丙沙星、司帕沙星、氧氟沙星和左氧氟沙星）被作为二线抗 TB 药物，在治疗耐多药结核病以及对耐受一线抗 TB 药物的患者使用中发挥着重要作用。

1. 常用抗结核药

（1）异烟肼：对结核杆菌有选择性抗菌作用，对生长旺盛的结核菌有杀灭作用，能杀灭细胞内外的结核菌，但对静止期结核菌仅有抑制作用。其用量较小，疗效较好，毒性相对较低。口服吸收快而完全，生物利用度为90%，服药后1～2 h血药浓度达峰值。通常每日300 mg一次顿服，需要时可肌内注射或静脉注射。不良反应可有周围神经炎、肝损害等，多在大量或长期应用时发生。加服维生素 B₆ 30 mg/d可预防神经炎。用药时注意监测肝功能。

（2）利福平：为利福霉素的半合成衍生物，是对结核菌有明显杀菌作用的全效杀菌药。对增殖期结核菌作用最强，浓度较高时对静止期结核菌亦有杀菌作用。能渗入细胞内，对吞噬细胞内的结核菌亦有杀灭作用。口服吸收迅速而完全，生物利用度90%～95%。每日0.45～0.60 g空腹顿服。不良反应轻，可有胃肠道症状、药疹热、皮疹等，少数有肝损害、粒细胞和血小板减少等。

（3）乙胺丁醇：对增殖期结核菌有较强的抑制作用。口服吸收约80%，常用剂量15～25 mg/（kg·d），一次顿服。不良反应较少，大剂量长时间用药偶可见视神经炎，用15 mg/（kg·d）则很少发生。

（4）吡嗪酰胺：对细胞内结核杆菌有杀灭作用，在酸性环境中杀菌作用更强。口服易吸收，每日剂量0.75～1.50 g。不良反应少，可有高尿酸血症及肝毒性。

（5）链霉素：对细胞外结核菌的杀灭作用大于对细胞内菌群的作用。其抗结核菌作用弱于异烟肼和利福平，口服不吸收，剂量0.75 g肌内注射，疗程以2～3个月为宜，主要不良反应为听觉器官及前庭功能损害，偶见肾脏损害。

2. 氟喹诺酮类药物

氧氟沙星、左氟沙星、环丙沙星等为常用药物。该类药物主要通过抑制结核菌的DNA旋转酶（拓扑异构酶Ⅱ）A亚单位，从而抑制细菌DNA的复制和转录，达到抗菌目的。氟喹诺酮类药物对细胞内外的结核菌均有杀灭作用，且有在巨噬细胞内聚积的趋势。与其他抗结核药多呈协同或相加作用。氧氟沙星用量300～

800 mg/d，口服吸收迅速，生物利用度，不良反应少。

3. 其他新型抗结核药

如利福霉素类药物中的利福喷汀、克拉霉素、阿奇霉素、罗红霉素以及近年开发的 5-硝基咪唑衍生物等均具有肯定的抗结核作用。

抗结核治疗应严格遵照"早期、联合、适量、规律、全程"的原则，制定合理的化疗方案。20 世纪 70 年代以来，短疗程方案日益盛行，其用药时间短，剂量减少，患者经济负担减轻，疗效好。大多以异烟肼、利福平和吡嗪酰胺为基础，在开始 2 个月内可加用链霉素或乙胺丁醇，进行 6～9 个月的短程化疗。

活动性结核病常用治疗方案有以下 5 种。

（1）2SHRZ/4HRE，WHO 提出的短程化疗方案即每天用链霉素（S）、异烟肼（H）、利福平（R）、吡嗪酰胺（Z）2 个月，以后用异烟肼（H）、利福平（R）、乙胺丁醇（E）4 个月。在此基础上改良的服药方法有多种。

（2）2HRSZ/6H3R3E3，即每日用 HRSZ 2 个月后再改为 HRE，每周 3 次，用 6 个月。

（3）2SHR/2S2H2R2/5S2H2，每天用药 SHR 2 个月，每周用 SHR 2 次 2 个月，每周用 SH 2 次 5 个月。

（4）2SHRZ/4～6TH，每天给 SHRZ 治疗 2 个月，以后 4～6 个月给硫胺脲（T）和异烟肼。

（5）2SHRE/4H3R3，每天链霉素、利福平、异烟肼乙胺丁醇口服，连续应用 2 个月，然后每周 3 次给予异烟肼、利福平，连续应用 4 个月。

（四）手术治疗

由于药物治疗可获得满意疗效，大多数生殖器结核患者不需手术治疗。手术治疗主要适用于：①输卵管卵巢炎块经药物治疗无效或治疗后又反复发作者。②多种药物耐药。③瘘管形成，药物治疗未能愈合。④怀疑有生殖道肿瘤并存。

手术范围依据患者的年龄及病灶范围而定。为求彻底治疗，一般以双附件及全子宫切除为宜，年轻患者应尽量保留卵巢功能。术前做好肠道准备，术时注意解剖关系，细心分离粘连，避免损伤邻近脏器。为了避免手术导致感染扩散，减少炎症反应所致手术操作困难，术前应给予抗结核药物 1～2 个月，术后视结核活动情况及手术是否彻底而决定是否继续抗结核治疗。若盆腔病灶已全部切除，又无其他器官结核并存者，术后再予抗结核药物治疗 1～2 个月即可。有生育要求的宫腔粘连患者可行宫腔镜下宫腔粘连松解术。

八、预防

生殖器结核多为继发性感染，原发病灶以肺结核为主，因此积极防治肺结核，对预防生殖器结核有重要意义。加强防痨宣传，新生儿接种卡介苗，3 个月以后的婴儿直至青春期少女结核菌素阴性者应行卡介苗接种。结核活动期应避免妊娠。此外，生殖器结核患者其阴道分泌物及月经血内可能有结核菌存在，应加强隔离，避免传染。

第四节　外阴及阴道炎症

外阴及阴道炎症是妇科最常见疾病之一。外阴暴露于外，外阴阴道又毗邻尿道、肛门，易受阴道分泌物、经血、尿液和粪便刺激，局部比较潮湿，同时生育年龄妇女性生活频度增加，容易受到损伤及外界微生物感染。幼女及绝经后妇女阴道上皮菲薄，局部抵抗力低，易受感染。

正常健康妇女，由于解剖学及生物化学特点，阴道对病原体的入侵有自然防御功能。近年的研究认为，阴道微生态体系与女性生殖系统正常生理功能的维持和各种炎症的发生、发展，以及治疗转归均直接相关。当阴道的自然防御功能遭到破坏，则病原体易于侵入，导致阴道炎症。

外阴及阴道炎临床上以白带的性状发生改变以及外阴瘙痒为主要临床特点，性交痛也较常见，感染累及尿道时，可有尿痛、尿急、尿频等症状。

一、特异性外阴炎

由一般化脓性细菌引起的外阴炎称为非特异性外阴炎，多为混合型细菌感染，常见病原菌有金黄色葡萄球菌、乙型溶血性链球菌、大肠杆菌、变形杆菌、厌氧菌等。临床上分为单纯性外阴炎、毛囊炎、外阴脓疱病、外阴疖病、蜂窝组织炎及汗腺炎等。

（一）单纯性外阴炎

1. 病因

常见的致病菌为大肠杆菌。当宫颈或阴道炎症时，阴道分泌物流出刺激外阴可致外阴炎；经常受到经血、阴道分泌物、尿液、粪便刺激，如不注意保持外阴皮肤清洁容易引起外阴炎，其次糖尿病患者尿糖刺激、粪瘘患者粪便刺激，以及尿瘘患者尿液长期浸渍，也易导致外阴炎。此外，不透气的尼龙内裤、经期使用卫生巾导致局部透气性差，局部潮湿，均可引起。

2. 临床表现

炎症多发生在小阴唇内、外侧或大阴唇甚至整个外阴部。急性期主要表现外阴皮肤黏膜瘙痒、疼痛、烧灼感，在活动、性交、排尿、排便时加重。妇科检查可见外阴充血、肿胀、糜烂，常见抓痕，严重者可形成溃疡或湿疹。慢性炎症可使皮肤增厚、粗糙、皲裂，甚至苔藓样变。

3. 治疗

治疗原则为：保持外阴局部清洁、干燥；局部可使用抗生素；重视消除病因。

（1）急性期避免性交，停用引起外阴皮肤刺激的药物，保持外阴清洁、干燥。

（2）局部治疗：可应用 0.1％聚维酮碘液或 1：5000 高锰酸钾溶液坐浴，每日 2 次，每次 15～30 min。坐浴后局部涂抗生素软膏或紫草油。也可选用中药水煎熏洗外阴部，每日1～2次。

（3）病因治疗：积极治疗宫颈炎、阴道炎。如发现糖尿病、尿瘘、粪瘘应及时治疗。

（二）外阴毛囊炎

1. 病因

为细菌侵犯毛囊及其所属皮脂腺引起的急性化脓性感染。常见致病菌为金黄色葡萄球菌、表皮葡萄球菌及白色葡萄球菌。多见于外阴皮肤摩擦受损或手术前备皮后，外阴局部不洁或肥胖表皮摩擦受损可诱发此病。

2. 临床表现

阴道皮肤毛囊口周围红肿、疼痛，毛囊口可见白色脓头，中央有毛发通过。脓头逐渐增大呈锥状脓疱，相邻的多个小脓疱融合成大脓疱，严重者伴外阴充血、水肿及明显疼痛。数日后结节中央组织坏死变软，出现黄色小脓栓，再过数日脓栓脱落，脓液排出，炎症逐渐消退，但常反复发作，可变成疖病。

3. 治疗

（1）保持外阴清洁、干燥，勤换内裤，勤洗外阴。

（2）局部治疗：病变早期可用0.1%聚维酮碘液或1∶5000高锰酸钾溶液坐浴。已有脓包形成者，可消毒后针刺挑破，脓液流出，局部涂上抗生素软膏。

（3）全身治疗：病变较广泛时，可口服头孢类或大环内酯类抗生素。

（三）外阴疖病

1. 病因

主要由金黄色葡萄球菌或白色葡萄球菌感染引起。潮湿多汗、外阴皮肤摩擦受损后容易发生。此外，糖尿病、慢性肾炎、长期应用糖皮质激素及免疫抑制剂、营养不良等患者易患本病。

2. 临床表现

多发生在大阴唇的外侧面。开始时毛囊口周围皮肤轻度充血肿痛、红点，逐渐形成增高于周围皮肤的紫红色硬结，皮肤表面紧张，有压痛，硬结边缘不清楚，常伴腹股沟淋巴结肿大，以后疖肿中央变软，表面皮肤变薄，并有波动感，继而中央顶端出现黄白色点，不久溃破，脓液排出后疼痛减轻，红肿消失，逐渐愈合。多发性外阴疖病可引起患处疼痛剧烈而影响日常生活。

3. 治疗

（1）保持外阴清洁、干燥，勤换内裤，勤洗外阴。

（2）局部治疗：早期可用 0.1％聚维酮碘液或 1：5000 高锰酸钾溶液坐浴后局部涂上抗生素软膏，以促使炎症消散或局限化，也可红外线照射、50％酒精湿敷减轻疼痛，促进炎症消散，促使疖肿软化。

（3）全身治疗：有明显炎症或发热者应口服或肌内注射抗生素，必要时脓液培养及根据药敏选择药物治疗。

（4）手术治疗：当疖肿变软，有波动感，已形成脓肿时应立即切开引流并局部换药，切口适当大以便脓液及坏死组织能流出，切忌挤压以免炎症扩散。

（四）外阴急性蜂窝组织炎

1. 病因

为外阴皮下、筋膜下、肌间隙或深部蜂窝组织的一种急性弥漫性炎症。致病菌以 A 族 B 型溶血性链球菌为主，其次为金黄色葡萄球菌及厌氧菌。炎症多由于皮肤或软组织损伤，细菌入侵引起。少数也可由血行感染。

2. 临床表现

发病较急剧，常有畏寒、发热、头痛等前驱症状。急性外阴蜂窝组织炎特点是病变不易局限化，迅速扩散，与正常组织无明显界限。浅表的急性蜂窝组织炎局部明显红肿、剧痛，并向四周扩大形成红斑，病变有时可出现水疱甚至坏疽。深部的蜂窝组织炎局部红肿不明显，只有局部水肿和深部压痛，疼痛较轻，但病情较严重，有高热、寒战、头痛、全身乏力、白细胞计数升高，双侧腹股沟淋巴结肿大、压痛。

3.治疗

（1）全身治疗：早期采用头孢类或青霉素类抗生素口服或静脉滴注，体温降至正常后仍需持续用药两周左右。如有过敏史者可使用红霉素类抗生素。

（2）局部治疗：可采用热敷或中药外敷，如不能控制应作广泛多处切开引流，切除坏死组织，伤口用3%过氧化氢溶液冲洗和湿敷。

二、前庭大腺炎

前庭大腺炎是前庭大腺的炎症，生育年龄妇女多见。前庭大腺位于两侧大阴唇下1/3深部，其直径约为0.5～1 cm，它们的腺管长约1.5～2 cm，腺体开口位于小阴唇内侧近处女膜处。由于解剖位置的特殊性，在性交、分娩等情况下，病原体易侵入引起前庭大腺炎。

（一）病因

主要致病菌有葡萄球菌、大肠杆菌、链球菌、肠球菌、淋球菌及厌氧菌等，近年来，随着性传播疾病发病率增加，淋球菌、沙眼衣原体所致前庭大腺炎有明显增高趋势。常为混合感染。

（二）临床表现

前庭大腺炎可分为3种类型：前庭大腺导管炎、前庭大腺脓肿和前庭大腺囊肿。炎症多为一侧。

1.前庭大腺导管炎

初期感染阶段多为导管炎，表现为局部红肿、疼痛及性交痛、行走不便，检查可见患侧前庭大腺开口处呈白色小点，有明显触痛。

2.前庭大腺脓肿

导管开口处闭塞，脓性分泌物不能排出，细菌在腺体内大量繁殖，积聚于导管及腺体中，逐渐扩大形成前庭大腺脓肿。患者诉患侧外阴部肿胀，疼痛剧烈，甚至发生排尿痛，行走困难。检查时患侧外阴红肿热痛，可扪及肿块，如已形成脓肿，则触知肿块有波动感，触痛明显，多为单侧，脓肿大小为 3～6 cm 直径，表面皮肤变薄，脓肿继续增大，可自行破溃，症状随之减轻；若破口小，脓液引流不畅，症状可反复发作。部分患者伴随发热等全身症状，白细胞计数增高，患侧腹股沟淋巴结肿大等。

3. 前庭大腺囊肿

炎症急性期后，脓液被吸收，腺体内的液体被黏液代替，成为前庭大腺囊肿。也有部分患者的囊肿不是因为感染引起，而是因为分娩过程中，会阴侧切时，将腺管切断，腺体内的液体无法排出，长期积累到一定程度后，就会引起前庭大腺囊肿。囊性肿物小时，患者多无症状，肿物增大后，外阴患侧肿大。检查时见外阴患侧肿大，可触及囊性肿物，与皮肤有粘连，该侧小阴唇被展平，阴道口被挤向健侧，囊肿较大时可有局部肿胀感及性交不适，如果不及时治疗，一旦合并细菌感染，又会引起前庭大腺脓肿。也有的患者是因为前次治疗不彻底，以后机体抵抗力降低时，细菌乘机大量繁殖，又形成新的脓肿。这个过程可以多次反复，形成恶性循环。

（三）诊断

大阴唇下 1/3 部位发生红、肿、硬结，触痛明显，甚至行走困难，就应该考虑前庭大腺炎。一般为单侧，与外阴皮肤有粘连或无粘连，可自其开口部压挤出的分泌物作病原微生物检查及抗生素的敏感试验。根据肿块的部位、外形、有无急性炎症等特点，一般都可确诊。必要时可以穿刺进行诊断，脓肿抽出来的是脓液，而囊肿抽出来的是浆液。

（四）治疗

（1）在前庭大腺炎早期，可以使用全身性抗生素治疗。由于近年淋球菌所致的前庭大腺炎有增加的趋势，所以在用药前最好挤压尿道口，或者取宫颈管分泌物送细菌培养，并做细菌药物敏感试验。在药敏试验结果出来之前，根据经验选择抗生素药物。一般而言，青霉素类药物疗效较好。也可以根据情况，使用局部热敷或理疗，促使炎症消退。同时应保持外阴局部清洁卫生。

一旦形成了脓肿，单纯使用抗生素是无效的，应该切开引流。手术时机要选择波动感最明显的时候。一般在大阴唇内侧下方切开，切口不要过小，要使脓液能够全部彻底地排出来。脓液排出后，炎症开始消退时，用0.1%聚维酮碘液或1:5000高锰酸钾溶液坐浴。

（2）对于前庭大腺囊肿的治疗，囊肿造口术方法简单、损伤小，造口术切口选择在囊肿的下方，让囊液能够全部流出来，同时用引流条以防造口粘连，用0.1%聚维酮碘液或1:5000高锰酸钾溶液坐浴。预后一般都比较好，前庭大腺的功能也可以得到很好的保存。

三、外阴溃疡

（一）病因

外阴溃疡常见于中、青年妇女，按其病程可分为急性外阴溃疡与慢性外阴溃疡两种。溃疡可单独存在，也可以使多个溃疡融合而成一大溃疡。外阴溃疡多为外阴炎症引起，如非特异性外阴炎、单纯疱疹病毒感染、白塞病、外阴结核、梅毒性淋巴肉芽肿，约有1/3外阴癌在早期表现为溃疡。

（二）临床表现

外阴溃疡可见于外阴各个部位，以小阴唇和大阴唇内侧为多，其次为前庭黏膜及阴道口周围。

1. 急性外阴溃疡

（1）非特异性外阴炎：溃疡多发生于搔抓后，可伴有低热及乏力等症状，局部疼痛严重。溃疡表浅，数目较少，周围有明显炎症。

（2）疱疹病毒感染：起病急，接触单纯疱疹性病毒传染源后一般有2～7 d的潜伏期后出现发热等不适，伴有腹股沟淋巴结肿大和疱疹。溃疡大小不等，底部灰黄，周围边际稍隆起，并高度充血及水肿。初起为多个疱疹，疱疹破溃后呈浅表的多发性溃疡，有剧痛，溃疡多累及小阴唇，尤其在其内侧面。溃疡常在1～2周内自然愈合，但易复发。

（3）白塞病：急性外阴溃疡常见于白塞病，因口腔、外阴及虹膜睫状体同时发生溃疡，故又称眼—口—生殖器综合征。其病因不明确，病变主要为小动静脉炎。溃疡可广泛发生于外阴各部，而以小阴唇内外侧及阴道前庭为多。起病急，常反复发作。临床上分为3型，可单独存在或混合发生，以坏疽型最严重。①坏疽型：多先有全身症状，如发热乏力等。病变部位红肿明显，溃疡边缘不整齐，有穿掘现象，局部疼痛重。溃疡表面附有多量脓液，或污黄至灰黑色的坏死伪膜，除去后可见基底不平。病变发展迅速，可形成巨大蚕食性溃疡，造成小阴唇缺损，外表类似外阴癌，但边缘及基底柔软，无浸润。②下疳型：较常见。一般症状轻，病程缓慢。溃疡数目较多、较浅。溃疡周围红肿，边缘不整齐。常在数周内愈合，但常在旧病灶痊愈阶段，其附近又有新溃疡出现。③粟粒型：溃疡如针头至米粒大小，数目多，痊愈快。自觉症状轻微。

（4）性病：如梅毒、软下疳及性病性淋巴肉芽肿均可引起外阴溃疡。

2. 慢性外阴溃疡

（1）外阴结核：罕见，偶继发于严重的肺、胃肠道、内生殖器官、腹膜或骨结核。好发于阴唇或前庭黏膜。病变发展缓慢。初起常为一局限性小结节，不久即溃破为边缘软薄而穿掘的浅溃疡。溃疡形状不规则，基底凹凸不平，覆以干酪样结构。病变无痛，但受尿液刺激或摩擦后可有剧痛。溃疡经久不愈，并可向周围扩展。

（2）外阴癌：外阴恶性肿瘤在早期可表现为丘疹、结节或小溃疡。病灶多位于大小阴唇、阴蒂和后联合等处，伴或不伴有外阴白色病变。癌性溃疡与结核性溃疡肉眼难以鉴别，需做活组织检查确诊。

对急性外阴溃疡的患者应注意检查全身皮肤、眼、口腔黏膜等处有无病变。诊断时要明确溃疡的大小、数目、形状、基底情况，有时溃疡表面覆以一些分泌物容易漏诊。故应细心认真查体，分泌物涂片培养，血清学检查或组织学病理有助于诊断。

（三）治疗

因病因往往不是很明确，故治疗上主要以对症治疗为主。

1. 全身治疗

注意休息及营养，补充大量维生素 B、维生素 C；也可口服中药治疗。有继发感染时应考虑应用抗生素。

2. 局部治疗

应用 0.1％聚维酮碘液或 1 ：5000 高锰酸钾溶液坐浴。局部抗生素软膏涂抹。急性期可给以皮质类固醇激素局部应用缓解症状。注意保持外阴清洁干燥，减少摩擦。

3. 病因治疗

尽早明确病因，针对不同病因进行治疗。

四、外阴前庭炎综合征

外阴前庭炎综合征好发于性生活活跃的妇女，多数既往有反复细菌或尖锐湿疣感染史。1987 年，Friedrich 将该综合征定义为：①触摸外阴前庭部，或将阴茎插入阴道，或将栓剂送入阴道时，患者即感严重疼痛。②压迫外阴前庭部时，局部有压痛。③前庭部呈现出不同程度的红斑。

其特征是患者主诉当阴道撑开时，发生插入疼痛、不适，触诊时局部有红斑，用棉签轻轻压迫处女膜环上的腺体开口或阴道后系带时有点状疼痛。性交时疼痛异常，甚至在性交后 24 h 内都感到外阴部灼热疼痛，严重者根本不能有正常的性生活。一般而言，凡病变 3 个月之内者属急性；超过 3 个月者属慢性。

（一）病因

尚不清楚，可能存在以下因素。

（1）感染：可能与人类乳头状瘤病毒在外阴前庭部的亚临床感染有关，此外，与阴道加德纳菌、念珠菌和解脲支原体感染也可能有一定关系。

（2）异常神经纤维增生。

（3）阴道痉挛、阴道 pH 的改变、外阴某些疾病治疗之后的反应、尿道的压力与变异等有关。

（二）临床表现

严重性交疼痛，持续 1～24 h。导致性交畏惧感。外阴前庭部位疼痛，压痛明显，女性可见前庭部位充血、肿胀。

（三）治疗

（1）保守治疗：主要针对原发性疾病进行抗感染治疗或抗真菌治疗，特异性外阴炎如白色念珠菌，应给予抗真菌药物治疗。

（2）尖锐湿疣可参照性传播疾病的治疗。

（3）前庭切除术：于外阴部沿处女膜内侧边缘作一切口，同时沿黏膜皮肤交界处向会阴方向作一平行切口，两切口于 3 点及 9 点处吻合，前庭后部深入 5 mm 作切除术。切口行间断缝合，14 d 拆线，术后 21 d 开始用扩张器（2 cm），逐渐扩大阴道口至 4 cm，大部分患者术后疼痛可缓解。

五、外阴接触性皮炎

（一）病因

外阴部皮肤接触刺激性物质或过敏物质而发生的炎症。如接触了较强的酸碱类物消毒剂，阴道冲洗剂，以及一些染色衣物、劣质卫生巾或过敏性药物等，均可发生外阴部的炎症。

（二）临床表现

外阴部接触一些刺激性物质后在接触部位感觉灼热感、疼痛、瘙痒，检查见局部出现皮肤潮红、皮疹、水疱，重者可发生坏死及溃疡，过敏性皮炎发生在接触过敏物质的部位。

（三）治疗

根据病史及临床表现诊断不难，须尽快除去病因，避免用劣质卫生巾及刺激性物质如肥皂，避免搔抓等。对过敏性皮炎症状严重者可口服开瑞坦、阿司咪唑或肾上腺皮质激素类药物，局部用生理盐水洗涤或用 3% 硼酸溶液冷敷，其后擦炉甘石洗剂。如有继发感染可涂擦抗生素软膏如金霉素软膏或1％新霉素软膏等。

六、外阴结核

（一）病因

外阴结核病在临床上非常少见，多由血行传播而得，极少由性接触感染而致。

（二）临床表现

外阴结核好发于阴唇或前庭黏膜。分为溃疡及增生两型。病变发展较为缓慢，初期常为局限性小结节，不久溃破成浅表溃疡，形状不规则，溃疡基底部被干酪样物质覆盖。病变可扩散至会阴、尿道及肛门，并使阴唇变形。外阴及阴道结核均不引起疼痛，但遭受摩擦或尿液刺激则可发生剧痛。增生型外阴结核者外阴肥厚、肿大，似外阴象皮病，患者常主诉性交疼痛、小便困难。

（三）诊断

在身体其他部位有结核者，外阴部又发现经久不愈的慢性溃疡，应怀疑外阴结核。除根据病史及溃疡的特征外，主要靠分泌物涂片找结核杆菌，动物接种或进行活组织检查。少数结核性外阴溃疡病例，身体其他部位并无结核病灶，则须与一般性外阴溃疡、梅毒性溃疡、软性下疳、外阴癌等相鉴别。

（四）治疗

确诊后，即应进行全身及局部抗结核治疗及支持疗法，以增强抵抗力。局部应保持干燥、清洁，并注意混合感染，针对处理。

七、外阴阴道假丝酵母菌病

因假丝酵母菌性阴道炎症多合并外阴炎，现称为外阴阴道假丝酵母菌病（VVC）。据统计，约75％妇女一生中曾患过此病。

（一）病因

假丝酵母菌有许多种，外阴阴道假丝酵母菌病中80％～90％病原体为白假丝酵母菌，10％～20％为光滑假丝酵母菌、近平滑假丝酵母菌、热带假丝酵母菌等，白假丝酵母菌为条件致病菌。

白假丝酵母菌呈卵圆形，由芽生孢子及细胞发芽伸长形成假菌丝，假菌丝与孢子相连成分枝或链状。白假丝酵母菌由酵母相转为菌丝相，从而具有致病性。假丝酵母菌通常是一种腐败物寄生菌，可生活在正常人体的皮肤、黏膜、消化道或其他脏器中，经常在阴道中存在而无症状。白带增多的非孕妇女中，约有 30% 在阴道内有此菌寄生，当阴道糖原增加、酸度升高时，或在机体抵抗力降低的情况下，便可成为致病的原因，长期应用广谱抗生素和肾上腺皮质激素，可使假丝酵母菌感染大为增加。因为上述两种药物可导致机体内菌群失调，改变了阴道内微生物之间的相互制约关系，抗感染的能力下降。此外，维生素缺乏（复合维生素 B）、严重的传染性疾病，和其他消耗性疾病均可成为假丝酵母菌繁殖的有利条件。妊娠期阴道上皮细胞糖原含量增加，阴道酸性增强，加之孕妇的肾糖阈降低，常有营养性糖尿，小便中糖含量升高而促进假丝酵母菌的生长繁殖。

（二）传染途径

虽然 10%～20% 的健康妇女阴道中就携带有假丝酵母菌，并且生活中有些特殊情况下可以诱发阴道假丝酵母菌感染，所以假丝酵母菌是一种条件致病菌。但很多时候也能够从外界感染而来。当女性与假丝酵母菌培养阳性的男性有性接触时，其被感染率为80%；与患有假丝酵母菌病的妇女有性接触的男性中，约 1/2 的人会被感染。也就是说，假丝酵母菌病可以通过性行为传播，这就是女方患假丝酵母菌病时，其配偶也要同时接受治疗的原因。另外，间接接触传染也是一条传播途径。接触被假丝酵母菌患者感染的公共厕所的坐便器、浴盆、浴池座椅、毛巾，使用不洁卫生纸，都可以造成传播，当被感染者外阴阴道的假丝酵母菌达到一定数量时，即可发生假丝酵母菌病。

（三）临床分类

VVC 分为单纯性 VVC 和复杂性 VVC。单纯性 VVC 是指发生于正常非孕宿主、散发的、由白假丝酵母菌引起的轻度 VVC。复杂性 VVC 包括复发性 VVC（RVVC）、重度 VVC 和妊娠 VVC、非白假丝酵母菌所致的 VVC 或宿主为未控制的糖尿病、免疫功能低下者。RVVC 是指妇女患 VVC 经过治疗后临床症状和体征消失，真菌检查阴性后又出现症状，且经真菌学证实的 VVC 发作一年内有症状 4 次或以上。复发原因不明，可能与宿主具有不良因素如妊娠、糖尿病、大剂量抗生素应用、免疫抑制剂应用，治疗不彻底，性伴侣未治疗或直肠假丝酵母菌感染等有关。美国资料健康妇女中复发性外阴阴道假丝酵母菌病的发生率为 5%～20% 左右。重度 VVC 是指临床症状严重，外阴或阴道皮肤黏膜有破损，按 VVC 评分标准评分≥7 分者（表 6-1）。

表 6-1 VVC 评分标准

项目	评分			
	0	1	2	3
瘙痒	无	偶有发作可被忽略	能引起重视	持续发作坐立不安
疼痛	无	轻	中	重
充血、水肿	无	＞1/3 阴道壁充血	1/3～2/3 阴道壁充血	＞2/3 阴道壁充血抓痕、皲裂、糜烂
分泌物量	无	较正常增多	量多，无溢出	量多，有溢出

＜7 分：轻、中度 VVC；≥7 分：重度 VVC

（四）临床表现

最常见的症状是白带增多、外阴及阴道内有烧灼感，伴有严重的瘙痒，甚至影响工作和睡眠。部分患者可伴有尿频、尿急、尿痛及性交痛等症状。典型患者妇科检查时可见白带呈豆腐渣样或凝乳状，白色稠厚，略带异味，或带下夹有血丝，阴道黏膜充血、红肿，甚至溃疡形成。部分患者外阴因瘙痒或接触刺激出现抓痕、外阴呈地图样红斑。约 10% 患者携带有假丝酵母菌，而无自觉症状。

（五）诊断

典型病例诊断不困难，根据病史、诱发因素、症状、体征和实验室检查诊断较易。实验室取阴道分泌物涂片检查即可诊断。

1. 悬滴法

取阴道分泌物置于玻璃片上，加 1 滴生理盐水或 10％氢氧化钾，显微镜下检查找到芽孢及真菌菌丝，阳性检出率 30％～60％。如阴道分泌物 pH＞4.5，见多量白细胞，多为混合感染。

2. 染色法

取阴道分泌物用革兰染色，阳性检出率达 80％。

3. 培养法

取分泌物接种于培养基上，查出真菌可确诊，阳性率更高，但不常规应用。部分患者有典型的临床表现，而显微镜检查阴性或反复复发，如阴道分泌物 pH＜4.5，未见大量白细胞、滴虫及线索细胞者，临床怀疑耐药菌株或非白假丝酵母菌感染时，采用培养法＋药敏，可明显提高诊断准确性同时指导进一步敏感药物治疗。

（六）治疗

1. 去除诱因

仔细询问病史了解存在的诱因并及时消除。如停用广谱抗生素、雌激素、口服避孕药等。合并糖尿病者则同时积极予以治疗。停用紧身化纤内裤，使用棉质内裤，确诊患者的毛巾、内裤等衣物要隔离洗涤，使用开水热烫，以避免传播。真菌培养阳性但无症状者无需治疗。

2. 改变阴道酸碱度

真菌在 pH 5.5～6.5 环境下最适宜生长繁殖，因此改变阴道酸碱度形成不适宜其生长的环境。使用碱性溶液擦洗阴道或坐浴，不推荐阴道内冲洗。

3. 药物治疗

（1）咪唑类药物。①克霉唑：又称三苯甲咪唑，抗菌作用对白色念珠菌最敏感。普遍采用 500 mg 克霉唑的乳酸配方单剂量阴道给药，使用方便、疗效好，且孕妇也可使用。单纯性 VVC 患者首选阴道用药，推荐使用单剂量 500 mg 给药。另有克霉唑阴道栓

100 mg/d，7 d 为一疗程；200 mg/d，3 d 为一疗程。②咪康唑：又称双氯苯咪唑。阴道栓剂 200 mg/d，7 d 为一疗程或 400 mg/d，3 d 一疗程治疗单纯性 VVC。尚有 1.2 g 阴道栓剂单次给药疗效与上述方案相近。亦有霜剂可用于外阴、尿道口、男性生殖器涂抹，以减轻瘙痒症状及小便疼痛。③布康唑：阴道霜 5g/d，3 d 为一疗程。体外抑菌试验表明对非白假丝酵母菌如光滑假丝酵母菌等，其抑菌作用比其他咪唑类强。④益康唑：抗菌谱广，对深部、浅部真菌均有效。50 mg 阴道栓每日连续 15 d 或 150 mg/d，3 d 为一疗程。其治疗时患者阴道烧灼感较明显。⑤酮康唑：口服的广谱抗真菌药，200 mg 每日 1 次口服，5 d 一疗程。疗效与克霉唑等阴道给药相近。⑥噻康唑：2%阴道软膏单次给药，使用方便、不良反应小、疗效显著。

（2）三唑类药物。①伊曲康唑：抗真菌谱广，餐后口服生物利用度最高，吸收快，口服后 3～4 h 候血药浓度达峰值。单纯性 VVC 患者可 200 mg 每日 2 次治疗 1 d 或 200 mg 每日 1 次口服治疗 3 d，药物治疗浓度可持续 3 d。对于复发性外阴阴道假丝酵母菌病患者，主张伊曲康唑胶囊口服治疗。②氟康唑：是唯一获得 FDA 许可的治疗假丝酵母菌感染的口服药物。药物口服胶囊生物利用度高，在阴道组织、阴道分泌物中浓度可维持 3 d。对于单纯性 VVC，氟康唑 150 mg 单剂量口服可获得满意治疗效果。无明显肝毒性，但需注意肾功能。③特康唑：只限于局部应用治疗，0.4%霜剂，5 g/d 阴道内给药 7 d；0.8%霜剂，5 g/d 阴道内给药 3 d；栓剂 80 mg/d 阴道内给药 3 d。

（3）多烯类：制霉菌素 10 万 U/枚，每日阴道用药 1 枚，连续 14 d 治疗单纯性 VVC。药物疗程长、使用频繁，患者往往顺应性差。

（七）预防

对初次发生外阴阴道假丝酵母菌病者应彻底治疗；检查有无全身疾病如糖尿病等，及时发现并治疗；改善生活习惯如穿宽松、透气内裤，保持局部干燥及清洁；合理使用抗生素和激素类药物。

可试使用含乳杆菌活菌的阴道栓调节阴道内菌群平衡。

八、滴虫性阴道炎

滴虫性阴道炎是由阴道毛滴虫引起的性传播疾病之一，常与其他性传播疾病同时存在，女性发病率约 10%～25%。除了性交传播，经过公共卫生用具、浴室、衣物等可间接传染。

（一）病因

滴虫阴道炎是由阴道毛滴虫引起的常见阴道炎。阴道毛滴虫适宜在温度 25～40 ℃、pH 5.2～6.6 的潮湿环境中生长，在 pH 5 以下或 7.5 以上的环境中生长受抑制。滴虫生活史简单，只有滋养体而无包囊期，滋养体生命力较强，能在 3～5 ℃生活 21 d，在 46 ℃生存 20～60 min，在半干燥环境生存约 10 h，在普通肥皂水中也能生存 45～120 min。月经前后阴道内 pH 发生变化，月经后接近中性，隐藏在腺体和阴道皱襞中的滴虫常得以繁殖而引起炎症发作。

（二）临床表现

25%～50%患者感染初期无症状，称为带虫者。潜伏期为几天到 4 周。当滴虫消耗阴道细胞内糖原、改变阴道酸碱度、破坏其防御机制，在月经前后易引起阴道炎症。

主要症状为阴道分泌物增多，多为稀薄、泡沫状，滴虫可无氧酵解碳水化合物，产生腐臭气味，故白带多有臭味，分泌物可为脓性或草绿色；可同时合并外阴瘙痒或疼痛、性交痛等。如合并尿路感染可有尿急、尿频、尿痛及血尿等症状。阴道检查可见阴道黏膜、宫颈阴道部明显充血，甚至宫颈有出血斑点，形成"草莓样"宫颈。阴道毛滴虫能吞噬精子，并阻碍乳酸生成，影响精子在阴道内存活而导致不孕。

（三）诊断

根据病史、临床表现及分泌物观察可作出临床诊断。取阴道分泌物检查可确诊。取分泌物前 24～48 h 避免性交、阴道灌洗或局部用药；窥阴器不涂抹润滑剂；分泌物取出后应及时送检，冬天需注意保暖，以避免滴虫活动性下降后影响检查结果。

1. 悬滴法

取温生理盐水一滴于玻璃片上，在阴道后穹隆处取分泌物少许混于生理盐水玻片上，立即在低倍显微镜下观察寻找滴虫。镜下可见波状运动的滴虫和增多的白细胞。敏感性为 60%～70%。

2. 涂片染色法

将分泌物涂在玻璃片上，待自然干燥后用不同染液染色，不仅能看见滴虫，还能看到并存的假丝酵母菌甚至癌细胞等。

3. 培养法

对可疑患者，多次阴道分泌物镜下检查未检出滴虫者，可采用培养法。

（四）治疗

因滴虫阴道炎可同时合并尿道、尿道旁腺、前庭大腺滴虫感染，单纯局部用药不易彻底治愈，故需同时全身用药。

1. 全身用药

甲硝唑 2 g 单次口服或替硝唑 2 g 单次口服；或甲硝唑 400 mg，每日 2 次，连服 7 d。口服药物的治愈率为 90%～95%。单次服药方便，但因剂量大，可出现不良反应如胃肠道反应、头痛、皮疹等。甲硝唑用药期间及停药 24 h 内、替硝唑用药期间及停药 72 h 内禁止饮酒，哺乳期用药不宜哺乳。治疗失败者可采用甲硝唑 2 g/d 口服，连服 3～5 d。

2. 阴道局部用药

阴道局部药物治疗可较快缓解症状，但不易彻底消灭滴虫，停药后易复发。因滴虫适宜环境为 pH 5.2～6.6，阴道用药前先使用 1% 乳酸或 0.5% 醋酸等酸性洗液清洗阴道改变阴道内酸碱度，同时可减少阴道内恶臭分泌物，再使用甲硝唑栓（阴道泡腾片）或替硝唑栓（阴道泡腾片）200 mg，每日 1 次，7 d 为一疗程。

3. 性伴侣的治疗

滴虫性阴道炎主要通过性交传播，故患者性伴侣多有滴虫感染，但可无症状，为避免双方重复感染，故性伴侣应同时治疗。

4. 滴虫性阴道炎

常在月经期后复发，可考虑下次月经干净后再巩固治疗一疗程。治疗后应在每次月经干净后复查分泌物，经连续检查 3 次阴性后方为治愈。

5. 顽固性滴虫性阴道炎

治疗后多次复查分泌物仍提示滴虫感染的顽固病例，可加大甲硝唑剂量及应用时间，1 g 口服，每日 2 次，同时阴道内放置 500 mg，每日 2 次，连续 7～14 d。部分滴虫对甲硝唑有耐药者，可选择康妇栓，每日 1 枚塞阴道，7～10 d 为一疗程；严重者，每日早晚 1 次阴道塞康妇栓，7 d 为一疗程。

6. 妊娠合并滴虫性阴道炎

曾认为甲硝唑在妊娠 3 个月内禁用，因动物实验甲硝唑可能有致畸作用。但最近有国外研究显示人类妊娠期应用甲硝唑并未增加胎儿畸形率，妊娠期可应用。美国疾病控制中心推荐妊娠合并滴虫性阴道炎治疗为甲硝唑 2 g 顿服。国内有学者提出治疗方案首选甲硝唑 200 mg，每日 3 次，共 5～7 d；甲硝唑 400 mg，每日 2 次，共 5～7 d。治疗失败者：甲硝唑 400 mg，每日 3 次，7 d。性伴侣需同时治疗：甲硝唑或替硝唑 2 g 顿服。应用甲硝唑时需与孕妇及其家属详细说明，知情同意后再使用。

（五）预防

滴虫可通过性生活传播，且性伴侣多无症状。故应双方同时治疗，治疗期间禁止性生活。内衣裤、毛巾等应高温消毒或用消毒剂浸泡，避免重复感染。注意保持外阴清洁、干燥。注意消毒公共浴池、马桶、衣物等传播中介。

第五节　盆腔淤血综合征

盆腔淤血综合征（PCS）是一类由于盆腔静脉回流受阻引起以慢性下腹痛、坠胀感以及腰骶痛为主诉的妇科疾病。该病最早在

1949 年由 Taylor 首先总结 105 例患者的临床表现及手术所见，用"盆腔血管的淤血和充血"为题，对盆腔淤血综合征的病因学、病理学、病理生理、临床表现及预防、治疗等方面给予系统全面的阐述，所以又将本病称为 Taylor 综合征。但该病提出后并未立刻得到一致认可，不少学者把盆腔淤血综合征的临床表现归因于炎症、子宫骶韧带的痉挛状态、盆腔组织的痛觉过敏以及盆腔血管功能障碍等，应用过各种诊断名称。直到 1958 年以后随着盆腔静脉造影的应用，直观地显示出患者盆腔静脉充盈、扩张以及血流明显减慢的特征，才使盆腔淤血综合征这一疾病得到认可。

现已公认为盆腔淤血综合征为引起女性慢性盆腔痛的最重要的原因之一。

一、流行病学

本病好发于生育年龄妇女，尤其是生育过的妇女，最常见于 25～40 岁妇女，未生育过的妇女有报道本病的，而绝经后妇女则罕见本病。曾报道本病发生与输卵管绝育术相关，有资料显示 60 例盆腔淤血综合征患者中 58 例接受过输卵管绝育术，认为绝育术改变了盆腔静脉血流分布，造成了本病的发生。但由于现有关于输卵管绝育术的研究并未比较患者在术前、术后盆腔静脉血流的变化，故不能肯定其患盆腔淤血综合征与手术直接相关。有关本病的确切发生率并无权威统计，国内曾报道 2000 年 1 月至 2007 年 11 月在浙江大学医学院附属妇产科医院行腹腔镜手术的住院病例约 39 882 例，其中排除生理性血管扩张（如妊娠、引产）诊断为盆腔淤血综合征共 26 例（0.065%）。而从本病的诊治情况看，多数患者选择在门诊接受药物治疗，住院比例本来就低，故该数值不能代表盆腔淤血综合征真正的发病率。国外也未见有关盆腔淤血综合征的发病率报道，只能从与它密切相关的慢性盆腔痛的发病率间接了解：英国有报道表明慢性盆腔痛是行诊断性腹腔镜检查的第一位病因，而妇科门诊就诊的患者中 10% 为慢性盆腔痛患者，由于慢性盆腔痛中约 60% 归为盆腔淤血综合征引起，故而可间接推断盆腔淤血综合征的就诊率。而推测盆腔淤血综合征的发病率是远远高于其就诊率的，这一方面与本病缺乏特异性的临床表现，患者的认知程度不够有关；另一方面还与本病缺乏简便易行的诊断方法，以及医务人员对本病的重视程度不够有关。

二、病理生理

盆腔淤血综合征的病因目前尚不明确。和男子相比，女性盆腔循环在解剖学、循环动力学和力学方面有很大的不同。任何使盆腔静脉血流出盆腔不畅或受阻的因素，均可致成盆腔静脉淤血。它可能与盆腔静脉机械性扩张造成血流瘀滞有关，也可能与卵巢分泌激素失调有关，目前更公认的是机械因素与内分泌因素共同作用的结果。

（一）女性盆腔静脉解剖学特点

主要表现为静脉丛数量增多和构造薄弱。

1. 盆腔有丰富的静脉丛

往往数条盆腔静脉伴行一条盆腔动脉，呈丛状分布；盆腔的中等静脉如子宫静脉、阴道静脉和卵巢静脉，一般是 2～3 条静脉伴随一条同名动脉，卵巢静脉甚至可多达 5～6 条，形成蔓状静脉丛，弯曲在子宫体两侧后方，直到它们流经骨盆缘前才形成单一的卵巢静脉。

2. 盆腔静脉之间有丰富的吻合支

盆腔各静脉之间有较多的吻合支，形成蔓状静脉丛，如阴道静脉丛、子宫静脉丛、卵巢静脉丛、膀胱静脉丛和直肠静脉丛；盆腔静脉丛之间又存在纵向和横向的吻合支，例如在子宫、输卵管、卵巢静脉间有许多吻合支，在输卵管系膜内，有子宫静脉与卵巢静脉的吻合支，并形成网状的静脉分布，再与外侧的卵巢静脉丛吻合。起源于盆腔脏器黏膜、肌层及其浆膜下的静脉丛，汇集成两支以上的静脉，流向粗大的髂内静脉丛。所以盆腔脏器之间的静脉循环互相影响。一个静脉丛内血流异常会引流到其他静脉丛，通过其他静脉丛发挥代偿功能，例如，膀胱、生殖器官和直肠 3 个系统的静脉丛彼此相通，由于缺少瓣膜，故三者间任何一个系统的循环障碍，皆可影响到其他两个系统。而一旦失代偿，则出现盆腔淤血综合征。

3. 盆腔静脉壁薄且缺乏瓣膜

与四肢静脉相比，盆腔静脉缺乏一层由筋膜组成的静脉外鞘，使得其弹性减低，盆腔的中小静脉只在它进入大静脉前才有瓣膜，且超过 1/3 的经产妇还常有瓣膜功能不全。盆腔静脉穿行在盆腔疏松的结缔组织之中，受压后易扩张，加之盆腔静脉内血流缓慢，易发生血流瘀滞甚至逆流。

4. 卵巢静脉的解剖特点

从解剖上看，卵巢静脉有其特殊性，右侧卵巢静脉直接在肾静脉水平回流入下腔静脉，而左侧卵左侧卵巢静脉丛汇总至左卵巢静脉，再流入左肾静脉。两根卵巢静脉都有非常多的交通支，而通常左侧卵巢静脉内压力高，且约 15% 缺乏静脉瓣，而右侧的约 6% 缺乏静脉瓣，故左侧更易发生静脉血流瘀滞。此外，部分患者由于腹膜后静脉解剖学变异，产生胡桃夹综合征，而引起左肾静脉高压，导致左卵巢静脉反流而致病。

（二）引起盆腔静脉血流瘀滞的原因

1. 特殊生理时期盆腔器官供血增加的需要

在某些生理情况下，例如月经期、排卵期、妊娠期，以及性生活过程中，盆腔器官充血，需要静脉引流的血液总量增多，导致盆腔淤血。但是需指出的是孕妇与产褥期妇女虽然盆腔静脉血流瘀滞，却很少有盆腔痛的症状。

2. 某些病理状态下的盆腔充血

例如盆腔子宫内膜异位症、盆腔炎症（尤其是慢性盆腔炎形成输卵管卵巢囊肿者），以及中、重度子宫颈糜烂、盆腔肿瘤（包括子宫肌瘤等）及盆腔手术后等，盆腔充血、盆腔血流量增加而引起盆腔淤血。而输卵管绝育术后发生的盆腔淤血综合征可能与实施的绝育术式是否损伤了输卵管系膜内的静脉有关。ELMinaw 采用经子宫盆腔静脉造影，对 Pomeroy 法、电凝法、Falope 环、

Uchida 法和经阴道 Pomeroy 法 5 种不同绝育方法进行比较。16 例 Pomeroy 结扎者术前盆腔静脉造影显示静脉循环正常，术后有 12 例发生阴道、子宫静脉曲张，7 例卵巢静脉曲张。经腹腔镜电凝法绝育术后，盆腔淤血症发生率也很高。以 Uchida 抽心包埋法对盆腔静脉循环的影响最小。

3. 体位或呼吸变化引起盆腔淤血

例如长期站立位、慢性咳嗽、便秘和屏气搬重物等，都会直接或间接导致中心静脉压增高，盆腔静脉扩张迂曲，引流受阻，可引起局部组织及相关器官的淤血、水肿。有报道 26 例盆腔淤血综合征有 8 例患者为教师，估计其患病与长时间站立有关。此外，报道显示子宫后位也是导致盆腔淤血综合征的重要因素。子宫后倾在妇科患者中占 15%～20%，而 75%～100% 的盆腔淤血综合征患者体检时都发现子宫呈后位改变，活动但可伴有触痛。认为子宫后位时子宫卵巢血管丛随子宫体下降屈曲在骶凹的两侧，使静脉压力增高，回流受阻，以致静脉处于淤血状态。而通过各种手段使子宫复位后往往可以使盆腔疼痛好转或消失。

4. 雌激素的影响

有学者报道在盆腔淤血综合征的发病中雌激素起一个静脉扩张剂的作用，妊娠期间因大量雌、孕激素的影响，再加上增大的子宫对子宫周围静脉的压迫，可引起子宫周围静脉及输卵管－卵巢静脉显著扩张、增粗。故早婚、早育及孕产频繁，产后或流产后得不到适当的休息和恢复者，易患盆腔淤血综合征。除流行病学证据外，抗雌激素治疗有一定疗效也支持该理论。

5. 精神因素

盆腔淤血综合征的某些症状如：抑郁、忧伤、心情烦躁、易疲劳、慢性疼痛、腰痛、性感不快等，在很大程度上与患者的精神状态有关，可能系因自主神经功能紊乱的结果。但精神因素是否在盆腔淤血综合征的发病中起作用尚存争议。Taylor 曾指出精神紧张会引起自主神经系统功能失调，表现为平滑肌痉挛，以及子宫卵巢静脉血流瘀滞，经子宫静脉造影也显示造影剂滞留在子宫与卵巢静脉里。

（三）病理

病理诊断在盆腔淤血综合征的诊断中并非必须，因本病而行全子宫与双附件切除术的病例也不多，相应的病理特征并不显著。大体病理所见可无特异性病变发现，子宫可表现为均匀增大，子宫肌层及浆膜下静脉淤血，宫颈水肿增大；卵巢往往水肿；子宫静脉和卵巢静脉扩张迂曲。镜下，典型的盆腔淤血综合征表现为：子宫内膜间质水肿，静脉充盈、扩张；卵巢一般较大，囊状，水肿样。

三、诊断

盆腔淤血综合征的患者往往主诉多，体征有时不明显，与症状不符，缺乏特异性的临床表现，故而给诊断带来困难，并容易造成误诊。"三痛二多一少"为其临床特点，即下腹盆腔坠痛、腰背疼痛、深部性交痛；月经量多、白带增多；妇科检查阳性体征少。本病的诊断缺乏简便易行的方法，主要依据临床表现与辅助检查。

（一）临床表现

本综合征的主要特点是慢性盆腔疼痛，疼痛往往是在月经前1周就开始加重，一般为钝痛，久坐、久站、劳累，性交后更明显，月经来潮第1、2天则明显减轻。有少数患者为慢性持续性疼痛，或表现为继发性痛经：可自排卵时起，到月经末期结束。除慢性盆腔疼痛外，白带多、便秘、心情烦躁、夜梦多，多噩梦，亦为本综合征的常见症状。几乎90％以上的患者不同程度地有上述症状。部分患者还出现肠道激惹症状。此外，患者还常有月经过多，经前期乳房胀痛，经前期排便痛，以及膀胱刺激症状等。症状分述如下所述。

1. 慢性下腹痛

盆腔淤血综合征患者多数表现为慢性耻骨联合上区弥漫性疼痛，或为两侧下腹部疼痛，常常是一侧较重，并同时累及同侧或两下肢，尤其是大腿根部或髋部酸痛无力，开始于月经中期，有少数患者偶尔表现为急性发作性腹痛。

2. 低位腰痛

疼痛部位相当于骶臀区域水平，少数在骶骨下半部，常伴有下腹部疼痛症状。经前期、长久站立和性交后加重。

3. 淤血性痛经

几乎半数以上患者有此症状。特点是月经前数天即开始出现下腹痛、腰骶部痛或盆腔内坠胀痛，有的还逐渐转为痉挛性疼痛，到月经来潮的前 1 d 或第 1 天最严重，月经第 1 天以后明显减轻。

4. 性感不快

患者可有深部性交痛，严重者可持续数天，难以忍受，以致对性生活产生恐惧或厌倦。

5. 极度疲劳感

患者往往整天感到非常疲劳，劳动能力明显下降。

6. 白带过多

一半以上的患者有白带过多的症状。白带多为清晰的黏液，无感染征。

7. 月经改变

部分患者有月经过多的改变，还有一部分患者表现为月经量反较前减少，但伴有明显的经前期乳房痛。

（二）体格检查

患者的体征与上述主观症状的严重程度不相称，腹部检查的唯一体征是压痛，多数位于耻骨联合与髂前上棘连线的中外 2/3 的范围，疼痛一般不显著，无腹肌紧张及反跳痛。大腿与臀部可有静脉曲张。妇科检查时会阴可见静脉充盈甚至曲张，阴道黏膜常有紫蓝着色，宫颈肥大、水肿，周围黏膜紫蓝着色，有时可在宫颈后唇看到充盈的小静脉，分泌物多，子宫后位，可稍大呈球形，也可正常大小；卵巢可囊性增大，子宫、宫旁、宫骶韧带有触痛是本综合征最突出的征象。部分患者自觉乳房内有硬结，但检查只是扪及乳头下方弥漫性肿大的乳腺组织，多伴有不同程度的触痛。

（三）辅助检查

1. 彩色超声多普勒

可观察子宫旁动静脉的血流信息，静脉丛的分布范围、形态，测量管径与静脉流速。由于该检查无创伤、直观、简便、重复性好，已成为诊断盆腔淤血综合征和观察疗效的首选方法之一。

经腹二维超声检查应用较早，但由于受膀胱充盈程度、肠道气体的干扰及腹壁脂肪厚度等因素的影响，检出率较低。经阴道超声由于高频探头直接靠近宫颈，其对盆腔淤血综合征的检出率要优于经腹超声。近年来，随着超声技术的发展，三维超声成像可对盆腔血管进行全面扫查，立体成像，通过 3D 工具对所获取的原始三维数据进行重复编辑、切割和处理，可从不同角度或空间动态观察血管分布、形态和范围，以判断盆腔静脉曲张的病变程度。

本病典型的二维超声表现为：子宫可轻度增大，肌层内可见较细管道样不均质表现，部分病例卵巢体积增大，子宫、宫颈静脉、两侧卵巢静脉迂曲扩张；表现呈"串珠状"或"蜂窝状"无回声区；增多、迂曲、扩张的盆腔静脉呈"蚯蚓"状聚集成团，血管直径增粗。彩色多普勒血流显像（CDFI）为红、蓝相间的彩色血流团块信号，血流较缓，色彩较暗，彩色斑块之间以交通支连接形成不规则的"湖泊"样彩色斑。脉冲多普勒显示为连续、低速、无波动静脉频谱。加用能量图（CDE）能补充彩色多普勒在低速血流和取样角度不好等血流信号不佳的图像，同时能区分盆腔内血管与其他血液性病变。

盆腔淤血综合征在 B 超下可分为轻、中、重度：正常情况下盆腔静脉走向规则，无明显迂曲，直径＜0.4 cm。①轻度：可见静脉平行扩张，静脉丛较局限，静脉内径 0.5～0.7 cm，静脉丛范围≤2 cm×3 cm，静脉流速 7 cm/s，子宫静脉窦＜0.3 cm。②中度：静脉聚集成类圆形蜂窝状团块，静脉内径 0.7～0.9 cm，静脉丛范围（3 cm×4 cm）～（4 cm×5 cm），静脉流速 4～7 cm/s，子宫静脉窦 0.3～0.4 cm。③重度：为静脉不规则囊状怒张，静脉丛团增大，并可见 2～3 组静脉丛同时受累，相互连通成大片的静脉丛，静脉内径 0.9～1.1 cm，静脉丛范围≥4 cm×3 cm，静脉流速≤3 cm/s，子宫静脉窦 0.5～0.6 cm。

2. 盆腔静脉造影

可直观显示盆腔静脉丛的轮廓，是盆腔淤血综合征的确诊手段。

具体做法：在月经干净后 5～7 d 内，使用 16 号 18 cm 长穿刺针，刺入子宫底肌壁 0.4～0.6 cm，然后连接到高压注射器上，以 0.7 mL/min 的速度连续注射 76％的复方泛影葡胺溶液 20 mL。当造影剂注射完毕后充盈最佳时快速照片 1 张，然后每隔 20 s 摄片 1 张，直到注射完毕后 60 s，至少 4 张，也可以拍到盆腔造影剂完全廓清为止。

正常情况下造影剂在盆腔内的廓清时间为 20 s 内，而盆腔淤血综合征时盆腔静脉曲张，造影剂在盆腔的廓清时间延长。根据盆腔静脉造影的结果，Beard 等将盆腔淤血综合征分为轻型和重型两类，前者卵巢静脉直径 5～8 mm，造影剂廓清时间 20～40 s，后者卵巢静脉直径＞8 mm，造影剂廓清时间超过 40 s。另有学者将盆腔淤血综合征分为轻、中和重 3 型，具体标准如下：轻型指卵巢静脉直径 10～15 mm，造影剂廓清时间 20～40 s；中型指卵巢静脉直径 16～20 mm，造影剂廓清时间 40～60 s；重型指卵巢静脉直径＞20 mm，造影剂廓清时间超过 60 s。用卵巢静脉最大直径、造影剂廓清时间以及卵巢静脉丛淤血程度等 3 项指标进行评分诊断盆腔淤血综合征的敏感性和特异性分别为 91％和 89％。

盆腔静脉造影还可以通过数字减影技术。将动脉导管插入髂内动脉，注射泛影葡胺等造影剂，录制造影显像全过程或在盆腔血管开始显像时开始拍摄第 1 张片，每 10～20 s 拍摄 1 张，直到造影剂注射后 60 s。两种方法的判断标准基本相同。该检查较普通的盆腔静脉造影更为清晰全面，诊断明确，但操作复杂，费用较高，故临床应用尚未推广。

有学者经比较造影与盆腔超声、MRI 及腹腔镜等检查方法后，认为造影更为经济有效。且造影除用于本病的诊断外，还可用于静脉栓塞治疗。

3. 逆行卵巢静脉造影术

该方法采用经股静脉穿刺后选择性地对双侧卵巢静脉进行造影检查，可以明确盆腔静脉的充盈程度，有学者认为，逆行卵巢静脉造影术是盆腔淤血综合征诊断的最可靠方法，此外，它还可用于治疗。逆行卵巢静脉造影诊断盆腔淤血综合征的诊断标准：卵巢静脉增粗扩张，直径＞10 mm；子宫静脉丛扩张；卵巢周围静脉丛扩张；盆腔两侧静脉交叉明显丰富以及外阴阴道静脉丛充盈。

4. 腹腔镜检查

属微创检查，是目前诊断盆腔淤血综合征最好的方法之一。本病在腹腔镜下的典型表现为子宫后位，表面呈紫蓝色淤血状或黄棕色淤血斑及浆膜下水肿，可看到充盈、曲张的子宫静脉，两侧卵巢静脉丛像蚯蚓状弯曲在宫体侧方，可以不对称，有时一侧卵巢静脉怒张呈静脉瘤样；阔韧带静脉增粗、曲张，可伴输卵管系膜血管增粗、充盈，直径可达 0.8~1 cm，举宫成前位后或可见阔韧带底部腹膜裂隙。有的裂隙较小，还有的后腹膜菲薄、裂隙较大，可见充盈、曲张的子宫静脉从裂隙处隆起膨出。但如镜检时盆部抬高，则不一定能看到上述静脉曲张的表现。

5. 放射性核素扫描（ECT）

通过肘静脉注射放射性铟（^{113m}In）洗脱液 74MBq，给药后 10 min 和延迟 1 h 后排尿后应用彩色扫描仪各扫描 1 次，以脐孔为热点，从耻骨联合扫描到脐。正常情况下，给药 10 min 后扫描可见双侧髂总、髂内、髂外动静脉的清晰、匀称的显影，耻骨上可见子宫血管影；1 h 后扫描，盆腔内无局部异常放射性浓聚区。而盆腔淤血综合征患者，盆腔内各段血管影粗糙，边缘欠光滑，可见局部异常放射性浓聚区。如果异常放射性浓聚区直径超过 25 mm，彩色色级与腹部大血管影相同，则可以诊断盆腔淤血综合征；如果浓聚区直径 25 mm，彩色色级虽然低于大血管影但高于本底Ⅲ级者提示盆腔淤血，结合其他临床方法可以确定诊断。本方法简单、无创，但费用高，诊断符合率高达 98.6%。

6. 断层扫描（CT）和核磁共振（MRI）

通过 CT 或 MRI 可以直接测量盆腔内大的静脉（子宫及卵巢静脉）的直径，如果单侧或者双侧卵巢静脉直径超过 7 mm，则提示有盆腔淤血综合征的可能，若同时合并临床症状或其他影像学指标，则可以作出诊断。但 CT 的主要缺陷是不能指明血流方向，但可判断静脉的管腔是否狭窄以及各交通支的分布情况。相比 CT 而言，MRI 的主要优点在于无辐射，可作动态多维显影，故而能观察到卵巢静脉的血流速度与方向。

四、鉴别诊断

如前所述，盆腔淤血综合征的临床表现缺乏特异性，容易误诊。吴建荷曾报道 28 例盆腔淤血综合征分别误诊为慢性盆腔炎（12 例），子宫内膜异位症（8 例），神经官能症（8 例），误诊时间为 7 d～3 个月。18 例患者经妇科盆腔 B 超检查确诊，10 例经腹腔镜检查确诊。26 例行盆腔静脉造影，其中 24 例有不同程度的造影剂廓清时间延长，余 2 例因碘过敏试验阳性未行盆腔静脉造影。临床上，最常与本病混淆的疾病如下所述。

（一）慢性盆腔炎

与盆腔淤血综合征同样好发于育龄妇女，可表现为下腹痛、腰骶部疼痛、痛经、白带多等症状。鉴别要点：慢性盆腔炎患者常有继发不育史及反复急性发作史，妇科检查盆腔增厚，可有炎性包块形成，抗感染治疗常有效；盆腔淤血综合征往往患者自觉症状严重，但并不影响受孕，该病患者往往继某次生产或流产后无感染史的情况下，不久就出现上述慢性盆腔疼痛等症状，其症状与妇科检查所见不相符，抗炎治疗无效。腹腔镜检查如见到盆腔内炎性病变及粘连有助于慢性盆腔炎的诊断。

（二）子宫内膜异位症与子宫腺肌病

子宫内膜异位症或子宫腺肌病亦多见于育龄妇女，是引起慢性盆腔痛的常见原因之一。其下腹痛、痛经、性交痛、肛门坠胀等症状与盆腔淤血综合征相似。临床鉴别要点：子宫内膜异位症或子宫腺肌病患者痛经为进行性加剧，常伴有不育，妇科检查往往有典型的体征发现：即于子宫后壁、宫骶韧带、后穹隆常可扪及触痛性结节，有时附件区可扪及囊性包块。中度及重度子宫内膜异位症或子宫腺肌病与盆腔淤血综合征的鉴别诊断比较容易，而轻度子宫内膜异位症无典型症状。常需借助腹腔镜检查方可确诊。

（三）盆腔包块

如子宫肌瘤、卵巢囊肿（包括多囊卵巢综合征等）或盆腔后壁肿块压迫髂静脉或髂静脉内血栓形成引起盆腔静脉扩张时应与本病鉴别，但该病特点是单侧静脉扩张，往往妇科检查时可扪及盆腔包块，辅助超声检查不难鉴别。

（四）神经官能症

盆腔淤血综合征患者中部分有头晕、心悸、失眠、乏力等自主神经功能紊乱的症状，需与该病鉴别。辅以妇科 B 超检查、腹腔镜检查及盆腔静脉造影有助于鉴别诊断。

五、治疗

目前尚无有确切疗效的方法。治疗以前，应分析病因并认真判断病情的严重程度。轻症患者多不需用药物治疗。可针对其有关病因，给予卫生指导，使患者对本症的形成及防治有充分的理解，并通过休息和调节体位缓解盆腔血流瘀滞。重症患者需采用药物治疗，严重者酌情选用介入或手术治疗。

（一）药物治疗

1. 孕激素

高剂量孕激素，如醋酸甲羟孕酮 30 mg，口服，每天 1 次，治疗 3～6 个月，据报道有一定疗效，但停药后往往症状复发。国外学者报道达芙通 10 mg，口服，每天 2 次，持续 6～12 个月，在最后 3 个月，症状开始明显缓解，疼痛评分（VAs）在治疗后第 6 个月起明显降低。国内也有类似报道，但仅 4 例不能得出结论，用药期间需定期监测肝功能。

2. 避孕药

可用以孕激素为主，含有低剂量雌激素的避孕药，效果尚不明确。而一项对长效皮下埋植避孕针 implanon（地索高诺酮缓释剂）的前瞻性对照研究表明，它可有效缓解盆腔淤血综合征患者的不适症状，自用药第 6 个月起显效，持续观察 1 年疗效未减。但该研究样本数较小（用药组 12 例，对照组 13 例），结论仅供参考。

3. GnRH 类似物

多数报道认为，采用 GnRH 类似物可取得与孕激素治疗相当的疗效。一项土耳其开展的前瞻性随机对照试验对 47 位确诊为盆腔淤血综合征的患者随访了 1 年，比较醋酸戈舍瑞林（3.6 mg，皮下注射，6 个月）与醋酸甲羟孕酮（30 mg，口服，6 个月）的疗效，发现无论在客观指标（血管造影）的改善上，还是在主观指标（如疼痛的缓解、性功能的改善，以及焦虑与抑郁的减轻）好转程度上戈舍瑞林都显著优于醋酸甲羟孕酮。但 GnRH 类似物的花费更高，且长期应用可有与雌激素水平低下相关的严重不良反应，故实际应用中还需慎重。而有关应用该药更远期的随访还未见报道。

（二）介入治疗

适合病情较重，影响日常生活，而保守治疗无效者。

1. 卵巢静脉栓塞

经股静脉或经皮向双侧卵巢静脉内注入血管硬化剂，或采用 5～15 mm 的不锈钢圈进行卵巢静脉和临近扩张的盆腔静脉的栓塞，该方法创伤较小，但应由有经验的医生操作，文献报道的有效率在 60%～100%，其技术失败主要与解剖变异有关。有学者比较栓塞与全子宫加卵巢切除的疗效，发现栓塞更为有效，但该报道仅为 1 年内的疗效，更远期的疗效未见报道。有学者建议将其作为盆腔静脉淤血综合征的首选治疗方法。

2. 卵巢动脉灌注

汪利群等采用经皮腹壁下动脉穿刺，在 X 线透视下将导管远端置于卵巢动脉起始点、腰 1～2 水平，行动脉灌注。用 5% 葡萄糖 200 mL＋复方丹参注射液 20 mL，每日灌注 1 次，连续 15～20 d，共治疗 30 例盆腔淤血综合征患者，其腹痛症状缓解率达 80%，优于对照组的 30% 缓解率。

（三）手术治疗

适合病情较重，影响日常生活，而药物保守治疗以及介入治疗无效者。

1. 圆韧带悬吊术、骶韧带缩短术及阔韧带裂伤修补术

用手术将后倒的子宫维持在前倾位，理论上能使肥大的子宫体及子宫颈缩小，盆腔疼痛等症状大为减轻。方法是，将圆韧带分为 3 段，一折三，将三段缝成一条加强的圆韧带子宫附着部，外侧端缝在腹股沟内环处。如术中发现阔韧带裂伤，还可同时进行修补，从宫颈与宫颈旁腹膜连接处开始，用 4 号丝线间断缝合逐渐向外修补。国内有学者对 35 例盆腔淤血综合征患者行了电视腹腔镜辅助下的圆韧带缩短术，术后随访 6 个月至 1 年，其腹痛、白带增多等症状明显改善或全部消失，尤其性交痛与盆底坠痛的症状在术后 2 个月全部消失。但也有报道 13 例患者采用该术式，术后 2 例分别于 2 年、3 年出现复发，再次行全子宫切除术而获治愈阔韧带筋膜横行修补术；术后分娩需行剖宫产，否则会使手术失败。

2. 全子宫双附件切除术

对于 40 岁以上已完成生育，而又病情严重者，可以作此选择。可同时切除曲张的盆腔静脉，特别是子宫静脉及卵巢静脉，但创伤较大，有报道约 1/3 的患者术后仍有下腹痛不能缓解，提示盆腔淤血综合征的发病仍有更复杂的因素存在。

六、预防

采取预防措施，可避免或减少盆腔淤血综合征的发生。

（一）提倡计划生育

早婚、早育、性生活过度及生育过多使生殖器官解剖与生理功能不能充分恢复，易引起本病。

（二）重视体育锻炼

运动，包括产后或流产后适当进行体育锻炼，能促进静脉回流，加快血液循环，有效预防盆腔静脉淤血。

（三）注意劳逸结合

避免过度疲劳，对长期从事站立或坐位工作者，应开展工间操及适当的体育活动。

（李晓兰）

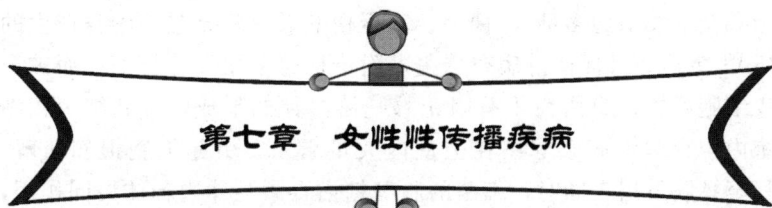

第七章 女性性传播疾病

第一节 淋 病

淋病是由淋病奈瑟菌引起的泌尿生殖系统化脓性感染。男性淋病患者由于早期有症状可以早期治愈，但是，对于女性大部分无明显症状，发现时已有合并症存在。淋病可以引起盆腔炎性疾病而导致输卵管疤痕形成，导致不孕或异位妊娠。

一、传播途径

淋病是我国目前发病人数最多的性传播疾病。主要经过性传播，除性交途径外，经手、毛巾、污染的衣裤及寝具等也可传播淋病，但机会较少。成人主要为性接触传播，女性较男性更易感染，与男性淋病患者发生性关系的女性，60%～80%发生淋球菌性宫颈炎，而与女性淋病患者发生性关系的男性，仅20%～30%感染淋病。儿童：多为间接传染。新生儿：多为分娩时经过软产道时接触污染的阴道分泌物传染。肛交和口交可分别感染直肠和口咽部，引起淋球菌性直肠炎及淋球菌性咽喉炎。

二、发病机制

淋病奈瑟菌是革兰阴性球菌，常呈双排列，离开人体不易生存，一般消毒剂易将其杀死。淋病奈瑟菌对柱状上皮及移行上皮有特殊的亲和力。淋球菌通过菌毛黏附上皮细胞，侵入泌尿生殖系统。淋病奈瑟菌的外膜主要成分有菌毛、膜蛋白Ⅰ、Ⅱ、Ⅲ及脂寡糖（类似脂多糖）。菌毛、膜蛋白Ⅱ及淋病奈瑟菌本身产生的IgA1蛋白酶可促使淋病奈瑟菌黏附于柱状上皮及移行上皮而被上皮细胞吞饮，膜蛋白Ⅰ有阻止吞噬溶酶体的形成，有利细菌在细胞内生存，淋病奈瑟菌在上皮内大量繁殖，引起细胞损伤崩解，移至黏膜下层；同时，细菌的脂寡糖内毒素与体内补体协同作用，介导免疫反应，共同引起局部炎性反应，导致局部中性粒细胞浸润、黏膜细胞脱落溶解，形成脓液。镜下可见黏膜及黏膜下组织充血、水肿、渗出、坏死、上皮脱落、白细胞聚集。在感染初期，淋病奈瑟菌仅影响男性前尿道，女性尿道和子宫颈，累及尿道旁腺及前庭大腺，然后沿生殖道黏膜上行，引起子宫内膜炎、输卵管炎、盆腔腹膜炎及播散性淋病。若急性淋病治疗不当，使之迁延不愈或反复发作，可引起输卵管粘连阻塞等，导致输卵管妊娠甚至不孕。传染性。有些女性仅表现为"白带"增多而不予注意。

（一）下生殖道感染

淋病奈瑟菌感染最初引起尿道炎、宫颈管黏膜炎、前庭大腺炎，也称为无并发症淋病。尿道炎表现为尿频、尿急、尿痛，排尿时尿道口灼热感，检查可见尿道口红肿、触痛，经阴道前壁向耻骨联合方向挤压尿道或尿道旁腺，可见脓性分泌物流出。宫颈黏膜炎表现为阴道脓性分泌物增多，外阴瘙痒或灼热感，偶有下腹痛。检查可见宫颈明显充血水肿、糜烂，有脓性分泌物从宫颈口流出，宫颈触痛，触之易出血。若有前庭大腺炎，可见腺体开口处红肿、触痛、溢脓，若腺管阻塞可形成脓肿。淋病奈瑟菌可同时感染以上部位，因而临床表现往往为数种症状并存。

（二）上生殖道感染

无并发症淋病未经治疗或治疗不当，淋病奈瑟菌可上行感染至盆腔脏器，导致淋菌性盆腔炎，引起子宫内膜炎、输卵管炎、输卵管积脓、盆腔腹膜炎，甚至形成输卵管卵巢脓肿、盆腔脓肿，称为女性并发症淋病。10%～20%无并发症淋病可发展为并发症淋病，若在月经期性交、产后、宫腔手术后感染淋病奈瑟菌，则易发生并发症淋病。多在经期或经后1周内发病，起病急，突然寒战、高热、头痛、恶心、白带增多、双侧下腹痛等；若经期发病可有经期延长，经量增多。若脓液由开放的输卵管伞端流入子宫直肠陷凹，刺激该处腹膜而产生肛门坠痛感。体格检查下腹两侧深压痛，若有盆腔腹膜炎则可有腹壁肌紧张及反跳痛。妇科检查宫颈外口可见脓性分泌物流出，宫颈充血、水肿、举痛，双侧附件增厚、压痛。若有输卵管卵巢脓肿，可触及附件囊性包块，压痛明显。

（三）播散性淋病

播散性淋病是指淋病奈瑟菌通过血循环传播，引起全身淋病奈瑟菌性疾病，病情严重，若不及时治疗可危及生命。约 $1\%\sim3\%$ 的淋病可发生播散性淋病，早期菌血症可出现高热、寒战、皮损、不对称的关节受累以及全身不适、食欲缺乏等全身症状，晚期则表现为永久性损害的关节炎、心内膜炎、心包炎、胸膜炎、肺炎、脑膜炎等全身病变。确诊主要根据临床表现和血液、关节液、皮损部位渗出物淋病奈瑟菌培养阳性。

三、临床表现

潜伏期 $1\sim10$ d，平均 $3\sim5$ d，$50\%\sim70\%$ 的妇女感染淋病奈瑟菌后无临床症状，易被忽略，但仍具有

四、诊断

对于有症状的男性，尿道口分泌物检测含多形核白细胞及细胞内革兰阴性双球菌的特异性（$>99\%$）及敏感性（95%）均高，故可作出诊断。但是对于无症状的男性，由于低的敏感性，细胞内革兰阴性双球菌检出阴性不能完全排除此诊断。宫颈、咽部及直肠的标本革兰染色不能充分检出细胞内革兰阴性双球菌，因而不推荐。对淋球菌的特异性检测因为有高的特异性及敏感性，且由于特异性诊断使配偶引起注意从而降低感染的几率，因而得到推荐。培养、核酸杂交及 NAAT 可用于泌尿生殖道淋球菌感染检测。培养和核酸杂交标本取自女性宫颈分泌物或男性尿道分泌物；

NAAT 的适用标本最广泛，宫颈、阴道分泌物，男性尿道分泌物，或尿液均可。一般来讲，培养适合于非生殖道淋球菌感染，比如直肠、咽部，FDA 强调其他方法不适合。NAAT 对于直肠、咽部的非淋球菌或其他微生物存在交叉反应可能。非培养方法不能提供药敏结果，因此治疗后的淋球菌持续感染的患者，临床医生必须进行细菌培养及药敏。所有进行淋球菌检测的患者应同时进行衣原体、梅毒、HIV 等其他性传播疾病的检测。

（一）分泌物涂片检查

取泌尿生殖道或子宫颈分泌物涂片，革兰染色，急性期中性粒细胞内可见革兰阴性双球菌，有诊断价值。此法对女性患者检出率低，仅为 $40\% \sim 60\%$，且宫颈分泌物中的有些细菌与淋病奈瑟菌相似，可有假阳性，只能作为筛查手段。

（二）淋病奈瑟菌培养

为诊断淋病的金标准方法。取宫颈分泌物进行标本分离培养，先拭去宫颈口分泌物，用棉拭子插入宫颈管 $1.5 \sim 2 \text{ cm}$，转动并停留 $20 \sim 30 \text{ s}$，取出分泌物注意保湿、保暖，立即送检、接种。培养阳性率为 $80.0\% \sim 90.5\%$。若需要确证试验可对培养的淋病奈瑟菌行糖发酵试验及直接免疫荧光染色检查。

（三）核酸检测

PCR 及连接酶链反应检测淋病奈瑟菌 DNA 分子片段，核酸检测敏感性及特异性很高。但只能在具备条件的单位开展，操作过程中应注意防止污染造成假阳性。

五、治疗

治疗原则是及时、足量、规范使用敏感抗生素。由于耐青霉素的菌株增多，目前选用抗生素以第三代头孢菌素类及喹诺酮类药物为主。无合并症的淋病推荐大剂量单次给药方案，以使有足够的血药浓度杀死淋球菌，推荐药物的治愈率 $>97\%$。合并症淋病应连续每日给药，保证足够治疗时间。由于 $20\% \sim 40\%$ 的患者同时合并沙眼衣原体的双重感染，衣原体检查费用高于治疗费用，因此对淋病患者，若不进行衣原体的筛查，可同时应用抗衣原体药物。NAAT 检测衣原体敏感性高，因而 NAAT 阴性的不推荐同时进行衣原体的治疗。但是，对于非 NAAT 方法检测阴性的，仍需同时进行抗衣原体的治疗。对患者的性伴侣应同时进行检查和治疗，检查治疗期间禁止性生活。

具体治疗药物如下所述。

（一）无并发症淋病

淋菌性宫颈炎、尿道炎及直肠炎。头孢克肟（世福素）400 mg，口服；头孢曲松钠 125 mg，肌内注射；环丙沙星500 mg，口服；左氧氟沙星 250 mg，口服；氧氟沙星，400 mg，口服。

所有药物均单次给药，不能耐受以上两类药物者，予大观霉素 2 g（宫颈炎 4 g）单次肌内注射。若不除外衣原体感染，则阿奇霉素 1 g，单次口服或多西环素 100 mg，每天 2 次，口服 7 d。

（二）并发症淋病

淋球菌性盆腔炎。头孢曲松钠 500 mg，肌内注射，每天 1 次，连续 10 d；或大观霉素 2 g，肌内注射，每天 1 次，连续 10 d；同时加用甲硝唑 400 mg，口服，每天 2 次，10 d；或多西环素100 mg，口服，每天 2 次，连服 10 d。

（三）播散性淋病

首选：头孢曲松钠 1 g，静脉注射或肌内注射，每天 1 次；或头孢噻肟 1 g，静脉注射，每 8 h 1 次。

用于替代药物治疗：环丙沙星 200 mg，静脉注射，每 12 h 1 次；左氧氟沙星 250 mg，静脉注射，每天 1 次；氧氟沙星400 mg，静脉注射，每 12 h 1 次；大观霉素 2 g，肌内注射，每12 h 1 次。

症状改善后 24～48 h 改口服用药，且至少持续 1 周，口服药物选择：头孢克肟 400 mg，口服，每天 2 次；或环丙沙星 250～500 mg，口服，每天 2 次；或左氧氟沙星，500 mg，口服，每天1 次；或氧氟沙星 200～400 mg，口服，每天 1 次。

（四）随访

单纯淋球菌感染用推荐方案或可选择的方案治疗结束时不需要检查评估疗效。治疗后持续有症状者或持续感染的患者应作淋球菌培养，同时还需检测其他病原体，因为持续的尿道炎、宫颈炎、直肠炎可能是由衣原体或其他病原体引起。单纯淋球菌感染用推荐方案或可选择的方案治疗，淋球菌重复感染较多见，临床医生建议患者治疗后 3 个月淋球菌培养复查，性伴侣亦应同时检查。

（五）性伴侣治疗

为预防感染和防治传播，对患者性伴侣应进行评估检查。对距患者发病或确诊 2 个月内有性行为或固定的性伴侣者应同时治疗。治疗期间禁性生活直至症状消失。

（六）特殊情况

1. 过敏

对喹诺酮类和头孢过敏者可选用大观霉素。但大观霉素对咽炎治愈率约 52%，因而对可疑阳性或确诊的咽部感染者在治疗后 3~5 d 应细菌培养以明确是否治愈。

2. 孕妇

禁用喹诺酮类和四环素，可用头孢菌素方案。头孢过敏者，予大观霉素 2 g 单次肌内注射治疗。阿奇霉素或羟氨苄青霉素推荐用于衣原体治疗。

3. 青春期喹诺酮用药

18 周岁以下慎用氟喹诺酮类。体重 >45 公斤的儿童可同成人推荐方案治疗。

4. 合并 HIV 感染

合并 HIV 感染者治疗同未合并感染者。

第二节　梅　毒

梅毒是由梅毒螺旋体（TP）引起的侵犯多系统的慢性性传播性疾病。梅毒几乎可累及全身各器官，产生各种症状和体征，并可通过胎盘传染给婴儿，孕期可导致流产、早产、死产及新生儿先天性梅毒。梅毒螺旋体在体外干燥条件下不易生存，一般消毒剂及肥皂水即能将其杀死。血液中的梅毒螺旋体 4 ℃放置 3 d 可死亡，故血库 4 ℃冰箱储存 3 d 以上的血液通常可避免传染梅毒的风险。

一、传播途径

（一）性接触传播

最主要的传播途径，约占 95％；未经治疗的患者在感染后 1 年内最具传染性，随病期延长，传染性越来越小，病期超过 4 年者基本无传染性。

（二）非性接触传播

少数患者因医源性途径、接吻、哺乳、接触污染物以及输血而感染。

（三）垂直传播

母婴传播，患梅毒孕妇，即使病期超过 4 年，其梅毒螺旋体仍可通过胎盘感染胎儿，引起先天性梅毒。

二、发病机制

迄今梅毒的发病机制尚未完全明确。梅毒螺旋体通过皮肤和黏膜的轻微破损进入人体后，在数小时内侵入附近的淋巴间隙，并在该处大量繁殖，经过 2～4 周（平均 3 周）的潜伏期，通过免疫反应引起侵入部位出现破溃，即硬下疳。如未经治疗或治疗不彻底，螺旋体在原发病灶大量繁殖后，侵入附近的淋巴结，再经淋巴及血循环播散到全身其他组织器官，造成全身多灶性病变，表现为二期梅毒。早期梅毒后 4 年或更长时间，一部分未治愈患者可进展到三期梅毒（晚期梅毒），发生皮肤、骨与内脏的树胶肿损害（梅毒瘤），心血管及神经系统损害。

三、临床表现

（一）分类与分期

以传播途径不同可分为获得性梅毒（后天梅毒）和先天梅毒（先天梅毒）两类；每一类依病情发展分为早期和晚期。本节主要介绍获得性梅毒。

（二）获得性梅毒

根据病程可分为早期梅毒和晚期梅毒。早期梅毒包括一期梅毒、二期梅毒及早期隐性梅毒，病程在 2 年以内；晚期梅毒包括三期梅毒及晚期隐性梅毒，病程在 2 年以上。潜伏梅毒指梅毒未经治疗或用药剂量不足，无临床症状，梅毒血清反应阳性，没有其他可以引起梅毒血清反应阳性的疾病存在，脑脊液正常者。感染期限在 2 年以内的为早期潜伏梅毒，2 年以上为晚期潜伏梅毒。

（三）一期梅毒

主要表现为硬下疳，常发生于感染后 2~4 周。梅毒螺旋体经皮肤黏膜的擦伤处侵入机体，数小时即沿淋巴管到达附近淋巴结，2~3 d 后侵入血循环，经过 3 周（9~90 d）的潜伏期，在入侵部位形成硬下疳，为一期梅毒。好发于外生殖器，呈单个，偶见 2~3 个，圆形或椭圆形无痛性溃疡，直径 1~2 cm，边界清楚，稍高出皮面，表面呈肉红色，糜烂，有少量渗液，触之软骨样硬度，无痛，表面和渗液内均含大量梅毒螺旋体。初起时为小红斑或丘疹，进而形成硬结，表面破溃形成溃疡。硬下疳出现 1~2 周，可有局部或腹股沟淋巴结肿大，无化脓破溃，无疼痛及压痛，多为单侧，大小不等，较硬，无痛，不粘连，称硬化性淋巴结炎，穿刺液中可有大量梅毒螺旋体。此时，机体产生抗体杀灭大部分梅毒螺旋体，硬下疳未经治疗可于 3~8 周内（多 6~8 周）消失，不留痕迹或遗留暗红色表浅疤痕或色素沉着。由于梅毒螺旋体未被完全杀死，而进入无症状的潜伏期。硬下疳初期，梅毒血清反应大多呈阴性，以后阳性率逐渐提高，硬下疳出现 6～8 周后，血清反应全部变为阳性。

（四）二期梅毒

主要表现为皮肤梅毒疹。若一期梅毒未经治疗或治疗不规范，潜伏期梅毒螺旋体继续增殖，由淋巴系统进入血液循环可达全身，引起二期早发梅毒，表现为皮肤黏膜及系统性损害，常发生在硬下疳消退后 3～4 周（感染后 9～12 周），少数可与硬下疳同时出现。以皮肤黏膜典型的梅毒疹为主要特点，亦可见于骨骼、心脏、心血管及神经系统损害。多有前驱症状，表现为低热、食欲减退、头痛、肌肉关节及骨骼酸痛等。主要损害表现为以下内容。

1. 皮肤损害

80%～95%的患者可出现皮肤损害。

（1）各种丘疹，包括斑疹，斑丘疹、丘疹鳞屑性梅毒疹及脓疱疹等，常出现于躯干、四肢，也可在面部与前额部，皮疹特点为多形性、对称、泛发。皮疹持续 2～6 周可自然消退。

（2）扁平湿疣，多见于皮肤相互摩擦和潮湿的外阴及肛周。

（3）梅毒性白斑，多见于颈部。

（4）梅毒性脱发，呈虫蚀样，多发生于颞部。

2. 黏膜损害

常与皮损伴发，其中最典型的是黏膜斑，呈圆形、椭圆形糜烂面，边缘清楚，表面潮湿，有灰白色伪膜，好发于口腔黏膜和外生殖器。也可见于梅毒性黏膜咽炎和舌炎。

3. 系统性损害

主要有骨损害，表现为骨膜炎、关节炎，多发生在四肢的长骨和大关节。眼损害以虹膜炎、虹膜睫状体炎及脉络膜炎较多见。神经损害可分为无症状性和有症状性神经梅毒两类，前者仅有脑脊液异常，后者以梅毒性脑膜炎为主。部分患者可发生虫蚀样脱发。

此期大部分梅毒螺旋体可被机体产生的抗体所杀灭，小部分进入潜伏期。当机体抵抗力下降，梅毒螺旋体又可进入血液循环，再现二期梅毒症状，称二期复发梅毒。

（五）三期梅毒

多发生于病程 3～4 年以上，此时体内损害处螺旋体少而破坏力强，主要表现为永久性皮肤黏膜损害，并可侵犯多种组织器官危及生命，尤其是心血管和中枢神经系统。基本损害为慢性肉芽肿，局部因动脉内膜炎所致缺血而使组织坏死。三期梅毒皮肤黏膜损害主要是梅毒性树胶样肿，初为皮下结节，常为单个，逐渐增大，与皮肤粘连呈浸润性斑块，中央软化，形成溃疡，流出黏稠树胶状浓汁，故名树胶肿。有中心愈合，四周蔓延的倾向，可排列成环形、多环形、马蹄形及肾形，破坏性大，愈合后有萎缩性瘢痕。结节性梅毒疹为簇集、坚硬的铜红色小结节，好发于头面部、背部及四肢伸侧。骨梅毒表现为骨膜炎、骨髓炎、关节炎、腱鞘炎等；眼梅毒表现为虹膜炎、虹膜睫状体炎、视网膜炎、角膜炎。

三期心血管梅毒多发生在感染后 10～30 年，发生率约 10%。晚期心血管梅毒表现为主动脉炎、主动脉关闭不全、主动脉瘤、梅毒性冠状动脉口狭窄及心肌梅毒树胶肿。晚期神经梅毒发生于感染后 3～20 年，发生率约 10%，表现为梅毒性脑炎、脑血管梅毒、麻痹性痴呆、脊髓痨、视神经萎缩。晚期梅毒可以致命。

四、实验室检查

（一）病原学检查

可取病灶组织渗出物或淋巴结穿刺液或组织研磨液，用暗视野显微镜观察运动的螺旋体，也可采用直接荧光抗体试验检查。取皮损渗出物时应注意先用生理盐水清洁，然后挤压出渗出物，玻片涂抹后用不同方法进行病原学检查。

（二）梅毒血清学检查

1. 非梅毒螺旋体抗原试验

包括性病研究实验室试验（VDRL）、快速血浆反应素（RPR）

环状卡片试验及目前少用的血清不加热反应素试验（USR）。原理是人体感染梅毒螺旋体一定时间后，血清中产生一定数量的抗脂质抗体——反应素。可用免疫学方法检测。由于操作简单，抗体滴度可反映疾病进展，使用于普查、婚检、产前检查等筛查及疗效观察和判定有无复发或再感染，敏感度高而特异性低，感染4周即可出现阳性，但可有假阳性。一期梅毒阳性率 $75\% \sim 85\%$，二期梅毒 100%，三期梅毒可有部分假阴性。

2. 梅毒螺旋体抗原试验

包括荧光梅毒螺旋体抗体吸收试验（FTA-ABS），因方法复杂已很少用；梅毒螺旋体颗粒凝集试验（TP-PA）及梅毒螺旋体血凝试验（TPHA）。直接用经过处理的梅毒螺旋体作为抗原检测受检者是否存在特异性抗体，具有快速、敏感、特异性强的特点，用于证实试验。但由于抗体存在时间长，梅毒螺旋体抗原血清试验常呈持久性阳性，与疾病活动无关，不可用于观察及疗效判断。

3. 脑脊液检查

怀疑神经梅毒者应行脑脊液检查。神经梅毒患者脑脊液中淋巴细胞 $\geqslant 10 \times 10^6$/L，蛋白量 > 50 mg/dL，VDRL 阳性。

五、诊断及鉴别诊断

（一）实验室检查

1. 早期梅毒病变部位或受累淋巴结找到梅毒螺旋体

（1）暗视野显微镜。

（2）PCR。

（3）直接荧光单克隆抗体。

2. 梅毒血清学检查

（1）非梅毒螺旋体抗原试验。

（2）梅毒螺旋体抗原试验。

（3）特异性抗 T 苍白球 IgM 试验。

（4）特异性抗 T 苍白球 IgG 试验。

3. 原发性的筛查试验

（1）梅毒螺旋体颗粒凝集试验作为单独的筛查手段。

（2）怀疑原发梅毒需做特异性抗梅毒 IgM 试验并且 1～2 周后重复一次。

（3）快速梅毒试验在某些情况可用作证实血清学的阳性结果。

（4）PPR/VDRL 不推荐作为原发性的筛查试验。

4. 原发性的筛查试验阳性需做证实试验

（1）不同方式的梅毒螺旋体抗原试验，如果 TPHA（＋）做 EIA，如果 EIA（＋）做 TPHA。

（2）如果 TPHA（＋）而 EIA（－）或 EIA（＋）而 TPHA（－），需做重组抗原 IgG 免疫印迹试验。

（3）一般需不同的血标本重复阳性试验。

5. 梅毒血清活力试验

证实试验阳性需做定量 PPR/VDRL。

6. 监测治疗效果的检查

（1）推荐定量 PPR/VDRL 作为监测治疗效果的检查。

（2）当 PPR/VDRL 阴性时特异性抗梅毒 IgM 试验对于监测治疗效果也许有用。

7. 鉴别诊断

一期梅毒硬下疳应与软下疳、生殖器疱疹、固定式药疹和白塞病、外阴癌、宫颈癌等进行鉴别。二期梅毒需与玫瑰糠疹、病毒疹、尖锐湿疣、药疹等鉴别。

六、治疗

以青霉素治疗为主，用药尽早、足量、规范。在首剂治疗过程中由于大量梅毒螺旋体被杀灭，释放异性蛋白质，引起机体发生急性变态反应，可能导致头痛、发热、肌肉痛等称吉海反应。青霉素血清浓度达 0.03 IU/mL 即有杀灭 TP 的作用，到血清浓度必须稳定持续 10 d 以上方可彻底清除体内的 TP。对于青霉素过敏者可选用头孢曲松钠或四环素和红霉素类替代治疗。

（一）早期梅毒（包括一、二期梅毒及早期潜伏梅毒）

（1）青霉素：苄星青霉素 240 万 U，分两侧臀部肌内注射，1 次/周，连续 2～3 次；或普鲁卡因青霉素 80 万 U/d 肌内注射，连续 10～15 d；总量 800～1200 万 U。

（2）青霉素过敏者：可选用头孢曲松钠 1 g/d 静脉滴注，连续 10～14 d，或连续口服四环素类药物（四环素 500 mg，4 次/d；多西环素 100 mg，2 次/d；米诺环素 200 mg/d）15 d；或连续口服红霉素 500 mg，4 次/d，15 d。

（二）晚期梅毒（包括三期皮肤、黏膜、骨骼梅毒，晚期潜伏梅毒或不能确定病期的潜伏梅毒）

1. 青霉素

苄星青霉素 240 万 U，分两侧臀部肌内注射，1 次/周，连续 3～4 次；或普鲁卡因青霉素 80 万 U/d 肌内注射，连续 20 d。也可根据情况，2 周后进行第二个疗程。

2. 青霉素过敏者

四环素类或红霉素类药物 30 d，剂量同上。

（三）妊娠梅毒

根据孕妇梅毒的分期不同，采用相应的方案进行治疗。用法及用量与同期其他梅毒患者相同，但妊娠初 3 个月及妊娠末 3 个月各进行 1 个疗程的治疗。青霉素过敏者选用红霉素类药物口服。

（四）性伴侣的治疗

性伴侣应进行梅毒的检查及治疗，治疗期间禁止性生活。

（1）任何梅毒患者需通知其性伴侣，进行健康教育，确认过去有无治疗史。

（2）不论早期潜在梅毒和晚期梅毒的性伴侣都推荐常规方案治疗，虽然这种做法有争议。

（3）性伴侣包括所有的与感染者有口交、阴道性交及肛门性交行为的个体，无论其有无保护性措施。

（4）原发梅毒患者 3 个月内的性伴侣必须告知潜伏期超过 90 d；二期梅毒及复发者的伴侣需告知关注两年。

（5）46％～60％的接触性伴侣（包括孕妇及早期梅毒者）者会感染上梅毒。

（6）性伴侣在初次访视和 6 周及 3 个月均应行梅毒血清学检测。

第三节　尖锐湿疣

尖锐湿疣（CA）由人乳头瘤病毒（HPV）感染后引起的外阴皮肤黏膜良性增生，亦可累及肛门、阴道及宫颈，主要经性传播，治疗上以去除病灶及改善症状为主。它是最常见的 STD 之一，国外发病率占性病的第二位，且目前呈不断上升趋势。

一、病因

尖锐湿疣是由人乳头瘤病毒感染引起的鳞状上皮增生性疣状病变。人是 HPV 唯一宿主，病毒颗粒直径为 $50\sim55$ nm，目前尚未在体外培养成功。HPV 属环状双链 DNA 病毒，其基因组的早期（E）区含有 7 个开放读码框（$E_1\sim E_7$），晚期（L）区有 2 个开放读码框（L_1、L_2）。早期区基因编码蛋白参与病毒 DNA 复制、转录调节（E_1、E_2）对宿主细胞的转化（E_5、E_6、E_7）；L_1、L_2 编码病毒衣壳蛋白并参与病毒装配。近年来分子生物学技术研究发展迅速，证实 HPV 有一百种以上的型别，其中超过三十种与生殖道感染有关，除可以引起尖锐湿疣，还与生殖道肿瘤有关。依据引起肿瘤可能性高低将其分为低危型及高危型。低危型有 6、11、40、42～44、61 型；高危型有 16、18、31、33、35、39、45、56、58 型。其中至少有 10 个型别与尖锐湿疣有关（如 6、11、16、18 及 33 型，最常见 6、11 型）。HPV 普遍存在于自然界，促使感染的高危因素有过早性生活、多个性伴侣、免疫力低下、高性激素水平、吸烟等。CA 往往与多种 STD 合并存在，如梅毒、淋病、外阴阴道假丝酵母菌病、衣原体感染等。

二、传播途径

主要传播途径为性行为后直接感染，也可通过自动接种或经接触污染的内裤、浴盆、浴巾、便盆等间接感染。CA 患者的性伴侣约 60％发生 HPV 感染，而 HPV 感染母亲可致新生儿喉乳头瘤，但其传播途径为宫内感染、产道感染或产后感染，目前尚无定论，主要认为经产道感染。

三、发病机制

HPV 主要作用于鳞状上皮细胞，而三种鳞状上皮（皮肤、黏膜、化生的）对 HPV 感染都敏感，当含有比较大量 HPV 病毒颗粒的脱落表层细胞或角蛋白碎片通过损伤的皮肤黏膜到达基底层细胞，由于 HPV 的亚型、数量、存在状态及机体免疫状态的不同而结局迥异。若感染低危型 HPV，病毒进入宿主细胞后，其 DNA 游离于宿主染色体外，HPV 在基底层细胞脱衣壳，随细胞分化，HPV 的 E 区蛋白表达，刺激 HPV 利用宿主的原料、能量及酶在分化细胞（主要为棘层细胞）进行 DNA 复制，随后 L 区基因刺激在颗粒细胞合成衣壳蛋白并包装病毒基因组，在角质层细胞包装成完整病毒体，当角质层细胞坏死、脱落后释放大量病毒再感染周围正常细胞，病毒复制时 E 区蛋白能诱导上皮增生及毛细血管超常增生，从而产生增殖感染，表现为镜下呈现表皮增生、变厚，临床表现为乳头状瘤。若感染高危型，其 DNA 整合到宿主细胞染色体，不能产生完整的病毒体，F_6、F_7 转化基因表达，导致鳞状上皮内瘤变及浸润癌的发生，整合感染时乳头样瘤表现不明显。

虽然 HPV 感染多见，美国年轻女性感染率为 30％～50％，但由于 HPV 感染后，机体产生的细胞免疫及体液免疫可清除大部分 HPV，因此只有一部分人群呈 HPV 潜伏感染，少数呈亚临床感染（SPI），极少数发生临床可见的尖锐湿疣。潜伏感染是指皮肤黏膜肉眼观察正常，醋酸试验、阴道镜等检查阴性，但分子生物学检查发现 HPV 感染。亚临床 HPV 感染是指无肉眼可见病灶，但醋酸试验、阴道镜、细胞学、病理学检查发现 HPV 感染改变。

四、临床表现

HPV 感染后潜伏期为 3 周～8 个月,平均 3 个月,好发于性活跃的中青年,以 20～29 岁年轻妇女多见。临床表现常不明显,多以外阴赘生物就诊,部分患者因外阴瘙痒、烧灼感或性生活后出血就诊。因 HPV 在温暖潮湿的环境中特别易生存增殖,故女性的外生殖器及肛周是最易感染的部位,多见于大小阴唇、阴蒂、阴道口、阴道、宫颈、尿道口、会阴及肛周,极少数患者可见于肛门生殖器以外部位(如口腔、腋窝、乳房、指间、趾间等)。50%～70%外阴尖锐湿疣伴有阴道、宫颈尖锐湿疣。皮损初起表现为单个或数个淡红色小丘疹,质地柔软,顶端尖锐,呈乳头状突起,依据疣体形态可分为无柄型(丘疹样皮损)和有柄型,后者可呈乳头状、菜花状、鸡冠状及蕈样状。若病变发生在部分角化区,病灶逐渐增多增大,可呈菜花状及鸡冠状,表面凹凸不平,呈尖峰状,疣体常呈白色、粉红色或污灰色,质脆,表面可有破溃、出血或感染;若病变发生在完全角化的皮肤,疣体常呈丘疹状,表面覆有角化层,质较硬。少数免疫力低下或妊娠期患者疣体可过度增生成为巨大型尖锐湿疣(Buschkeloewenstein 肿瘤),常与 HPV-6 型感染有关,部分可发生恶变。

发生尖锐湿疣后,由于 HPV 与机体免疫因素的相互作用,10%～30%患者的病变可自然消退,部分患者病变持续不变,部分患者病变进一步进展。宫颈病变多为亚临床 HPV 感染,临床肉眼见不到病灶,需借助阴道镜及醋酸试验协助发现。目前认为 HPV 潜伏感染是尖锐湿疣复发的主要原因之一,亚临床感染的存在与再活动也与本病的复发有关。

五、辅助检查

(一)细胞学检查

细胞学涂片中可见挖空细胞、角化不良细胞或角化不全细胞及湿疣外基底细胞。细胞学检查特异性较高,但敏感性低。挖空细胞的特点为细胞体积大,核大,单核或双核,核变形或不规则,轻度异型性,细胞核周围空晕。挖空细胞形成机制,可能是 HPV 在细胞核内复制,使细胞核增大,而细胞质内线粒体肿胀、破裂,糖原溶解、消失,形成核周空泡。它是 HPV 感染后细胞退行性变。免疫组织化学研究提示挖空细胞核内或核周有 HPV 颗粒。

（二）醋酸试验

在组织表面涂以 3％～5％醋酸液,3～5 min 后感染组织变白为阳性,正常组织不变色,但当皮肤有炎症时有一定假阳性。醋酸试验的机制可能是醋酸使感染上皮细胞中的蛋白质凝固而呈白色。醋酸应用并不是 HPV 感染特定的测试,以及这种试验的特异性及敏感性都不确定,所以不推荐作为 HPV 感染的筛查,只是用于确定扁平生殖器疣有用。

（三）阴道镜检查

阴道镜有助于发现亚临床病变,尤其对于宫颈病变,辅以醋酸试验有助于提高阳性率。宫颈涂以 3％的醋酸后,可见病变部位为许多指状突起,每个突起的半透明表皮下都有中央血管祥;移行区内外可见上皮雪白发亮,或呈白色斑块,表面隆起不平,点状血管呈花坛状或呈细小镶嵌;若病变明显,表面不满毛刺或珊瑚样突起的病灶,涂以 3％醋酸液后组织水肿变白如雪塑状。

（四）病理检查

主要表现为鳞状上皮增生,呈乳头样生长,常伴有上皮脚延长、增宽。表层细胞表现为角化过度或角化不全;棘层细胞高度增生,颗粒层和棘层上部细胞可见有特征性的灶性空泡细胞,细胞体积大,圆形或椭圆形,胞浆着色淡,胞核浓缩深染,核周有透亮的晕,为 HPV 感染的特征性改变;基底细胞增生;真皮乳头水肿,浅层毛细血管扩张,周围常有较多慢性炎性细胞浸润。

（五）核酸检测

可采用 PCR 及核酸 DNA 探针杂交检测 HPV,后者包括 southern 印迹杂交、原位杂交及斑点杂交。PCR 技术简单、快速,敏感性高，特异性强，不仅能确诊是否为 HPV 感染，且能确定 HPV 类型，但容易污染，假阳性相对高。没有数据支持人乳头状瘤病毒核酸检测在常规诊断或可见生殖器疣的患者中使用。

六、诊断与鉴别诊断

典型病例，依据病史（性接触史、配偶感染史或间接接触史）、典型临床表现即可确诊。对于外阴有尖锐湿疣者，应仔细检查阴道、宫颈以免漏诊，并常规行宫颈细胞学检查以发现宫颈上皮内瘤变。对于体征不明显者，需进行辅助检查以确诊。

本病需与假性尖锐湿疣、扁平湿疣、鲍温病样丘疹病、生殖器鳞状细胞癌和皮脂腺异位症等进行鉴别。

（一）假性尖锐湿疣

病变较局限，常发生在女性小阴唇内侧及阴道前庭，为白色或淡红色小丘疹，表面光滑，对称分布，无自觉症状，醋酸试验阴性。

（二）扁平湿疣

为二期梅毒特征性皮损，发生在肛门、生殖器部位的多个或成群的红褐色蕈样斑块，表面扁平，基底宽，无蒂，常糜烂、渗出，皮损处取材在暗视野下可见梅毒螺旋体，梅毒血清学反应强阳性。

（三）鲍温病样丘疹病

皮损多为多发性，且多单个散在发生，其表面尚光滑，颜色多为淡红色、褐色、紫罗兰色或棕色，受摩擦后不易出血，其损害增长速度缓慢，多增长到一定程度后停止生长，醋酸试验阴性，组织病理学表现为表皮呈银屑病样增生，表皮乳头瘤样增生，棘层肥厚，可见角化不良细胞，棘细胞排列紊乱，真皮浅层血管扩张，周围有淋巴细胞、组织细胞浸润。

七、治疗

治疗生殖器疣的主要目标是可见的疣消除。在大多数患者，治疗可引起无疣期。如果不及时治疗，可见生殖器疣可能会自限，保持不变或有所增加。目前研究表明，现有的疗法可能会减少生殖器疣，但不一定能彻底消除人乳头瘤病毒感染。由于治疗，是否引起 HPV 病毒 DNA 下降，还是后来再感染仍不清楚。目前还没有证据表明，生殖器疣的存在或治疗与子宫颈癌的发生有关。

生殖器疣的治疗应遵循患者的偏好及可用资源和医生的经验。没有确切证据表明，目前有一个特别有优势的治疗方法可以治疗所有的患者和所有的疣。由于未来传播 HPV 和 HPV 自限的不确定性，为数较多的研究者依然接受期待治疗的方法即顺其自然。

多数患者有<10 个生殖器疣，疣总面积 $0.5 \sim 1 \ cm^2$，这些疣应予各种治疗方式。可能会影响治疗的选择的因素：疣的大小，疣数目，疣形态解剖部位，患者偏好，治疗花费，方便性，不良反应和所提供的治疗经历会影响对治疗的效果，包括免疫抑制和各项治疗情况。大多数患者需要一个疗程的治疗，而不是一个单一的治疗。一般来说，疣表面潮湿部位比干燥部位疗效更好。若局部症状没有任何改观，应该改变这种治疗方式。治疗生殖器疣3 个月内的疗效有无及其在治疗过程中的不良反应用以评估整个治疗过程及其反应性。如果疣治疗措施实施好，则并发症很少发生。患者重视持续的色素减退或色素沉着发生，这通常与烧蚀模式有关。凹陷或增生性瘢痕虽然罕见，但仍有发生的可能性。慢性疼痛综合征同样较少发生（例如，外阴痛或肛周痛，以及治疗部位感觉过敏或直肠疣，排便疼痛或瘘形成）。曾经有在使用足叶草酯树脂和干扰素后出现严重的系统性反应的报道。

（一）外生殖器尖锐湿疣

1. 局部药物治疗

用药前局部涂以 1‰丁卡因行表面麻醉以减轻疼痛。可选择下列药物。

（1）0.5‰鬼臼毒素外用，每日 2 次，连用 3 d，停药 4 d 为1 疗程，可重复 4 个疗程。此药通过抗有丝分裂破坏疣，是相对便宜，容易使用，安全，可自我应用，但应注意其致畸作用，孕妇禁用。大多数患者治疗后有轻度至中度疼痛或局部刺激。

（2）80％～90％三氯醋酸或二氯醋酸外涂，每周 1 次，通过对蛋白的化学凝固作用破坏疣体。一般 1～3 次后病灶可消退，用药 6 次未愈应改用其他方法，二氯醋酸及三氯醋酸毒性小，对周围正常皮肤无损害，病变修复后将形成斑痕。应注意其致畸作用，孕妇禁用。

（3）5％咪喹莫特霜，每周 3 次，用药 6～10 h 后用肥皂水洗掉，可连用 16 周。患者能自行用药，多在用药后 8～10 周疣体脱落。此药为外用免疫调节剂，通过刺激局部产生干扰素及其他细胞因子而起作用。有烧灼及腐蚀的功能，若碰到正常的组织，则会有疼痛感，需保护周围正常组织。怀孕期间咪喹莫特的安全尚未确定，所以禁用于孕妇。

（4）10％～25％足叶草酯酊涂于病灶，涂药后 2～4 h 洗去，每周 1 次，可连用 3～4 次，因刺激性大，应保护周围正常皮肤，有致畸作用，孕妇禁用。为避免全身吸收后的毒性反应，应注意以下两点：①总剂量＜0.5 mL 或疣面积不超过 10 cm² 。②无开放性皮损。

2. 物理或手术治疗

物理治疗有微波、激光、冷冻。微波作用是凝固疣体基底部，因其为接触性治疗，可适用于任何部位尖锐湿疣。激光适用于任何部位疣及难治疗、体积大、多发疣。冷冻适用于疣体较小及病灶较局限者。对数目多、面积广及对其他治疗失败的尖锐湿疣可用微波刀或手术切除。

3. 干扰素

具有抗病毒及调节免疫作用，由于其费用高、给药途径不方便及全身的不良反应，不推荐常规使用，多用于病情严重，病变持续存在，或反复复发的患者。常用基因工程重组干扰素（γ-IFN）α-2a，剂量 100 万单位，病灶内局部注射，目前发现全身用药效果差，不推荐全身应用。干扰素作为辅助用药，多用于病情严重或反复发作者。目前多主张采用综合疗法，即两个或更多的方式在同一时间用于同一疣体。

（二）阴道尖锐湿疣

（1）用液态氮冷冻治疗。由于阴道瘘形成穿孔的危险，超低温探头在阴道内一般不推荐使用。

（2）80％～90％三氯醋酸或二氯醋酸可用于疣的治疗。但是应该避免酸性药物过量应用，处理后的区域应给予粉滑石，碳酸氢钠或液体肥皂去除未反应的酸。如有必要，这种治疗可每周重复。

（三）宫颈尖锐湿疣

治疗宫颈湿疣前，必须做细胞学检查，必要时行阴道镜及活组织检查排除宫颈上皮内瘤变及宫颈癌。目前治疗尚无统一规范，可根据病情选用物理或手术治疗。WHO不推荐使用足叶草酯酊或三氯醋酸。

（四）尿道尖锐湿疣

（1）液氮冷冻。

（2）10％～25％足叶草酯酊涂于病灶，可每周1次，必须晾干后方可恢复正常黏膜接触。

（五）肛周尖锐湿疣

（1）液氮冷冻。

（2）80％～90％三氯醋酸或二氯醋酸外用，可每周1次。

（3）或手术切除。

（六）HPV感染亚临床感染的处理

由于HPV感染存在自限性，且尚无有效去除病毒方法，2006年美国CDC建议若尖锐湿疣不合并鳞状上皮内瘤变，对HPV亚临床感染不需治疗，但若合并，尤其宫颈鳞状上皮内瘤变，则需根据组织学检查结果进行相应治疗。

（七）性伴侣的处理

性伴侣应进行尖锐湿疣的检查，并告知患者及患者性伴侣该病具有传染性，推荐使用避孕套阻断传播途径。避孕套可减少对生殖器感染HPV，降低HPV相关疾病的风险，但HPV感染可能发生在避孕套未覆盖或保护区（如阴囊、外阴或肛周）。

（赵骏达）

第八章　不孕症与辅助生殖技术

第一节　不孕症

凡婚后未避孕、有正常性生活、同居 2 年而未受孕者，称为不孕症。其中从未妊娠者称原发不孕，有过妊娠而后不孕者称继发不孕。

国内上海市计划生育科研所报道 1976～1985 年我国初婚育龄妇女总不孕率为 6.89％，西部山区、贫穷地区的不孕率高于东部经济发达省市，近年有上升的趋势。

一、病因及发病机制

多项流行病学调查结果显示，不孕夫妇中，女方因素占 40％～55％，男方因素占 25％～40％，男女双方共同因素的占 20％～30％，不明原因的约占 10％

（一）女性不孕因素

女性不孕中，输卵管性因素约占 40％，排卵因素约占 40％，不明原因约占 10％，另外 10％为不常见因素，包括子宫因素、宫颈因素、免疫因素等。

1. 输卵管因素

输卵管具有运送精子、摄取卵子及把受精卵运送到子宫腔的重要作用，若输卵管功能障碍或管腔不通，则可导致女性不孕。导致输卵管病变的因素包括输卵管的结构异常或输卵管非特异性炎症、子宫内膜异位症、各种输卵管手术甚至输卵管的周围病变如附近器官手术后的粘连和肿瘤的压迫、输卵管发育不良等。许多资料显示，性传播疾病如淋球菌、沙眼衣原体、支原体的感染可引起不孕，其可能为感染造成了输卵管的损伤。

2. 排卵障碍

各种因内分泌系统紊乱或者异常引起的排卵障碍也是女性不孕的主要因素之一。引起排卵障碍的因素有卵巢病变（如特纳综合征、单纯性腺发育不全以及未破裂黄素化综合征）、垂体疾病（如垂体肿瘤、席汉综合征）、下丘脑损伤（如颅咽管瘤、脑外伤等）以及甲状腺或肾上腺功能亢进或低下、重症糖尿病等。另外，黄体功能不足或黄体功能不全也可影响囊胚植入，导致不孕。

3. 宫颈与子宫因素

宫颈与子宫性不孕约占女性不孕症的 10%。宫颈形态和宫颈黏液功能直接影响精子上游进入宫腔；子宫具有储存和输送精子、孕卵着床及孕育胎儿的功能，因此，宫颈与子宫在生殖功能中起到重要的作用。引起不孕的常见原因包括宫颈与子宫解剖结构异常、感染、宫颈黏液功能异常、宫颈免疫学功能异常、宫腔粘连等。

4. 外阴与阴道因素

处女膜发育异常、阴道部分或者完全闭锁、阴道受机械性损伤后发生的瘢痕狭窄等均可以影响正常性生活、阻碍精子进入宫颈口。严重的阴道炎改变阴道酸碱度，引起大量微生物和白细胞增生，降低精子活力，减少精子在阴道的生存时间，甚至吞噬精子等，均可引起不孕。

（二）男性不孕因素

男方不孕原因常见于精子生成障碍与精子运送障碍。

1. 精子生成障碍

精索静脉曲张、睾丸炎症、严重的生殖道感染均可以破坏正常的生精过程；隐睾、睾丸发育不良、下丘脑－垂体－睾丸轴的功能紊乱或者身体其他内分泌系统如甲状腺疾病、肾上腺疾病或者糖尿病等亦可以影响精子发育过程；理化因素如致癌、致突变物质、放化疗、慢性酒精中毒等也可以造成精子减少甚至无精子。

2. 精子运送障碍

精子运送通道异常包括先天性双侧输精管缺如、精囊缺如等，男性生殖系统外伤和手术损伤也可引起精子运送障碍；功能性病变如阳痿、逆行射精、不射精等性功能异常引起的精子排出障碍也是男性不孕的常见因素。

3. 精子异常

精子本身不具备受精能力，如精子顶体蛋白酶缺乏等不能穿破卵子放射冠和透明带，不能引起卵子受精。

（三）免疫因素

精子、精浆、透明带和卵巢这些生殖系统抗原均可产生自身免疫或同种免疫，产生相应的抗体，阻碍精子与卵子的结合导致不孕。

1. 精子免疫

精子有大量特异性表达的精子抗原，可以引起男性的自身免疫反应，也可以引起女性的同种免疫反应。

（1）自身免疫：由于睾丸局部血睾屏障的存在，睾丸是人体的免疫豁免器官之一。因此任何原因的血睾屏障的破坏如输精管损伤、睾丸附睾炎症等都将导致精子的特异性抗原接触循环系统的免疫细胞产生抗精子抗体，结合于精子膜表面的抗精子抗体可引起精子的凝集现象，并影响精子的运动和受精功能。

（2）同种免疫：宫颈上皮细胞能产生分泌型 IgA、IgG 和极少量的 IgM，当女性生殖道黏膜炎症破损或精浆中的免疫抑制物受到破坏时，精子和精浆中的抗原物质会引起女方的同种免疫反应，宫颈上皮细胞产生致敏的分泌型 IgA、IgG 与精子结合后被覆在精子表面，使精子制动，难以进入宫腔；而 IgG 可起补体固定作用，发挥直接细胞毒作用，使精子发生凝集。

2. 女性体液免疫异常

女性体内可产生抗透明带抗体，改变透明带的性状或阻止受精乃至植入过程，从而导致不孕。抗心磷脂抗体可引起种植部位小血管内血栓形成，导致胚胎种植失败。

3. 子宫内膜局部细胞免疫异常

子宫内膜局部存在大量的免疫细胞，它们在胚胎种植中发挥帮助绒毛实现免疫逃逸和绒毛周围组织的溶细胞作用，有利于胚胎种植。因此，子宫内膜局部的免疫细胞如 NK 细胞、T 细胞和 B 细胞的功能异常都可能导致种植失败和不孕。

（四）男女双方因素

夫妻双方的性生活障碍、对性知识缺乏以及精神高度紧张，也可以导致不孕。

（五）不明原因不孕

指经过不孕症的详细检查，依靠现今检查方法尚未发现明确病因的不孕症，约占总不孕人群的 10%。

二、检查与诊断

不孕症通常是男女双方多种因素同时存在异常造成，必须通过双方同时全面检查，方可诊断。

（一）女方检查和诊断

1. 病史

详细的病史询问，从起因、症状与发展经过，可为诊断提供重要的依据。应详细询问婚育史、同居时间、性生活状况、避孕状况、月经史、家族史、手术史等；有无急性盆腔炎史、阑尾炎史，详问流产后及分娩后的情况，有无婚外性生活史；家庭及经常接触的人中有无罹患肺结核病。

2. 体格检查

应注意检查生殖器和第二性征发育，身高体重、生长发育、多毛、溢乳等；必要时行胸片检查排除结核、MRI 检查排除垂体病变等。

3. 超声影像学检查

超声检查是诊断不孕的常用手段，具有无损伤、方便、检出率和准确率高、可摄像记录以作比较等优点。B 超检查可发现子宫、卵巢、输卵管的器质性病变，连续 B 超监测卵泡发育、排卵、黄体形成等征象，对不孕病因的诊断有很大帮助。B 超检查可显示卵巢窦卵泡的数目，以判断卵巢储备功能。

4. 排卵及内分泌功能测定

常用方法有：基础体温测定、子宫颈黏液评分、血清内分泌激素的检测以及 B 超监测卵泡发育、排卵的情况等。激素检测常包括血清 FSH、LH、E_2、P、T、PRL 的检查。激素的测定以月经周期第 2～5 日的血清基础内分泌水平的检测最为重要，可反映卵巢的基础状态和其储备能力或某些病理状态。黄体中期血清的 E_2、P 水平可反映卵巢黄体功能。基础 FSH 水平升高表明卵巢储备能力下降，血清基础 LH/FSH≥2、T 的升高可协助诊断多囊卵巢综合征。必要时测定甲状腺、肾上腺皮质功能及其他内分泌功能以排除全身性内分泌异常导致的卵巢功能异常。

子宫内膜病理检查有助于了解有无排卵及黄体功能。

5. 输卵管通畅试验

输卵管通畅试验主要有：子宫输卵管通液术、子宫输卵管碘液造影，腹腔镜直视下行输卵管通液（美蓝液）。输卵管通液术是一种简便价廉的方法，但准确性不高。子宫输卵管碘液造影能显示子宫腔及输卵管内情况。在腹腔镜直视下行输卵管通液（美蓝液）是更客观准确的方法。也有采取 B 超下双氧水或其他阳性造影剂行子宫输卵管显影的方法。有条件者也可采用输卵管镜。新型的光纤显微输卵管镜能直视整条输卵管是否有解剖结构的改变，黏膜是否有粘连和损坏，并可进行活检及分离粘连等，能显著改观输卵管性不孕的诊治。

6. 宫颈与子宫因素检查

除常规妇科检查外，可采用阴道、宫颈分泌物细胞学、细菌学和病原体检查、宫颈黏液评分以及性交后试验（PCT）等。必要时可行宫腔镜或腹腔镜检查。

7. 生殖免疫学检查

包括精子抗原、抗精子抗体、抗子宫内膜抗体的检查，有条件者可进一步做体液免疫学检查，包括 CD50，IgG，IgA，IgM 等。

（二）男方检查和诊断

1. 病史

详细询问婚育史、性生活频度、性功能等情况，既往是否有腮腺炎、结核病史、外生殖器外伤史、手术史。

2. 体格检查

除全身检查外，重点检查外生殖器，注意发育情况、是否存在炎症、畸形及瘢痕等异常。

3. 精液检查

WHO 1999 年精液参考指标：精液量≥2 mL，精子密度≥20×1 000 000/mL，总精子数≥40×1 000 000/mL，前向运动精子（a 级＋b 级）≥50%，活精子≥50%，正常精子形态（严格形态学分析标准）≥15%，白细胞＜1×1 000 000/mL。精子数目或者活动度低于以上指标为异常，常见的有少精子症：精子数量＜20×1 000 000/mL。

三、治疗

首先要加强体育锻炼、增强体质、增进健康、保持良好乐观的生活态度，戒烟戒酒，养成良好生活习惯，适当增加性知识。针对明确病因的不孕症，分为以下治疗方法。

（一）输卵管性不孕的治疗

1. 经宫腔输卵管通液术

在月经周期干净 3 d 后至排卵前行输卵管通液术，为期 3 个月左右。治疗药物包括链霉素 1 g，地塞米松 5 mg，糜蛋白酶 4000单位及妥布霉素 8 万单位。

2. 输卵管重建术

常用的输卵管重建术包括输卵管吻合术、输卵管子宫角吻合术、子宫角处输卵管子宫植入术、输卵管粘连松解术、输卵管伞成形术以及输卵管造口术。

（二）排卵障碍性不孕的治疗

促排卵治疗常应用于因内分泌异常引起女方排卵障碍的不孕症。促排卵药物种类较多，通过不同机制产生效应。

1. 枸橼酸氯底酚胺或克罗米酚（CC）

克罗米酚又称氯底酚胺及氯米芬，为应用最广泛的、临床首选促排卵药。CC 的化学结构式和雌激素相类似，本身的雌激素效应微弱，与下丘脑的雌激素受体结合、刺激垂体分泌 FSH 和 LH，FSH 升高促进卵泡发育，常致一批卵泡生长并成熟。

自然月经或人工诱发月经周期第 5 日开始，初起每日 50 mg，共 5 d，应用 3 个周期后若无排卵，则加大剂量至每日 100～150 mg，共 5 d，每种剂量可试用 2～3 周期。用药后第 5 日开始，隔日性生活一次。如果高剂量 CC 治疗 3 个周期仍无排卵，可认为 CC 无效。尽管 CC 促排卵率很高，平均 80%，但妊娠率只有 40%，而自然流产率可高达 10%～33.3%。

CC 的不良反应较少，偶有面部潮红，腹胀或酸痛，乳房不适，恶心，呕吐，约有 1.5% 的人出现视力障碍包括视力模糊，眼前闪光或出现黑点或异常认识，常在用药后 1～2 周消失。

2. 人类绝经期促性腺激素（HMG）

HMG 是从绝经后妇女尿中提取的 FSH 和 LH 混合产品，每支 HMG 含 FSH 和 LH 各 75IU。应用克罗米酚治疗无排卵或有排卵但未妊娠者，可单独应用 HMG 或和 CC 联合应用。单独应用是从月经周期第 3 日每日给予 1～2 支 HMG，PCOS 患者月经第 3～5 日起每日肌内注射 1 支 HMG，B 超监测排卵，根据卵泡发育情况调整 HMG 用量。由于 HMG 压抑垂体内源性 LH 分泌，一般不会出现排卵前的自然 LH 高峰，故需在卵泡直径达 18～20 mm 时肌内注射 HCG 5000～10 000 IU 诱导排卵，36～38 h 进行较简单的助孕手术或 HCG 注射后 2 d 自然性交。排卵率为 60%～95%，妊娠率 58%～72%，多胎妊娠率 10%～30%，OHSS 发生率 10%～50%。

3. 促卵泡生长激素（FSH）

FSH 包括尿提取 FSH（u-FSH）、尿提取高纯度 FSH（u-FSH HP）以及基因重组 FSH（r-FSH）。U-FSH 与 u-FSH HP 含极少的 LH，r-hFSH 不含 LH。卵泡发生过程中，FSH 可启动卵泡募集和生长、选择优势化成熟，增加雌激素水平和促进子宫内膜的增殖，适用于下丘脑、垂体性无排卵患者。常规用法：月经第 3~5 日起，每日肌内注射 2 支，监测卵泡发育，适时应用 HCG 诱导排卵。FSH 与 HMG 的疗效无显著性差异。

HMG 与 FSH 应用过程中应严密监测卵巢反应，包括 B 超监测结合血激素检查，根据卵泡数量、大小及生长速度和激素水平，随时调整用量，必要时停用 FSH 及 HCG，以防止 OHSS 的发生。

极少数患者出现注射部位红肿、发热、关节痛等注射反应。

4. 促性腺激素释放激素（GnRH）

目前，临床常用的 GnRH 有 Buserelin，Luprolide（Lupron），国产丙氨瑞林等。常用于 IVF 周期预防 LH 峰过早出现和 PCOS 无排卵的治疗。

5. 溴隐停

溴隐停是麦角碱衍生物，作用于下丘脑神经原，抑制多巴胺受体降解，是一种多巴胺激动剂。下丘脑多巴胺浓度增加可促进催乳激素抑制因子的分泌，抑制垂体合成和释放 PRL，增加促性腺激素的释放，改善卵巢对促性腺激素的敏感性，诱发排卵。适用于高催乳激素血症的无排卵患者。用法：初起每日 2.5 mg，一般连续给药 3~4 周后，催乳激素降至正常，月经恢复后维持适当剂量。

（三）子宫、宫颈、阴道与外阴不孕的治疗

针对不同的病变，采用相应的治疗方法，包括药物治疗和手术治疗。

（四）免疫性不孕的治疗

可应用避免抗原刺激和免疫抑制剂治疗。

1. 避免抗原刺激

采用避孕套局部隔绝法，或中断性交或体外排精法避孕 6 月，

避免因精子与子女性生殖道接触，刺激女性体内持续产生 AsAb。复查抗体阴性后，于排卵期性生活，妊娠率为 50%。如 AsAb 持续阳性，妊娠率仅约 10%。可与其他治疗方法联合应用。

2. 免疫抑制剂应用

包括局部疗法、低剂量持续疗法和大剂量间歇给药法。宫颈黏液中存在 AsAb 的患者采用局部疗法，氢化可的松栓剂置阴道内；血清 AsAb 阳性的患者及少精症患者可应用低剂量疗法，强的松每日 5 mg，连用 3～12 月，对精子数目的提高有一定作用。大剂量间歇疗法不良反应较严重，适用于精子计数等其他指标正常且女方有正常排卵者，甲基强的松龙每次 32 mg，1 d 3 次，连用 7 d（女方月经周期第 21～28 日或第 1～7 日应用），可连续 6 个月。各种治疗方法的妊娠率为 10%～30%。

3. 人工授精

通过非性交方式将精液放入女性生殖道内，可用丈夫精液或供精者精液。

（五）男方因素不孕的治疗

少弱精子症者可给予药物或者手术治疗，若无效可应用辅助生育技术；双侧输精管阻塞无精子症，而经睾丸或附睾活检发现成熟精子者，也可采用辅助生育技术。

第二节 辅助生殖技术

1978 年 Edward 和 Steptoe 采用体外受精与胚胎移植技术诞生世界第一例婴儿（俗称试管婴儿），这是人类生殖医学技术的重大突破。随着人类辅助生殖技术（ART）的不断深入开展与普及，目前我国收治容量已达每年 20 000～30 000 周期。然而，由 ART 带来的技术本身以及社会、伦理、道德、法律等诸多方面的问题也日益突出，其应用的安全性值得深入探讨。

一、常用辅助生殖技术

目前，常用辅助生殖技术有人工授精（AI）和体外授精－胚胎移植（IVF-ET）及其衍生技术两大类。

（一）人工授精

人工授精技术根据精子来源分为夫精人工授精和供精人工授精技术；根据精液放置位置可以分为后穹隆人工授精、宫颈管内人工授精和宫腔内人工授精。依据精子的来源，又分夫精人工授精（AIH）和供精人工授精（AID）。夫精人工授精的适应证包括：①男性因少精、弱精、液化异常、性功能障碍、生殖器畸形等不育。②宫颈因素不育。③生殖道畸形及心理因素导致性交不能等不育。④免疫性不育。⑤原因不明不育。供精人工授精适应证包括：①不可逆的无精子症、严重的少精症、弱精症和畸精症。②输精管复通失败。③射精障碍。④男方和（或）家族有不宜生育的严重遗传性疾病。⑤母儿血型不合不能得到存活新生儿。

由于供精人工授精实施中存在很多伦理问题，所以卫生部规定实施供精人工授精的医疗机构需要经过特殊审批后方可实施此项技术；为了防止近亲婚配，严格控制每一位供精者的冷冻精液最多只能使 5 名妇女受孕。

（二）体外受精－胚胎移植及其衍生技术

此类技术包括从不孕妇女体内取出卵子，在体外与精子受精后培养至早期胚胎，然后移植回妇女的子宫，使其继续发育着床、生长成为胎儿的过程。主要有体外受精－胚胎移植、配子或合子输卵管内移植、卵胞浆内单精子显微注射以及植入前胚胎遗传学诊断等。

1. 常规体外受精与胚胎移植

主要适用于：①女方各种因素导致的配子运输障碍。②排卵障碍。③子宫内膜异位症。④男方少、弱精子症。⑤不明原因的不育。⑥免疫性不孕。

主要步骤包括以下 5 项。

（1）控制性超促排卵（COH）：COH 方案主要有使用 GnRH 激动剂降调节的超排卵方案（包括黄体期开始的长方案及卵泡期开始的长方案、短方案、超短方案及超长方案），无降调节的超排卵方案以及使用 GnRH 拮抗剂的超排卵方案。

（2）取卵：通常在给予 HCG 34～36 h 后取卵。B 超引导下，经阴道针刺卵泡负压吸引卵泡液获取卵母细胞，取卵后应用抗生素预防感染。

（3）体外受精：取出卵母细胞在试管内与优化处理的精子混合受精，体外培养受精卵。

（4）胚胎移植：将分裂为 4～8 个细胞的早期囊胚移植入宫腔。

（5）黄体支持：因 GnRH-a 有溶黄体作用，故在胚胎移植后，多应用黄体酮或 HCG 肌内注射支持黄体功能，以提高妊娠率。

2. 卵细胞浆内单精子注射（ICSI）

单精子卵胞浆内显微注射是在显微操作系统帮助下，在体外直接将精子注入卵母细胞浆内使其受精。可克服严重的男性少弱精症患者在体外受精中由于精子数量过少或精子功能障碍不能穿透卵母细胞透明带达到精卵融合、因而无法受精或受精率低下的问题。ICSI 也适用于阻塞性或部分非阻塞性无精症患者。然而，此技术避开了人类生殖的自然选择过程，可能会增加后代出生缺陷的发生率。已有研究表明，Y 染色体长臂基因或基因簇微缺失与无精或严重少弱精有关。因此，应严格掌握适应证，并重视术前的遗传学咨询及检查。

3. 植入前胚胎遗传学诊断（PGD）

此方法是利用现代分子生物学技术与显微操作技术，在受精卵分裂为 8 个细胞左右时，取出 1～2 个细胞，进行特定的遗传学性状检测，然后据此选择合适的囊胚进行移植的技术。遗传学性状检测方法以荧光原位杂交或各种 PCR 技术为主。目前常用于某些单基因疾病、染色体数目或结构异常以及性连锁性遗传病的携带者等有可能分娩遗传性疾病后代的高危夫妇的胚胎选择。该技术的主要目的与不孕症的治疗无关，但以辅助生殖技术为基础。应用 PGD 技术，可以避免反复的选择性流产或引产和遗传性疾病患儿的出生。

4. 配子输卵管内移植（GIFT）

在开腹或腹腔镜下将取到的卵母细胞与处理后的精液一起注入双侧输卵管内。适用于输卵管正常的不孕妇女。GIFT 由于省去了体外胚胎培养阶段，实验方法简便，但在配子移植时需开腹或腹腔镜手术包括全麻，对患者损伤大。同时，由于难以了解受精过程和胚胎发育情况，成功率为 20%～30%，目前已很少应用。

5. 未成熟卵子体外培养（IVM）

IVM 是模拟体内卵母细胞的成熟环境，将从卵巢采集的未成熟卵母细胞在体外培育，直至成熟的技术。IVM 避免了 IVF 治疗中卵巢过多刺激综合征发生的风险，适用于 PCOS 等易发生卵巢高反应的不孕患者。

二、辅助生殖技术主要并发症

（一）卵巢过度刺激综合征（OHSS）

卵巢过度刺激综合征是超排卵技术的并发症。OHSS 的发生与所使用超排卵药物的种类、剂量、治疗方案、患者的内分泌状况以及是否妊娠等因素有关。在接受超排卵治疗的患者中，OHSS 的总体发生率约为 20%，其中重度者为 1%～10%。妊娠周期 OHSS 发生率高于非妊娠周期，程度也较重。

OHSS 的发病机制尚不完全清楚，可能与多种因素有关。绒毛膜促性腺激素的使用是触发 OHSS 发生的重要因素。高表达的血管内皮生长因子、一些炎症介质及细胞因子、高水平的雌、孕激素以及卵巢内与肾上腺无关的肾素-血管紧张素-醛固酮系统可能与之有关。

OHSS 主要的病理生理变化是毛细血管的通透性增加、体液大量外渗并继发一系列的改变，导致腹水、胸水；血液浓缩、有效血容量降低；血液呈高凝状态；肾灌流量减少、导致尿量减少，甚至无尿，同时可伴水、电解质与酸碱平衡失调；临床表现为胃肠道不适、腹胀、呼吸困难、少尿等，患者双侧卵巢增大，严重者心、肺功能降低，肝、肾功能受损，静脉血栓形成，形成复杂的综合征。

治疗的主要措施包括提高循环胶体渗透压，解除胸水、腹水的压迫，改善微循环以及毛细血管通透性，纠正水、电解质与酸碱平衡失调和血液浓缩状态，保持有效血容量，维持正常的尿量。出现器官功能障碍者给予相应处理。必要时使用抗凝治疗以预防血栓形成。对病情严重且难以控制的患者应果断终止妊娠。

（二）多胎妊娠

促排卵药物的使用或多个胚胎的移植可导致多胎妊娠的发生。使用克罗米酚后多胎妊娠率达 5%～10%，应用绝经期促性腺激素后的多胎妊娠率为 20%～40%，体外受精与胚胎移植技术后的高达 25%～50%，甚至出现较多的高序多胎妊娠（三胎以上妊娠）。多胎妊娠可导致孕妇的妊娠并发症以及围产儿并发症明显升高，围产儿死亡率也明显升高。

为减少多胎妊娠的发生，应严格促排卵药物应用的适应证，并实施适度的超排卵。此外，在辅助生殖技术中减少移植胚胎的数目，通过选择高质量的胚胎进行移植（如囊胚培养及其移植技术）或改善子宫内膜的接受性从而提高所移植胚胎的植入率，摒弃通过增加移植胚胎数目而提高妊娠率的方法。

多胎妊娠发生后，减胎术可作为一种补救的措施。对于高序多胎妊娠，其意义特别重要。减胎术是实时超声显像引导下的介入方法，包括经阴道和经腹部两种途径，对较早期（孕 7 周前后）的胚胎可经阴道途径进行胚胎的吸引，较大的胚胎可采用胚心部位注入 10%KCl 致死胚胎的方法。妊娠物可逐步被完全吸收或形成纸样儿在分娩时排出。术后应监测母体的凝血功能，注意感染、出血等并发症。减胎术后的流产率为 5.4%～9.1%。

（三）其他并发症

体外受精技术穿刺取卵时可能损伤邻近肠管、输尿管甚至血管，引起出血和感染等并发症。经辅助生殖技术治疗获得的妊娠与自然妊娠比较，其流产率、早产率、异位妊娠率、宫内外同时妊娠率均较高。

采用辅助生殖技术的妊娠均应视为高危妊娠，加强和重视围生期保健，及时防治产科并发症，以得到良好的产科结局。

三、辅助生殖技术的发展前景

（一）卵细胞胞浆置换或卵细胞核移植技术

通过与年轻女性卵细胞胞浆进行置换或直接将卵细胞生殖泡核移植到年轻女性去除生殖泡核的卵细胞胞浆中，就可以使高龄不孕妇女获得自己血亲的后代。然而，此技术可能将供卵者卵细胞浆中线粒体 DNA 带入受卵者细胞基因中，这是不可忽视的严重问题。在没有确切了解这项技术对人类遗传的影响之前必须慎重使用。目前，我国禁止使用该项技术。

（二）生殖冷冻技术

人类精子、卵子或卵巢组织和胚胎冷冻技术等生殖冷冻技术是生殖工程技术中非常重要的一部分。人类精子和卵子包括卵巢组织冷冻获得成功，不仅可长期保存生殖细胞或生殖组织，还能为肿瘤患者和那些暂不想生育但担心将来可能因生育能力下降而致不育的正常女性"储存"生育力。胚胎冷冻可以将患者多余胚胎保存起来，以利选择合适的时机移植。此外，卵子冷冻的成功使赠卵试管婴儿更易于控制。卵细胞对低温非常敏感，冷冻后的卵子会发生不同程度的细胞损伤、染色体异常等，故卵子及卵巢组织的冷冻技术还有待进一步完善。

总之，辅助生殖技术的发展已经超越了单纯治疗不孕的范围，逐渐进入了对生命奥秘的探索和研究阶段，其内涵也从辅助生殖过渡到生殖工程。

（赵骏达）

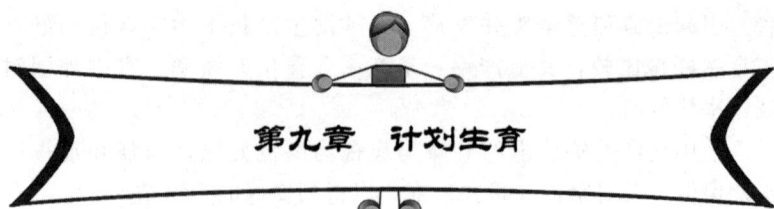

第一节　避　孕

常用药物、器具或利用生殖生理的自然规律达到避孕目的。本节以激素避孕、宫内节育器、及其他避孕方法分类介绍。

一、激素避孕

激素避孕即女性甾体激素避孕。最初，避孕只能依赖手术绝育和药具外用的方法。随着 20 世纪 50 年代口服避孕药的出现，节育技术向前迈出了重要的一步。我国 1960 年开始试制成孕激素药物（甲孕酮），1963 年起研制成第一代甾体避孕药（炔诺酮等），并先后研制长效口服避孕药，避孕针和短效避孕药减量试验及剂型改革等大量研究。1967 年起在全国推广。由于长效口服避孕药中所含雌激素剂量大，不良反应较明显，现将趋淘汰。目前临床应用避孕药已含第二代、第三代的孕激素，并已引进国外的数种甾体避孕药。甾体激素避孕药大致分为 4 类：①睾酮衍生物如炔诺酮、左炔诺孕酮（LNG）、庚炔诺酮和第三代孕激素如孕二烯酮、去氧孕烯等。②孕酮衍生物，如甲地孕酮、甲羟孕酮（甲孕酮，）、氯地孕酮、环丙孕酮、己酸孕酮等。③螺旋内酯类，如屈螺酮（DRSP）为第三代孕激素。④雌激素衍生物，如炔雌醇、炔雌醚、戊酸炔雌醇等。

（一）激素避孕临床应用种类

甾体激素避孕药分为口服避孕药、注射避孕针、缓释系统避孕药及避孕贴剂。

1. 口服避孕药

口服避孕药（OC）包括短效口服避孕药、及探亲避孕药。普遍应用的是含雌、孕激素的复方制剂。生育年龄无禁忌证的健康妇女均可服用。

（1）短效口服避孕药。①常用的剂型：目前为薄膜包衣片。曾有2种剂型：a. 糖衣片，药含于糖衣内。b. 纸型片，药附于可溶性纸上。②使用方法：a. 单相片。整个周期中雌、孕激素剂量固定。国产避孕药自月经周期第5日开始，每晚1片，连服22 d。一般停药后2～3 d发生撤药性出血，犹如月经来潮，若停药7 d月经尚未来潮，开始下1周期用药。进口避孕药首次服药在月经的第1日起，连服21 d，停药1周后再服药（不论月经何时来潮）。b. 双相片。多数为前7片孕激素剂量小，在后14片明显增加，雌激素剂量在整个周期中变化不大，服法同上。c. 三相片。第一相，含低剂量雌激素与孕激素，每日1片共6片；第二相，雌、孕激素剂量均增加，每日1片共5片；第三相，孕激素量再次增加而雌激素减至开始水平，每日1片共10片。三相片配方合理，避孕效果可靠，控制月经周期作用良好，突破出血和闭经发生率显著低于单相片，且恶心、呕吐、头晕等不良反应少。三相片应用渐趋广泛，国内尚无双相片，国外应用也较少。

（2）探亲避孕药：又称速效避孕药或事后避孕药。分为孕激素类制剂、雌孕激素复合制剂及非孕激素制剂。前两种探亲片不论月经周期时间，于探亲前1 d或当日中午服用1片，以后每晚服1片，至少连服10～14 d。后一种探亲片（C53号避孕药）则在第一次房事后立即服1片，次晨加服1片，以后每次房事后即服1片。探亲避孕药适用于夫妇分居两地短期探亲时避孕，不受月经周期限制，在任何一日开始服用均能发挥避孕作用，有效率达98%以上。

2. 长效避孕针

长效避孕针是长效避孕方法之一。其主要含有经酯化的孕激素（如己酸孕酮、庚炔诺酮等），经肌内注射后局部沉积储存缓慢释放而发挥长效作用，有效率达98%。目前国内供应有单纯孕激素类和雌、孕激素复合制剂类。单纯孕激素类易并发月经紊乱，而雌、孕激素混合制剂月经紊乱较少。长效避孕针使用的适应证与禁忌证与口服避孕药相仿。长效避孕针的应用方法与其作用时间长短有关：复方己酸孕酮及复方甲地孕酮为每月注射1次，而醋酸甲羟孕酮避孕针每3月注射1次。

3. 缓释系统避孕药

控制药物释放制剂又称缓释系统。缓释系统避孕药是一次给药，药物缓慢释放而维持恒定的血药浓度。目前国内外比较实用的有皮下埋植剂、缓释阴道避孕环、微球和微囊缓释避孕针、避孕贴片及释药宫内节育器（详见宫内节育器）。

（1）皮下埋植剂：是一种缓释系统的避孕剂。1987年起在我国应用，有效率达99.6%。Norplant I（第一代荷兰产品），有6个硅胶囊，每个含左炔诺孕酮（LNG）36 mg，总量216 mg。Norplant II（第二代），有2根硅胶棒，每根含LNG 70 mg，总量140 mg。1994年批准我国产的皮下埋植剂称为左炔诺孕酮硅胶棒 I 型和 II 型作为长效避孕方法之一。

埋植后Norplant硅胶囊缓慢、恒定地向血液循环中释放左炔诺孕酮，平均释放量为30 μg/24 h。放置24 h后即发挥避孕作用。Norplant皮下埋植剂用法：于周期第7日内在上臂内侧作皮下扇形插入。可避孕5年，平均年妊娠率为0.3/100使用者。优点是不含雌激素，随时可取出，恢复生育功能快，使用方便。

不良反应主要是不规则少量阴道流血或点滴出血，少数闭经。一般3~6个月后可逐渐减轻及消失。流血时间过长或不规则流血不能耐受而又不愿终止使用者可给予含炔雌醇30~35 μg的复方短效口服避孕药22 d，或布洛芬80 mg，3次/d，共5 d。但多数学者不主张用避孕药或激素，宜用中药。

（2）缓释阴道避孕环（CVR）为缓释避孕系统，其原理与皮下埋植相同，将避孕甾体激素装在载体上，制成环状放入阴道，利用阴道黏膜上皮直接吸收药物进入血循环产生避孕效果。

国内生产的硅胶阴道避孕环，又称甲硅环，是直径 4 cm 具有弹性而软的空芯硅橡胶环，管断面直径 4 mm、壁厚 0.8 mm，空芯内含单孕激素避孕药甲地孕酮 250 mg，体外测定每日释放 133 μg，可连续使用 1 年，累积妊娠率 2.4%。

国外有单纯孕激素阴道环（左炔诺孕酮）和雌、孕激素阴道环（EE 和 LNG 或去氧孕烯），已在我国进行临床试验。

缓释阴道避孕环使用方法简便，一次放入，可避孕较长时间，可自己放入或取出，其避孕效果好、安全。少数使用阴道避孕环者出现月经紊乱，月经异常 2.01%，环脱率为 2%左右。

（3）微球和微囊缓释避孕针　是近年发展的一种新型缓释系统的避孕针，采用具有生物降解作用的高分子聚合物与甾体激素避孕药混合或包裹制成微球或微囊，将其注入皮下，缓慢释放避孕药，而高分子聚合物在体内降解、吸收，不必取出。复方甲地孕酮微囊是我国研制缓释注射避孕针，内含甲地孕酮（15 mg）和戊酸雌二醇（5 mg），每月注射 1 次，妊娠率为 0.88%，突破性出血率为 2%左右。该方法避孕效率高，但其可接受性有待多中心临床试验证实。

4. 避孕贴剂

贴剂的储药区含有避孕激素，粘附于皮肤后，药物按一定的量及比例释放入血，达到避孕作用。美国批准上市产品 OrthoEvra 贴片内含炔雌醇 0.75 mg 与 17-去酰炔肟脂 6 mg，月经第 1 日使用。前者每 24 h 释放 20 μg，后者释放 150 μg。每周 1 片，连用 3 周，停药 1 周。妊娠率约为 1/100 妊娠年。

（二）激素避孕机制

体激素避孕药的作用是多环节的，根据药物种类、剂量、剂型、给药途径、用药方法的不同，其作用环节亦有所不同。

1. 抑制排卵

甾体激素避孕药通过干扰下丘脑－垂体－卵巢轴的正常功能达到抑制排卵。避孕药物抑制下丘脑释放 GnRH，使垂体分泌

FSH 和 LH 减少，同时直接影响垂体对 GnRH 的反应，不出现排卵前 LH 高峰，故不发生排卵。

2. 对生殖器官的直接作用

（1）改变宫颈黏液性状：避孕药中的孕激素使宫颈黏液量变少，高度黏稠，拉丝度减小，不利于精子穿透。

（2）改变子宫内膜的性状：胚胎着床的关键在于胚胎发育与子宫内膜生理变化过程必须同步。避孕药中的孕激素干扰雌激素效应，抑制子宫内膜增殖，腺体小而直、螺旋动脉发育不良，间质细胞蜕膜样变，这样的内膜不适于受精卵着床。

（3）改变输卵管的功能：在持续的雌、孕激素作用下，改变输卵管正常的分泌活动与蠕动，改变受精卵在输卵管内的正常运行速度，从而干扰受精卵的着床。

（三）激素避孕禁忌证

激素避孕禁忌证包括：①严重心血管疾病不宜使用。避孕药中孕激素对血脂蛋白代谢有影响，可加速冠状动脉粥样硬化发展；因雌激素使凝血功能亢进，故冠状动脉硬化者易并发心肌梗死。雌激素还增加血浆肾素活性，使血压升高，高血压患者脑出血发病率较未服药者高 2 倍。②急、慢性肝炎或肾炎。③血液病或血栓性疾病。④内分泌疾病如糖尿病需用胰岛素控制者、甲状腺功能亢进症者。⑤恶性肿瘤、癌前病变、子宫或乳房肿块患者。⑥哺乳期不宜使用，因避孕药中的雌激素可抑制乳汁分泌，影响乳汁质量。⑦月经稀少或年龄＞45 岁者。⑧原因不明的阴道异常流血。⑨精神病生活不能自理者。

（四）激素避孕不良反应及处理

1. 类早孕反应

服药后可出现恶心、头晕、乏力、困倦、食欲缺乏、乳胀、白带增多等类似早孕反应，为雌激素刺激胃粘膜所引起。轻者不需处理，坚持服药数日后，可自然减轻或消失。可考虑进行对症治疗，如服药的前 3 个月内口服维生素 B_6、复合维生素等。症状严重者，可考虑更换制剂。

2. 阴道流血

又称突破性出血。发生阴道流血，或是由于漏服、迟服（不定时）、服药方法错误、药片质量受损所致；或是由于个人体质不同，服药后体内激素水平不平衡，不能维持子宫内膜正常生长的完整性而发生。少量流血者，每晚加服炔雌醇 1 片（0.005 mg），与避孕药同时服到 22 d 停药。流血稍多者，每晚加服炔雌醇 2 片（0.01 mg），与避孕药同时服到 22 d 停药。流血量如同月经量时，或流血时间已接近月经期，可停止服药，就将此次流血当作月经，在流血的第 5 日再开始重新服药。

3. 停经或月经过少

绝大多数停经或月经过少者，在停药后可自然恢复。若停药后月经仍不来潮，应在停药的第 7 日开始服下一个周期避孕药，不宜久等，以免影响避孕效果。连续发生两个月停经者，应考虑调换避孕药种类，如原用避孕药 1 号改用避孕药 2 号；原用 2 号药改用 1 号药。调换药品后仍停经，或连续发生 3 个月停经者，应停止服药，观察一段时间，等待月经自然恢复。或在停药后每日肌内注射黄体酮 10 mg，连续 5 d；亦可口服甲羟孕酮，每日 10 mg，连服 5 d。一般在停药后 1 周内月经来潮。如注射或口服上述药物后仍不来月经，应查找原因。停药超过 6 个月依然闭经，称为"避孕药后闭经"，原因可能是下丘脑－垂体系统阻断，可试用人工周期调节，使功能恢复，如果妇女原有下丘脑－垂体－卵巢轴的功能不全则往往难以恢复。停用避孕药期间，应采用其他避孕措施。月经减少通常不必处理。如月经过少，可每日加用炔雌醇（0.005 mg）1～2 片，按周期加服。

4. 体重增加

较长时间服用短效口服避孕药，少数妇女体重增加。其原因是避孕药中孕激素成分有弱雄激素作用，促进体内合成代谢。或雌激素成分使水钠在体内潴留所致。这种体重增加不会导致肥胖症，不影响健康。只要注意均衡饮食，合理安排生活方式，适当减少盐分的摄入并结合有氧运动就可以减少这一不良反应。

5. 色素沉着

少数妇女颜面皮肤可出现淡褐色色素沉着，如同妊娠期色素沉着一样。停药后多数妇女可自然减轻或恢复。极少数色素脱失缓慢，但不影响健康。

6. 其他

如头痛、乳房胀痛、食欲增强、皮疹、瘙痒等，可对症处理，必要时停药。严重头痛及出现视力障碍、原因不明的胸痛、腿痛者需停药观察，并做进一步的检查。

（五）激素避孕远期安全性

1. 长期服用甾体激素避孕药与生殖器官肿瘤

（1）国内外大量研究资料表明，长期连续服用（5 年以上）短效或长效甾体激素避孕药，不增加子宫内膜癌、宫颈癌、乳癌的发病率。并认为由于孕激素的保护作用，可减少子宫内膜癌的发生，同时也减少卵巢上皮癌的发生。

（2）长期口服甾体激素避孕药能否潜在性诱发宫颈癌和乳房癌的问题，近年仍有争议。有待进一步研究。在病因尚不清楚的今天，以一种因素判定其是否发病率增高，难以定论。

2. 长期服用甾体激素避孕药与日后生育

长期服用短效或长效甾体激素避孕药停药后，一般在停药 3 个月内恢复排卵者约占 80%，1 年内恢复排卵者占 95%～98%。可见，长期应用甾体激素避孕药避孕，停药后不影响生育。服药时间过长，停药时年龄已近 40 岁或超过 40 岁，排卵恢复时间有延迟趋向，可能与年龄较大、卵巢功能自然减退有关。

3. 长期服用甾体激素避孕药与子代发育

国内外研究资料显示，应用甾体激素避孕药停药后怀孕不增加胎儿畸形的发病率。目前，根据甾体避孕药的药代动力学，以及停用短效口服避孕药后生育能力大多立即恢复，停药第一周期即有 70% 的妇女恢复排卵，3 个月内达 90%；停药后，药物对胎儿无影响，出生婴儿畸形发生率并不增加的研究结果，一些学者建议应用短效口服避孕药者没有必要停药后等待 3～6 个月再妊娠。而应用长效甾体激素避孕药，则停药半年后再怀孕是安全的，不影响胎儿的发育和健康，不增加出生缺陷的发病率。

4. 长期服用甾体激素避孕药与人体三大代谢

（1）糖代谢：长期服用甾体激素避孕药，部分使用者出现糖耐量降低，而空腹血糖正常，尿糖阴性，临床上无糖尿病征象。对糖代谢的影响可能与孕激素活性有关，孕激素能减少胰岛素受体数而增加组织对胰岛素的对抗。应用高剂量口服避孕药研究结果显示，避孕药有增加血糖、增加胰岛素水平和降低糖耐量等反应，但停药后很快恢复正常。

（2）脂代谢：长期服用甾体激素避孕药后，可使部分妇女血浆中甘油三酯、总胆固醇、高密度脂蛋白（HDL）变化。目前认为，雌激素使低密度脂蛋白（LDL）降低、HDL升高；不同的孕激素对HDL的影响不同。血管病变与胆固醇中的高密度脂蛋白和低密度脂蛋白比例有关。高密度脂蛋白增高可防止动脉硬化，对心脏、血管具有保护作用。而低密度脂蛋白增高可使动脉硬化，对心脏、血管不利。

（3）蛋白代谢：长期服用甾体激素避孕药后，少数妇女可出现血中总蛋白含量下降、清蛋白降低、球蛋白增高等。但这些变化无临床征象，停药后可恢复正常。

5. 长期服用甾体激素避孕药与血栓性疾病

目前公认，雌激素可使凝血因子增高，使用较大剂量雌激素，有增加血栓性疾病的危险性。一般认为雌激素每日的安全剂量是在 $50\ \mu g$ 以下。国产短效避孕药每片雌激素含量均在 $30\sim35\ \mu g$。国内经过多年观察和大量多中心研究资料表明，我国妇女长期服用甾体激素避孕药，并不增加血栓性疾病的发病率。

总之，长期服用甾体激素避孕药并不增加生殖器官恶性肿瘤的发病率，不影响日后生育，不影响子代发育，对人体三大代谢中某些暂时性的改变，在停药后可恢复正常。长期应用甾体激素避孕药不仅安全，且不影响健康，对子宫内膜癌、卵巢癌有保护作用。但为确保服避孕药妇女的健康，服药时间较长者应到医院或计划生育服务站定期检查。长期服药后，也可停用一段时间，然后根据身体健康情况，酌情再使用。

二、宫内节育器

宫内节育器（IUD）是一种安全、有效、简便、经济、可逆的节育方法，深受广大妇女的欢迎。据统计，我国占世界使用 IUD 避孕总人数的 80%，是世界上使用 IUD 最多的国家。

（一）临床应用种类

IUD 大致可分为两大类（图 9-1）。

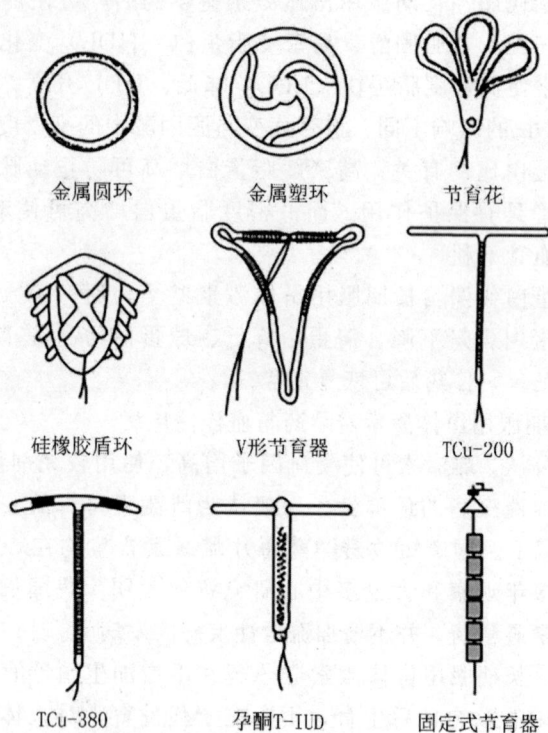

| 金属圆环 | 金属塑环 | 节育花 |

| 硅橡胶盾环 | V形节育器 | TCu-200 |

| TCu-380 | 孕酮T-IUD | 固定式节育器 |

图 9-1　各种宫内节育器示意图

1. 惰性 IUD

为第一代 IUD，由惰性原料如金属、硅胶、塑料或尼龙等制成。国外主要为 Lippes 蛇形和 Dulkon 盾形节育器；国内主要为不锈钢圆环，已于 1993 年淘汰。

2. 活性 IUD

为第二代 IUD，其内含有活性物质如铜离子、激素、药物及磁性物质等，藉以提高避孕效果，减少不良反应。

（1）带铜 IUD：带铜节育器在子宫内持续释放具有生物活性的铜离子，而铜离子具有较强的抗生育作用，避孕效果随着铜的表面积增大而增强，但表面积过大时，不良反应也相应增多。①带铜宫形节育器：以不锈钢圆环热处理呈宫腔形。在钢丝螺旋腔内加入铜丝，表面积 $200\sim300$ mm^2，具有妊娠率、脱落率低，可长期存放的优点。带铜宫形节育器是国内首先推荐的一种。②带铜 T 形宫内节育器（TCu-IUD）：是我国目前临床常用的 IUD。带铜 T 形器按宫腔形态设计制成，以聚乙烯为支架，内含少量钡，以便在 X 线下显影。纵杆上绕以铜丝，或在纵杆或横臂套以铜管。根据铜丝（管）暴露于宫腔的面积不同而分为不同类型，铜的总面积为 200 mm^2 时称 TCu-200，其他型号有 TCu-220C、TCu-380A 等。T 形器纵杆末端系以尾丝，便于检查及取出。TCu-380A 是目前国际公认性能最佳的宫内节育器，TCu-380Ag 的铜丝内有银芯，能延缓铜的溶蚀，延长使用年限。③母体乐 IUD：国外引进，塑料支架，呈伞状，半月形两侧臂带有小棘，纵臂绕有铜丝，表面积 375 mm^2，带有尾丝。④无支架 IUD，即固定式铜套串（吉妮 IUD）：外科尼龙线上串有 6 个铜套，顶端有小结可固定在宫底部肌层内，使 IUD 悬挂在宫腔中，减少对内膜压迫和损伤，以减少出血反应。⑤其他：还有带铜的 V 形节育器，金塑铜环等多种。也是我国常用的 IUD。

（2）药物缓释宫内节育器。①含孕激素 T 形 IUD：采用 T 形支架，缓释药物储存在纵杆药管中，管外包有聚二甲基硅氧烷膜，控制药物释放。孕激素使子宫内膜变化不利于受精卵着床，带器妊娠率较低；孕激素促使子宫肌静止，故脱落率也低。不良反应如腹痛、月经过多发生少，但易出现突破出血。目前用左炔诺孕酮（LNG）代替孕酮，每日释放 20 μg，有效期为 5 年，其优点是不仅妊娠率、脱落率低，且月经量少。主要不良反应为闭经和点滴出血。②含消炎痛的带铜 IUD：常用的产品有药铜环 165、活性 γ 形节育器，药铜宫腔形节育器等，其特点是妊娠率、脱落率低而且出血率低、继续存放率高。其他有吲哚美辛-VCu220、鲁 T 药铜 IUD 等。③含其他活性物的 IUD：如含锌、磁、其他止血药如抗纤溶药物等。

（二）避孕机制

大量研究认为 IUD 抗生育作用是多方面的，主要是局部组织对异物的组织反应所致。

1. 杀精毒胚

IUD 诱发的局部炎症反应主要是由机械性压迫、子宫收缩时的摩擦及放置 IUD 操作损伤子宫内膜所致。宫腔中炎性细胞明显增加。持续存在的 IUD 压迫使局部内膜炎症转为慢性无菌性炎，巨噬细胞、淋巴细胞及浆细胞的分泌物质、中性白细胞的溶解产物以及损伤内膜细胞溶解释放物质使宫腔液具有细胞毒作用。宫腔液可流至输卵管，影响输卵管中精子活动度、胚泡的运输速度或毒杀胚泡。载铜 IUD 释放的铜离子也具有杀精子作用。

2. 干扰着床

IUD 可使内膜细胞浆 ER 转位胞核速度延缓，使大量 ER 停留在胞浆中，导致了内膜生物学的变化，从而阻碍了受精卵的着床。IUD 机械性的严重压迫可使内膜组织缺血、间质萎缩、腺上皮变性或坏死。载铜 IUD 释放的铜离子可进入细胞核和线粒体，干扰细胞的正常代谢：①与锌离子竞争，抑制重要的含锌类酶（如碳酸酐酶，碱性磷酸酶等）的活性，严重影响细胞代谢。②线粒体肿胀、变性，影响细胞的生理活动。③腺上皮发生不同程度的变性、坏死或溶解。含孕酮 IUD 的孕激素抑制子宫内膜增生，并使内膜超前转化：内膜细胞有丝分裂减少、腺体少而小、很早出现顶浆分泌，间质细胞生长受阻。同时，孕激素也可改变细胞的许多重要生理功能，如使细胞 ER、PR 量显著减少，乳酸脱氢酶、碱性磷酸酶等活性降低。子宫内膜的这些变化都干扰受精卵的着床。

（三）适应证与禁忌证

1. 适应证

育龄妇女自愿要求以 IUD 避孕而无禁忌证者。

2. 禁忌证

禁忌证包括：①妊娠或可疑妊娠。②生殖器官炎症。③生殖器官肿瘤。④月经频发、月经过多或不规则阴道流血。⑤宫颈过松、重度裂伤、重度狭窄以及重度子宫脱垂。⑥生殖器官畸形。⑦宫腔<5.5 cm 或>9 cm。⑧较严重的全身急、慢性疾患。⑨各种性病未治愈。⑩盆腔结核。⑪人工流产后，子宫收缩不良、可能有妊娠组织残留或有感染可能。⑫产时或剖宫产时胎盘娩出后放置，有潜在感染或出血可能。⑬有铜过敏史者，不能放置载铜节育器。

（四）IUD 常规放置时间

IUD 常规放置时间：①月经净后 3～7 d 内为宜。②月经延期或哺乳期闭经者应排除妊娠后才可放置。③产后 42 d 恶露已净，会阴伤口已愈合，子宫恢复正常。④人工流产吸宫术和钳刮术后，中期妊娠引产流产后 24 h 内清宫术后（子宫收缩不良、出血过多或有感染可能者除外）。⑤剖宫产术后满半年放置。

（五）IUD 放置后随访

常规随访时间为放置后 3、6、12 个月及以后每年 1 次，直至停用，特殊情况随时就诊。随访内容包括主诉、妇科检查 IUD 尾丝及采用 B 超检查 IUD 位置。

（六）IUD 取出适应证和取器时禁忌证

1. 适应证

包括：①放置期满需要更换。②围绝经期停经半年后或月经紊乱。③不需要再避孕。④要求改用其他避孕方法或绝育。⑤因不良反应治疗无效及并发症需取器。⑥带器妊娠者。

2. 取器时禁忌证

包括：①生殖器官及盆腔急性感染。②全身情况不良，不能耐受手术或疾病的发作期。

3. 取器时期

包括：①月经净后 3～7 d 为宜。②因出血多需取器，随时可取。

（七）IUD 的不良反应及并发症

不良反应包括月经异常、下腹部或腰骶部疼痛及白带增多。前两种情况须明确诊断后处理，而后者多数不需治疗，一般于数月后自行减少。

IUD 的并发症有术时出血、子宫穿孔，心脑综合反应（极少见），术后感染，铜过敏或 IUD 异位、断裂、变形、脱结、及下移，有时可见 IUD 尾丝消失。

IUD 的远期安全性，可见异位妊娠和盆腔炎发生。目前认为带器妊娠中异位妊娠的发生率与未使用者相比其异位妊娠的发生率并不增高；而感染则可能与原潜在的感染或术时带入微生物引发有关。

三、其他避孕方法

其他避孕方法包括外用避孕药具、自然避孕法等。

（一）外用避孕药具

常用的有阴茎套、女用避孕套及阴道杀精剂。

1. 阴茎套

阴茎套也称男用避孕套，是由乳胶或其他材料制成的袋状男用避孕工具。性生活前套在阴茎上，射精时让精液排在阴茎套前端的小囊内，阻断精液进入阴道，起物理性屏障作用，达到避孕目的。这是世界上最常用、最无害的男用避孕法。不但可以避孕，而且可防止性传播疾病的感染。

每次性交时均应更换新的阴茎套，选择合适的型号，排去小囊内空气后方可应用。射精后阴茎尚未软缩时，即捏住套口和阴茎一起取出。事后检查一下避孕套有无破裂，如有破裂，应采取紧急避孕措施。如能正确使用，避孕成功率可达 95% 以上。

2. 女用避孕套

女用避孕套，简称阴道套，是一种由聚氨脂（或乳胶）制成的柔软、宽松袋状物，长 15～17 cm。开口处连一直径为 7 cm 的柔韧"外环"，套内有一直径为 6.5 cm 的游离"内环"（图 9-2）。女用避孕套既能避孕，又能预防性传播疾病（STD）和艾滋病（AIDS）。除阴道过紧、生殖道畸形、子宫Ⅱ度脱垂、生殖道急性炎症及对女用避孕套过敏外，均可使用。

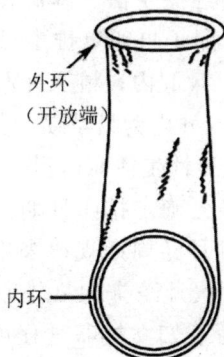

外环
（开放端）

内环

图 9-2　女用避孕套

3. 阴道隔膜、宫颈帽和阴道避孕囊

阴道隔膜用乳胶制成，宫颈帽和避孕囊用硅橡胶制成。均需经医护人员配置，选择大小合适、经学习妇女自己掌握的机械屏障避孕方法。目前国内尚无此类产品。

4. 阴道杀精剂

阴道杀精剂是性交前置入女性阴道，具有对精子灭活作用的一类化学避孕制剂。目前常用的有避孕栓、胶冻、片剂（泡腾片）和避孕药膜。均以壬苯醇醚为主药，和惰性基质制成。壬苯醇醚具有快速高效的杀精能力，最快者 5 s 内使精细胞膜产生不可逆改变；含主药 50 mg，但其 1/30 剂量即足以杀灭一次射精中的全部精子。性交前 5~10 min 将药栓、片或膜置入阴道深处，待其溶解后即可性交。正确使用的避孕效果达 95% 以上。一般对局部黏膜无刺激或损害，少数妇女有阴道灼热感。

(二) 自然避孕法

自然避孕法 (NFP)，又称安全期避孕法，是指不用任何药物、工具或手术方法，而是顺应自然的生理规律，利用妇女月经周期中生理上产生的不同自然信号来识别其处于月经周期的"易受孕期"或"不易受孕期"，从而选择性交日期，以达到避孕的目的。

日历表法、哺乳期闭经避孕法、基础体温测量法、宫颈黏液观察法均属自然避孕法。卵子自卵巢排出后可存活 1~2 d，而受精能力最强时间是排卵后 24 h 内；精子进入女性生殖道可存活 3~5 d。因此，排卵前后 4~5 d 内为易孕期，其余的时间不易受孕视为安全期。采用安全期进行性生活而达到避孕目的。

使用安全期避孕需事先确定排卵日期，通常根据基础体温测定、宫颈黏液检查或通过月经周期规律来推算。多数妇女月经周期为 28~30 d，预期在下次月经前 14 d 排卵，排卵日及其前后 5 d 以外时间即为安全期。由于妇女排卵过程可受生活、情绪、性活动、健康状况和外界环境等因素影响而推迟或提前，还可能发生额外排卵。因此，安全期避孕法并不十分可靠，失败率达 20%。

(三) 其他避孕法

目前正在研究的生物技术避孕包括黄体生成激素释放激素类似物避孕，免疫避孕中的导向药物避孕和抗生育疫苗等。

人工合成的黄体生成激素释放激素类似药 (LHRHa) 的作用具有双相性。正常生理情况下，下丘脑释放的 GnRH 可促进 FSH、LH 的合成与分泌，从而促进卵泡发育和排卵。当非脉冲式大剂量应用 LHRHa 时，其作用则相反，即对垂体产生降调节，可能原因是 LHRHa 的持续作用使垂体内的 LHRH 受体失去敏感性，不再对 LHRHa 产生反应，结果抑制卵泡发育和排卵，达到避孕目的。

　　导向药物避孕，指利用单克隆抗体携带抗生育药物靶向受精卵透明带或滋养层细胞，达到抗着床及抑制受精卵发育的目的。

　　抗生育疫苗，指选择生殖系统或生殖过程的抗原成分改造制成疫苗，可介导机体细胞或体液免疫反应，免疫攻击相应的生殖靶抗原，从而阻断正常生殖生理过程的某一环节达到避孕目的。如抗精子疫苗、抗卵透明带疫苗、抗绒毛膜促性腺激素疫苗、LHRH 疫苗等。

第二节　绝　育

　　绝育包括女性绝育与男性绝育，本节主要介绍女性绝育。目前临床采用的女性绝育方法是输卵管绝育术。手术对受术者创伤小、又不影响机体的生理功能，手术后恢复快，故易被受术者接受。

　　输卵管绝育术是通过手术或手术配合药物等人工方法，于输卵管部位阻止精子与卵子相遇而达到绝育的目的，称为输卵管绝育术。其方法有输卵管结扎切断、电凝、输卵管夹、环套、药物粘堵及栓堵输卵管管腔。输卵管绝育术是一种安全、永久性节育措施；如要求复孕时行输卵管吻合术，可逆性高。手术途径有开腹、经腹腔镜及经阴道三种。目前最常用的方法为开腹输卵管结扎术，有条件的医疗机构可选择腹腔镜绝育术。

一、开腹输卵管结扎术

（一）适应证

（1）自愿接受绝育手术而无禁忌证者。

（2）患有严重全身疾病不宜生育而行治疗性绝育术。

（二）禁忌证

（1）急、慢性盆腔感染，腹壁皮肤感染等，应在感染治愈后再行手术。

（2）24 h 内有两次间隔 4 h 的体温在 37.5 ℃或以上者。

（3）全身情况不良不能耐受手术者。

（4）严重的神经官能症者。

（三）术前准备

（1）手术时间选择：非孕妇结扎时间最好选择在月经干净后 3～7 d。人工流产后、中期妊娠终止后即可进行手术；足月顺产产后和剖宫产时即可施行手术；难产或疑产时感染者需住院观察 3 d 或以上无异常情况再施行手术。哺乳期或闭经妇女则应排除早孕后再行结扎术。

（2）解除受术者思想顾虑，作好解释和咨询。

（3）详细询问病史，进行全身体格检查及妇科检查，检验血尿常规、出凝血时间、肝功能及白带常规等。

（4）按妇科腹部手术前常规准备。

（四）麻醉

局部浸润麻醉为主，酌情选用其他麻醉。

（五）手术步骤

（1）排空膀胱，取仰卧臀高位，手术野按常规消毒、铺巾。

（2）切口：下腹正中耻骨联合上 4 cm 处作 2～3 cm 纵切口，产妇则在宫底下 2～3 cm 处作纵切口。

（3）提取输卵管：术者可用指板或输卵管吊钳或无齿弯头卵圆钳沿宫底后方滑向一侧，到达卵巢或输卵管处后，提取输卵管。

（4）确认输卵管：用鼠齿钳夹持输卵管系膜并追溯到输卵管伞端，证实为输卵管，并检查卵巢。

（5）结扎输卵管：目前我国多采用抽心近端包埋法。在输卵管峡部背侧切开浆膜层，游离出该段输卵管约 2 cm，钳夹远、近两端，剪除其间的输卵管 1～1.5 cm，两端结扎后缝合浆膜层，将近端包埋于输卵管系膜内，远端留于系膜外。同法处理对侧输卵管。

（六）术后并发症

1. 出血或血肿

出血、血肿系术中过度牵拉、钳夹而损伤输卵管或其系膜造成，或因创面血管结扎松弛所致。

2. 感染

包括腹壁伤口、盆腔及全身感染。可因体内原有感染灶未控制致术后发生内源性感染；或因手术器械、敷料消毒不严或手术操作无菌观念不强所致。

3. 脏器损伤

膀胱、肠管损伤多因解剖关系辨认不清或操作粗暴。

4. 绝育失败

绝育方法本身缺陷，施术时技术误差引起。其结果多发生宫内妊娠，尚需警惕输卵管妊娠的可能。

二、经腹腔镜输卵管绝育术

（一）禁忌证

主要为腹腔粘连、心肺功能不全、膈疝等，余同开腹输卵管结扎术。

（二）术前准备

同开腹输卵管结扎术，受术者应取头低仰卧位。

（三）手术步骤

采用局麻、连续硬膜外麻醉或静脉全身麻醉。于脐孔下缘作 $1\sim1.5$ cm 横弧形切口，将 Verres 气腹针插入腹腔，充气（二氧化碳）$2\sim3$ L，然后换置腹腔镜。在腹腔镜直视下将弹簧夹钳夹或硅胶环环套于输卵管峡部，阻断输卵管通道。也可采用双极电凝烧灼输卵管峡部 $1\sim2$ cm 长。有学者统计比较各种方法的绝育失败率，以电凝术最低（1.9‰），硅胶环为 3.3‰，弹簧夹高达 27.1‰，但机械性绝育术与电凝术相比，因毁损组织少，可能提供更高的复孕几率。

（四）术后处理

（1）术后静卧数小时后可下床活动。

（2）观察有无体温升高、腹痛、腹腔内出血或脏器损伤征象。

第三节　避孕失败的补救措施

无论激素避孕、非激素避孕或绝育术，都有一定的失败率。避孕失败补救措施主要用于避孕失败后妊娠及预防妊娠。亦可用于母亲患严重疾病不宜继续妊娠，或检查发现胚胎异常需终止妊娠。避孕失败后妊娠的补救措施有人工终止妊娠（简称人工流产），避孕失败预防妊娠的方法为紧急避孕。

一、人工流产

人工流产分为早期人工流产和中期妊娠引产。凡在妊娠 3 个月内采用人工或药物方法终止妊娠称为早期妊娠终止。早期人工流产可分为手术流产与药物流产两种方法。手术流产又分为负压吸引术与钳刮术。人工流产仅作为避孕失败的补救措施，不能作为常用的节育方法。

（一）手术流产

1. 手术流产方法

（1）负压吸引术（图 9-3）：适用于妊娠 10 周以内自愿要求终止妊娠而无禁忌证或因某种疾病（包括遗传性疾病）不宜继续妊娠者。禁忌证包括各种疾病的急性阶段、生殖器炎症、术前两次体温在 37.5 ℃以上及全身健康状况不良，不能承受手术。

其手术步骤如下：①体位。受术者排空膀胱，取膀胱截石位。常规消毒外阴、阴道，铺盖无菌洞巾。作双合诊复查子宫位置、大小及附件情况。用阴道窥器暴露宫颈并消毒。②探测宫腔。宫颈钳夹持宫颈前唇后，用子宫探针探测子宫屈向和深度。③扩张宫颈。宫颈扩张器扩张宫颈管，一般扩张至大于准备用的吸管半号或1号。④吸管负压吸引：吸引前，需进行负压吸引试验。无误后，按孕周选择吸管粗细及负压大小，负压不宜超过600 mmHg。一般按顺时针方向吸引宫腔1～2周，即可将妊娠物吸引干净。当感觉宫腔缩小、宫壁粗糙、吸头紧贴宫壁、移动受阻时，表示已吸净。然后慢慢取出吸管。⑤检查宫腔是否吸净。用小号刮匙轻刮宫腔，尤其要注意宫底及两侧宫角部。全部吸出物用纱布过滤，检查有无绒毛、胚胎或胎儿组织，有无水泡状物。肉眼观察发现异常者，即送病理检查。

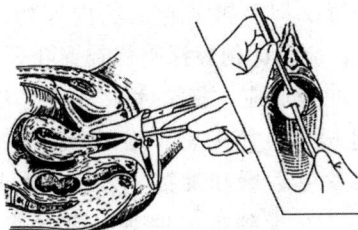

图 9-3　负压吸引术

(2) 钳刮术：适用于妊娠10～14周以内自愿要求终止妊娠而无禁忌证，或因某种疾病（包括遗传性疾病）不宜继续妊娠者或其他流产方法失败。禁忌证同负压吸引术。近年来由于米非司酮、前列腺素等药物的应用，钳刮术将逐渐被药物引产取代。为保证钳刮术顺利进行，应先作扩张宫颈准备。术前扩张宫颈管的方法有：①橡皮导尿管扩张宫颈管，于术前12 h将16号或18号导尿管缓慢插入宫颈，次日行钳刮术时先取出导尿管。②术前可口服、肌内注射或阴道放置前列腺素制剂以使宫颈软化、扩张。③宫颈扩张棒扩张宫颈管。钳刮术中应充分扩张宫颈管，先夹破胎膜流尽羊水再酌情用子宫收缩药；钳夹胎盘与胎儿组织；必要时搔刮宫腔一周，观察有无出血，若有出血加用宫缩剂；术后注意预防宫腔积血和感染。

2. 手术流产的并发症

(1) 子宫穿孔：妊娠子宫柔软，尤其哺乳期子宫更软，剖宫产后妊娠子宫有瘢痕，子宫过度倾屈或有畸形等情况，施行手术人工流产时易致子宫穿孔。术者应查清子宫大小及位置，谨慎操作，探针沿子宫屈向伸入时，动作要轻柔；扩张宫颈时需从小号顺序渐进，切忌粗暴用力；应用吸管吸引、卵圆钳钳取妊娠物时，操作幅度不能过大。器械进入宫腔突然出现"无底"感觉，或其深度明显超过检查时子宫大小，均可诊断为子宫穿孔，应停止手术，给予缩宫素和抗生素，严密观察患者的生命体征，有无腹痛、阴道流血及腹腔内出血征象。子宫穿孔后，若患者情况稳定，胚胎组织尚未吸净者，可在 B 超或腹腔镜监护下清宫；尚未进行吸宫操作者，则可等待 1 周后再清除宫腔内容物。发现内出血增多或疑有脏器损伤者，应立即剖腹探查修补穿孔处。

（2）人工流产综合反应：指受术者在人工流产术中或手术结束时，出现心动过缓、心律失常、血压下降、面色苍白、出汗、头晕、胸闷，甚至发生昏厥和抽搐，发生率一般为 12%～13%。主要是由于宫颈和子宫受到机械性刺激引起迷走神经兴奋所致，同时与孕妇精神紧张，不能耐受宫颈管扩张、牵拉和过高的负压有关。因此，术前应予精神安慰、操作力求轻柔，扩张宫颈管不可施用暴力，吸宫时掌握适当负压，吸净后勿反复吸刮宫壁。术前适当镇痛、麻醉可能预防其发生。一旦出现心率减慢，静脉注射阿托品 0.5～1 mg，效果满意。

（3）吸宫不全：为人工流产后常见并发症。主要是部分妊娠组织物残留。宫体过度屈曲或技术不熟练容易发生。术后流血超过 10 d，血量过多或流血停止后又有多量流血，应考虑为吸宫不全，B 超检查有助于诊断。若无明显感染征象，应行刮宫术，刮出物送病理检查，术后用抗生素预防感染。

（4）漏吸：确定为宫内妊娠，术时未能吸到胚胎及胎盘绒毛，往往因胚囊过小、子宫过度屈曲或子宫畸形造成。当吸出物过少，尤其未见胚囊时，应复查子宫位置、大小及形状，并重新探查宫腔，能及时发现问题而解决；若吸出组织送病理检查又未见绒毛或胚胎组织时，除考虑漏吸外，还应排除宫外孕可能。确属漏吸，应再次行负压吸引术。

（5）术中出血：多发生于妊娠月份较大时，主要为组织不能迅速排出，影响子宫收缩。可在扩张宫颈管后，注射缩宫素促使子宫收缩，同时尽快钳取或吸取胎盘及胚胎，吸管过细或胶管过软时应及时更换。

（6）术后感染：开始时为急性子宫内膜炎，治疗不及时可扩散至子宫肌层、附件、腹膜，甚至发展为败血症。多因吸宫不全或流产后过早性交引起，也可能因器械、敷料消毒不严或操作时缺乏无菌观念所致。主要表现为体温升高、下腹疼痛、白带混浊或不规则阴道流血，双合诊时子宫或附件区有压痛。治疗为卧床休息，支持疗法，及时应用广谱抗生素。宫腔内残留妊娠物者按感染性流产处理。

（7）栓塞：目前均应用自动控制人工流产吸引器，因能自动制造负压和控制负压，故空气栓塞已罕见。羊水栓塞偶尔发生在人工流产钳刮术时，但发生率较晚期妊娠为多。宫颈损伤、胎盘剥离使血窦开放，为羊水进入血液中创造条件，此时应用缩宫素更可促使其发生。但妊娠早、中期时羊水含细胞等物少，如并发羊水栓塞，其症状及严重性不如晚期妊娠发病凶猛。

（8）宫颈裂伤：多发生在宫颈较紧，或不按顺序渐进进行宫颈扩张，或操作用力过猛等情况下，妊娠月份大的胎儿骨骼硬、宫颈管扩张不充分、胎儿通过时均可致裂伤。在施术过程中有突然失控感，阴道窥器可见宫颈有裂痕，裂伤超过 2 cm 者需用可吸收线缝合修补。

（9）远期并发症：可有宫颈、宫腔粘连，慢性盆腔炎，月经异常，继发不孕等，可能对以后的妊娠、分娩有影响；而且与子宫内膜异位和免疫问题有关。

（二）药物流产

药物流产是指早期妊娠应用药物终止妊娠的方法。药物流产常规限于妊娠 49 d 以内。其优点是方法简便，不需宫内操作，为无创伤性。

　　药物流产以米非司酮与米索前列醇配伍为目前常用方案。米非司酮是一种合成类固醇，具有抗孕酮、糖皮质醇和轻度抗雄激素特性。米非司酮对子宫内膜孕激素受体的亲和力比孕酮高5倍，因而能和孕酮竞争结合蜕膜的孕激素受体，从而阻断孕酮活性而终止妊娠。同时由于妊娠蜕膜坏死，释放内源性前列腺素（PG），促进子宫收缩及宫颈软化。米索前列醇为PGE_1类似物，对妊娠子宫有明显收缩作用，近年发现与米非司酮合用，抗早孕有良好效果。

　　药物流产应用于：①妊娠＜49 d，本人自愿要求使用药物终止妊娠的健康妇女。②手术流产的高危对象，如瘢痕子宫、多次人工流产及严重骨盆畸形等。③对手术流产有顾虑或恐惧心理者。

　　药物流产不良反应轻，仅有恶心、呕吐、下腹痛和乏力，但其远期不良反应尚需进一步观察。用药后应严密随访，出血量多者需急诊刮宫。值得提出的是，药物流产的主要不良反应是药物流产后出血时间长和出血量多，虽在药物流产后加用宫缩剂及抗生素，但有时疗效仍不显著。此外，必须警惕异位妊娠误行药物流产甚可导致休克，危及生命。药物流产必须在正规有抢救条件的医疗机构施行。

二、紧急避孕

　　紧急避孕是指在无保护性生活，或避孕失败（如阴茎套破裂、阴茎套滑脱）或特殊情况性交（如被强奸）后3 d内，妇女为防止非意愿妊娠而采用的避孕方法。其目的是预防非意愿妊娠，以减少不必要的人工流产。这是一项保护妇女健康、降低因流产所致的孕产妇死亡率的重要预防措施。

　　（一）避孕机制

　　主要是：①阻止或延迟排卵。②干扰受精或阻止着床。

　　（二）禁忌证

　　已确定妊娠的妇女。若妇女要求紧急避孕但不能绝对排除妊娠时，经解释后可以给药，但应说明可能无效。

（三）方法

（1）紧急避孕药：有甾体激素类和非甾体激素类。应用甾体激素类药物紧急避孕只能对这一次无保护性生活起保护作用；在本周期内不应再有性生活，除非采用避孕套避孕。一般应在无保护性生活后 3~5 d 内口服紧急避孕药。

药物紧急避孕的不良反应：可能出现恶心、呕吐、不规则阴道流血。米非司酮的不良反应少而轻，一般无需特殊处理。

（2）紧急放置带铜宫内节育器可以用作紧急避孕方法，特别适合希望长期避孕且符合放环的妇女。一般应在无保护性生活后 5 d（120 h）之内放入带铜 IUD，其妊娠率<1%。

（李晓兰）